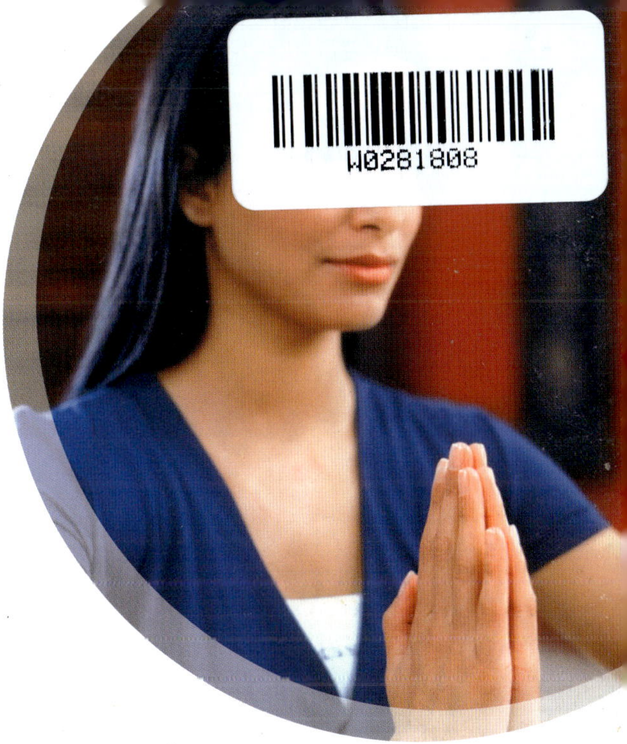

ANNA TRÖKES

Yoga

Kraft für die Seele

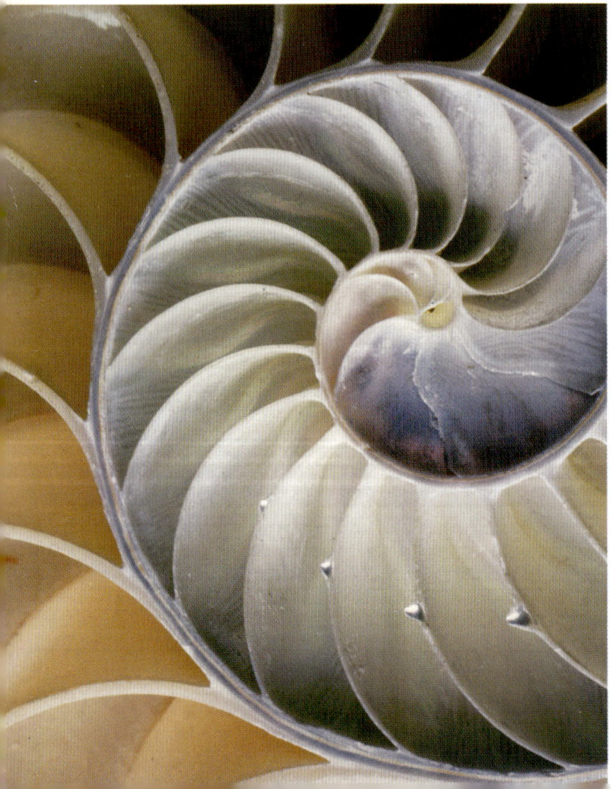

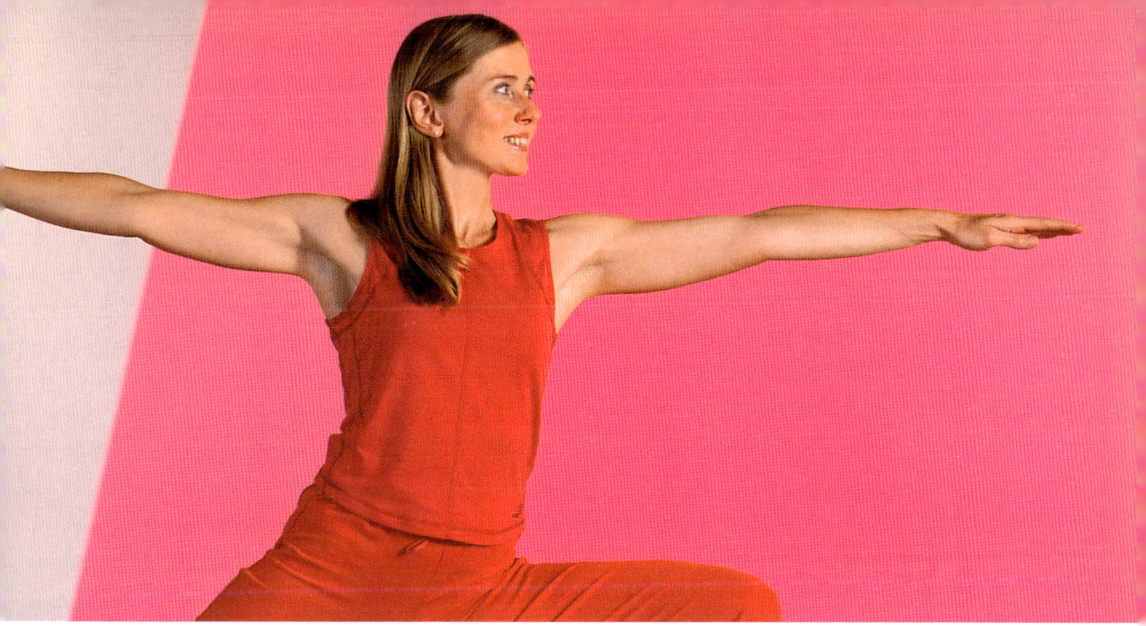

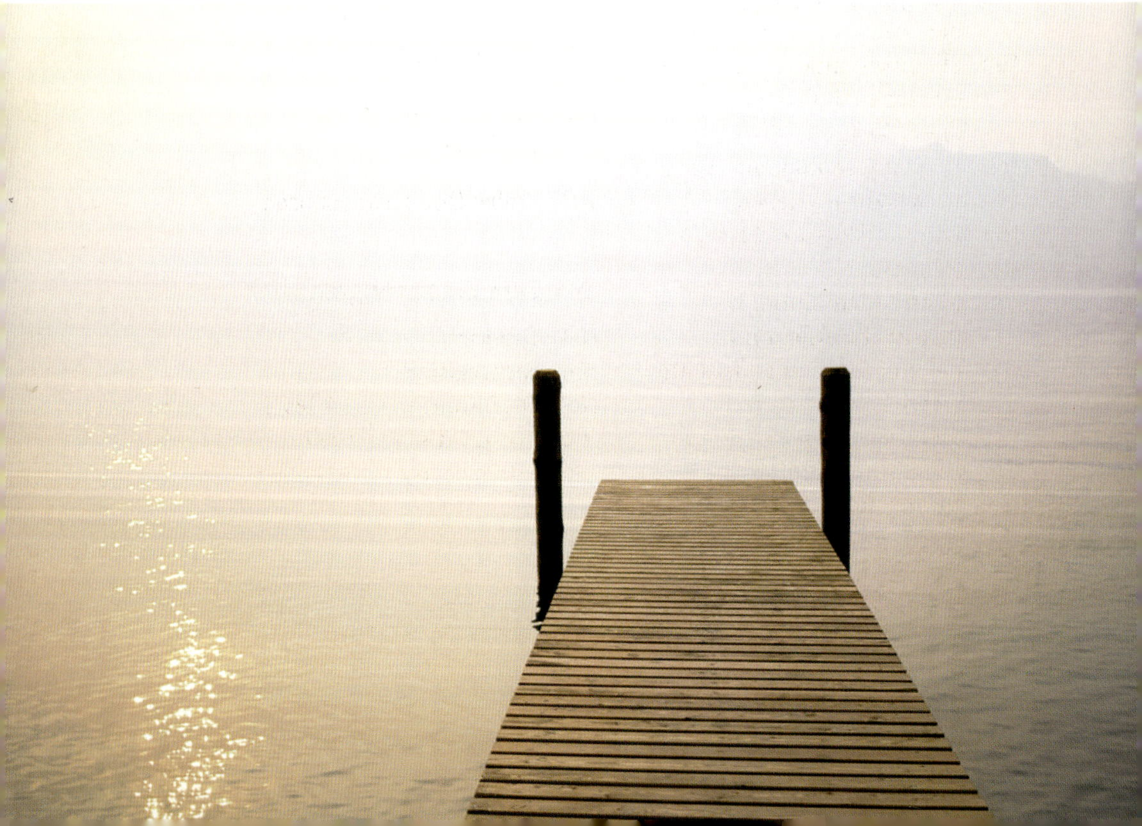

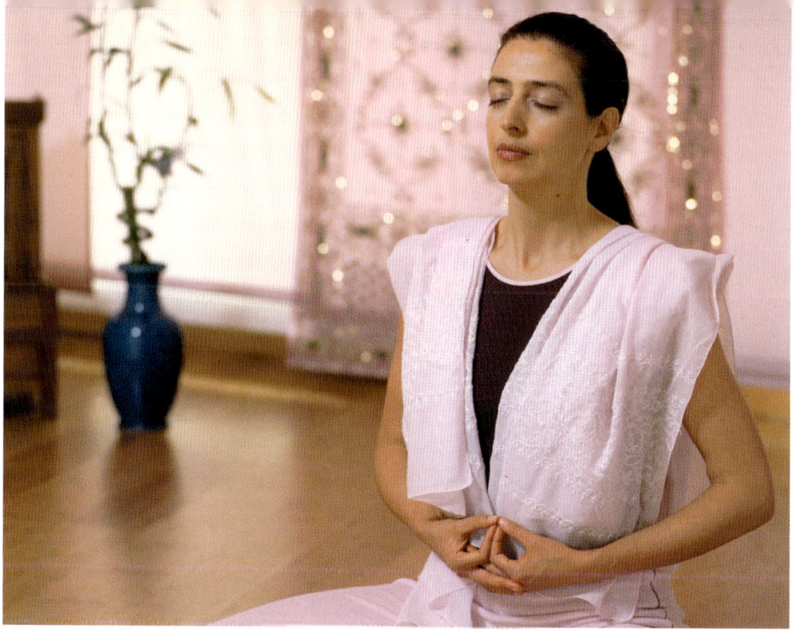

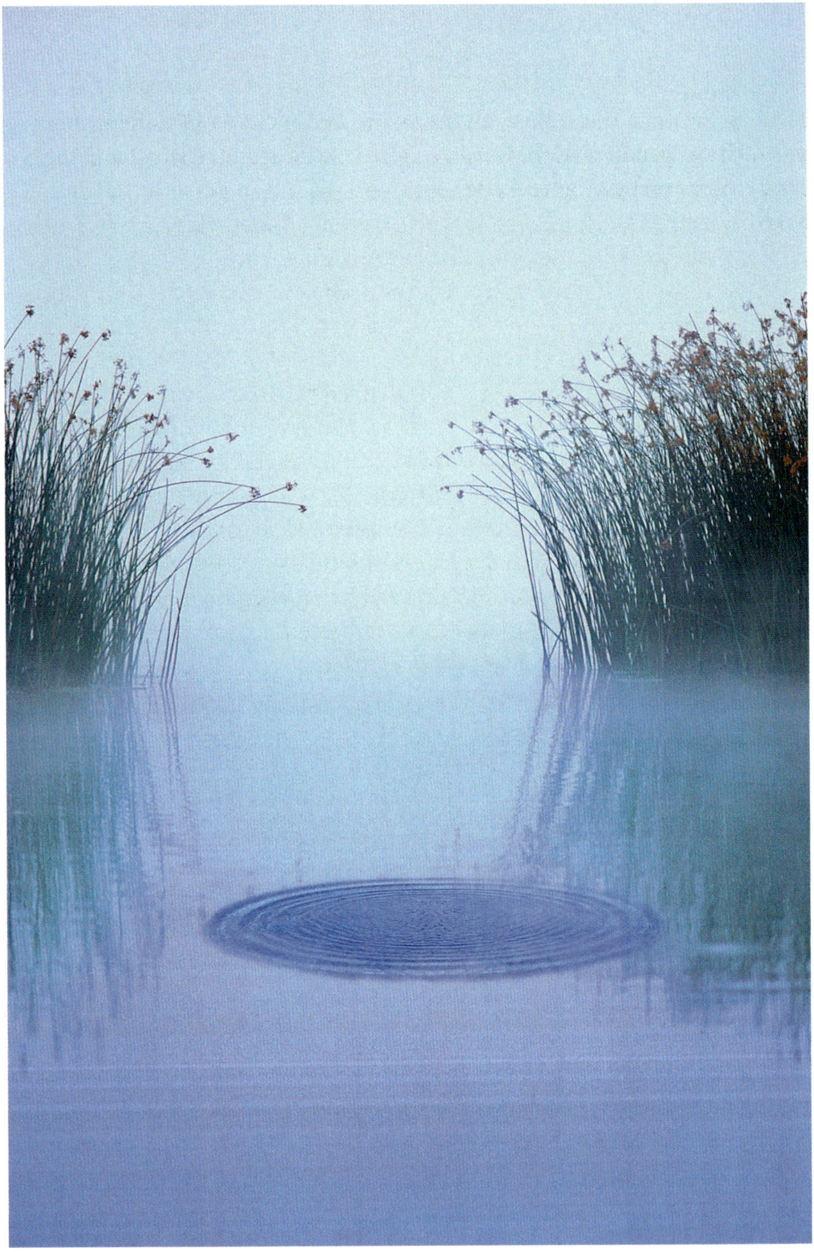

Ein Wort zuvor

Kennen Sie auch diese Tage, an denen Sie sich nicht wohl fühlen, aber gar nicht so genau wissen, warum eigentlich? Fragen Sie sich dann vielleicht, ob es nicht Möglichkeiten gibt, Ihre Laune zu bessern und zu stabilisieren, aus eigener Kraft wieder aus dem Tal des Trübsals herauszukommen? Da kann der Yoga Ihnen eine große Hilfe sein!
Denn er ist ursprünglich als ein Übungsweg entstanden, der uns helfen soll, unseren innersten Wesenskern zu entdecken, also das in uns, was unveränderlich und unverletzlich ist – und dadurch zu mehr Ruhe, Gelassenheit und innerer Freiheit zu finden. Der Körperyoga, der heute im Westen so sehr im Vordergrund steht, wurde erst viel später entwickelt und ist vor allem eine großartige Ergänzung des »Geistesyoga«.
Wie gut beides auf Geist und Seele wirkt, habe ich in großer Stetigkeit durch meine Übungspraxis erfahren können. Sie begann 1972 und geleitete mich durch die verschiedenen Lebensalter und die Höhen und Tiefen dieses Lebens. Durch die eigene Erfahrung, aber auch dadurch, dass ich viele Hundert Teilnehmerinnen und Teilnehmer jahrelang auf ihrem Yogaweg begleiten durfte, konnte ich einen großen Schatz wirksamer Übungen für Körper und Atem, für Geist und Seele zusammentragen, die ich nun in diesem Buch mit Ihnen teilen möchte. Ich bin sicher, dass Sie hier viele Anregungen finden, die auch Ihnen helfen werden, besser durch die Wechselfälle des Lebens zu kommen, mehr bei sich zu bleiben und die Sinnhaftigkeit dessen zu entdecken, was Ihnen widerfährt.
Eine Anrufung aus den Upanishaden soll uns dabei als Motto dienen:

Asato ma sat gamaya
Führe mich von all den äußeren Wahrheiten zu meiner inneren Wahrheit.
Tamaso ma jyotir gamaya
Führe mich von dem, was in mir dunkel ist, zum Licht.
Mrityormaha amritam gamaya
Führe mich von dem, was in mir abgestorben und überholt ist, zu dem, was in mir lebt und was unsterblich ist.

(Brihadaranyaka I.3, 28)

Ihre Anna Trökes

Quelle der Kraft und Lebensfreude

Als »Wissenschaft vom Menschen« und als Übungsweg hat der Yoga Methoden entwickelt, um unseren Geist zu klären und zu beruhigen. Entdecken Sie, was Sie innerlich behindert und bremst und wie Sie damit umgehen können. Lernen Sie, aus Ihrer inneren Quelle der Zuversicht und Kraft zu schöpfen und so Zufriedenheit und Lebensfreude zu gewinnen.

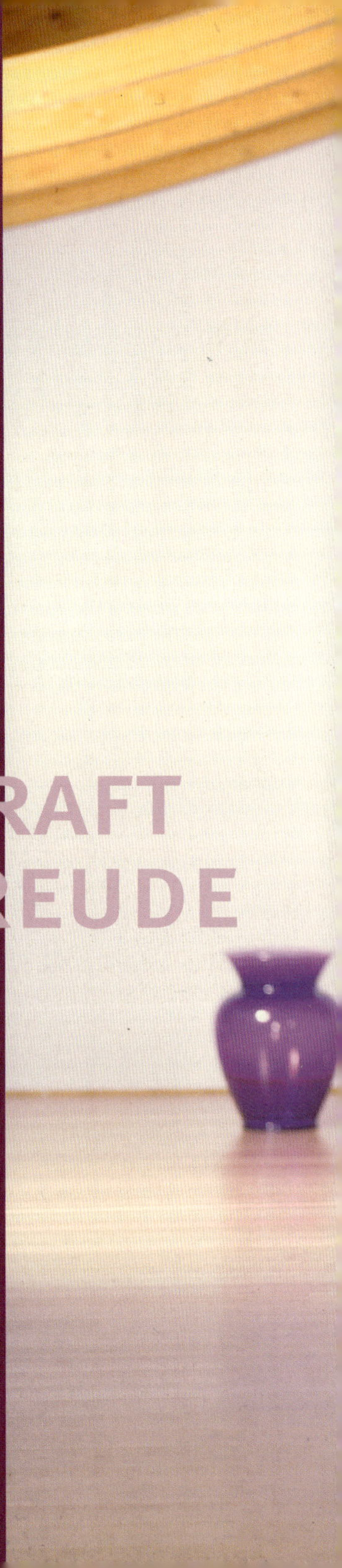

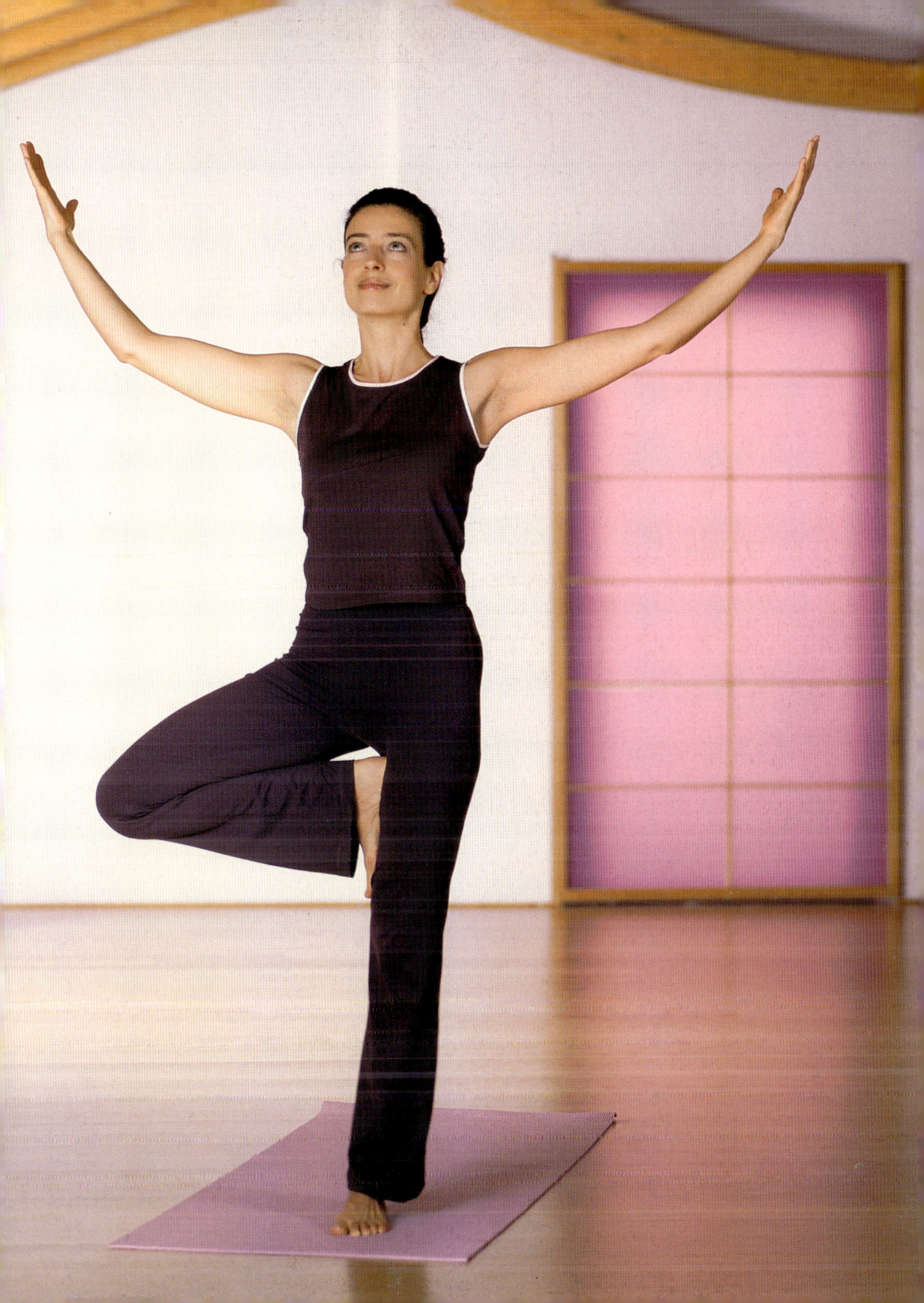

Warum Yoga?

Yoga, die uralte Weisheitslehre, wird mehr und mehr zum festen Bestandteil westlicher Lebenskultur. Vor gut zehn Jahren wurden Menschen, die Yogakurse besuchten, noch als esoterisch angehaucht belächelt, und viele waren der Ansicht, dass man sich beim Yoga unmöglich verrenkt oder dauernd auf dem Kopf steht. Inzwischen hat es sich herumgesprochen, dass man mit den Mitteln dieser alten Übungsweise eher manches wieder einrenkt und höchstens sein Leben dauerhaft auf den Kopf stellt!

Andere Übungsweisen kommen und gehen, der Yoga aber zieht immer mehr Anhänger nachhaltig in seinen Bann, denn er ist ein Übungsweg, der auf einzigartige Weise unseren Körper, unseren Geist und insbesondere auch unsere Seele anspricht.
Yoga ist heutzutage ein wichtiger Bestandteil der Vorbeugung und Therapie von Erkrankungen des Bewegungsapparates und der Atmungsorgane. Vor allem aber haben sich seine Methoden einen festen Platz erobert, wenn es um Entspannung und um die Bewältigung von innerem Stress geht. Zu dieser ganzheitlichen Wirkung kommt es, weil der Yoga über den Körper auch unsere Gefühle stark beeinflusst. Das Üben verändert einige biochemische Vorgänge im Körper – Glückshormone werden vermehrt ausgeschüttet und Stresshormone abgebaut –, und es wirkt außerdem direkt auf das vegetative Nervensystem und das Gehirn.

Yoga wirkt immer ganzheitlich

Viele Forschungen haben eindrucksvoll belegen können, wie eng Körper, Atem und Geist miteinander verbunden sind und wie Störungen in einem der drei Bereiche die anderen mit beeinflussen. Eine Konsequenz aus dieser Erkenntnis ist, dass immer weniger Menschen Lust haben, bei körperlichen Problemen nur die Symptome behandeln zu lassen. Es ist fast schon ein Allgemeinwissen, dass viele Störungen unserer körperlichen Gesundheit Ursachen im Geist haben und dass wir unser somatopsychisches beziehungsweise psycho-somatisches Gleichgewicht wiederherstellen müssen, um Heilung zu erfahren und gesund zu bleiben. Und genau das wird – zu Recht – dem Yoga nachgesagt: auf allen Ebenen anzusetzen und auf der Grundlage eines umfassenden Menschenbildes ganzheitlich auf den Übenden zu wirken.

Mit Yoga das Leben meistern

Yoga geht dabei weit darüber hinaus, nur wie eine normale Therapie Störungen und Ungleichgewichte akut beheben zu wollen. Vielmehr zeigt sich der Yoga nach einiger Beschäftigung als ein lebenslanger Übungsweg, der uns einlädt, immer weiter zu lernen. So wird der Yoga schließlich zu einem Lebensstil, der hilft, das eigene Leben zu meistern und sein Potenzial zu entfalten.
Wenn wir uns ganz auf den Yogaweg einlassen, dann lernen wir zu erkennen, wodurch wir uns unsere Probleme und Konfliktsituationen erschaffen. Wir begreifen, wie wir sie – unbewusst – in uns festigen und vor allem, wie wir diese fest gefügten Strukturen wieder auflösen und zu neuen Denkweisen, Bewegungs-, Haltungs- und Atemmustern und – was vielleicht am wichtigsten ist – zu einer zuversichtlichen und positiven Grundstimmung finden können.
Vieles von dem, was auf dem Yogaweg über die Jahrhunderte erprobt wurde und sich bewährt hat, wird heute von den Erkenntnissen der Psychoneuroimmunologie, der Psychologie und der Hirnforschung unterstützt.
Das ist gut so, denn nun müssen wir westlichen, verstandesorientierten Menschen nicht mehr einfach irgendetwas glauben, sondern können auch rational nachvollziehen, wie und warum etwas wirkt. Das schafft nicht nur Vertrauen in den Übungsweg, sondern verstärkt auch noch die Wirkungen.
Das Wichtigste ist aber wahrscheinlich, dass uns der Yoga als Übungsweg das Gefühl geben kann, selbst etwas tun zu können, wenn wir uns in irgendeiner Weise ändern wollen oder wenn wir uns einfach nicht wohl fühlen. Wir müssen also nicht mehr warten, dass von außen Hilfe auf uns zukommt, sondern wir können jetzt beginnen, wesentliche Aspekte unseres Lebens mitzugestalten und unseren Lebensweg bewusster und achtsamer zu gehen.

Glücklichsein will gelernt sein! Der Yoga schenkt uns viele bewährte Übungen, um unser Leben so zu gestalten, dass wir der Freude, dem Lebensmut und der inneren Gelassenheit in uns den Boden bereiten. Durch unsere Übungspraxis können wir diese Qualitäten kultivieren.

Wem kann das Buch helfen – und wie?

Dieses Buch ist für alle gedacht, die selbstbewusster, entspannter und glücklicher leben möchten. Mit den Mitteln des Yoga können Sie mehr über sich selbst und die Art und Weise erfahren, wie Sie agieren, reagieren und oft genug einfach nur funktionieren, Sie können mehr Klarheit darüber erlangen, was Ihnen schadet und was Sie fördert und Ihnen gut tut.

Wir alle wissen, dass jede/r von uns im Leben Höhen und Tiefen durchläuft und dass wir uns in unserem Alltag oft in ganz unterschiedlichen Tagesverfassungen befinden. Es gibt Tage, an denen es uns gut geht, und Tage, an denen es uns nicht so gut geht – oft genug, ohne dass wir dafür eine äußere Ursache benennen könnten. Notwendigerweise hat jede/r von uns gelernt, mit diesem Auf und Ab irgendwie umzugehen, und Strategien entwickelt, die bei der Bewältigung kleiner oder größerer Krisen helfen.

Die meisten Menschen beginnen mit Yoga, wenn irgendetwas in ihrem Leben ins Ungleichgewicht geraten ist und sie infolgedessen zum Beispiel Nackenschmerzen haben oder Mühe, abzuschalten und zur Ruhe zu kommen.

Wenn der Stress nicht nachlässt

Manche Befindlichkeitsstörungen, manche seelischen Verstimmungen und Reizzustände jedoch zeigen sich sehr resistent gegen all die schönen Strategien, denn sie tauchen immer wieder auf oder ziehen sich sogar wie ein roter Faden durch unser Leben. Wenn richtig tiefgreifende Lebenskrisen in bestimmten Abständen auftauchen, dann beginnen wir daran zweifeln, ob unsere Versuche, sie zu bewältigen, überhaupt sinnvoll und angemessen waren, und wir fragen uns, was falsch gelaufen ist.

Wenn wir sehr genau hinschauen, werden wir feststellen, dass unsere »Krisenbewältigungsprogramme« tatsächlich nicht nützen konnten – und zwar, weil sie nicht tiefgreifend genug waren. Tiefgreifend ist in diesem Zusammenhang genau das richtige Wort, denn sie haben einfach nicht dazu geführt, dass wir eine Angst, einen Zweifel oder eine Schwäche an der Wurzel packen konnten. Ähnlich wie die meisten Medikamente halfen unsere Strategien uns zwar, die Symptome verschwinden zu lassen, aber wir konnten mit ihren Mitteln nicht die Ursachen beseitigen, so dass das Übel aus den Wurzeln immer wieder nachwachsen und zu erneuten Symptomen führen konnte.

Das Übel an der Wurzel packen

Der Yoga ist eine wirksame Methode, an diese Wurzeln heranzukommen, denn er setzt an der Struktur unseres Geistes und damit der Art unserer Wahrnehmung an. Er kann so hilfreich eingesetzt werden, weil die Yogameister schon vor vielen Jahrhunderten mit großer Genauigkeit und Achtsamkeit beobachtet haben, aus welchen Ursachen und unter welchen Bedingungen Leid entsteht. So erklärt der Weise Patañjali (Seite 34) zum Beispiel mit einfachen Worten, auf welchen geistigen Aktivitäten wir unsere Ansichten, Meinungen und damit auch unsere ganze Lebensphilosophie grunden – und schon bei der bloßen Lektüre in Verbindung mit den Kommentaren wird sofort deutlich, aus welchen Quellen sich Enttäuschung, Frust, Widerstand und viele andere unserer Erfahrungen und Eigenschaften nähren, mit denen wir uns herumschlagen.
Durch die Mittel des Yoga – allen voran durch das Klären des Geistes und die diesen Prozess begleitenden Körper- und Atemübungen – können wir wieder die uns innewohnende Kraft wahrnehmen.
Wir können sie weiter kontinuierlich stärken, um später in der Lage zu sein, aus der Empfindung dieser inneren Kraft heraus in ganzen vielen Situationen entspannt zu bleiben und entspannt zu handeln.

Den Stein ins Rollen bringen

Dieser Ratgeber will Ihnen Denkanstöße geben. Er will Ihnen helfen, Ihre »Steine ins Rollen zu bringen«; diese Steine, die schon lange Moos angesetzt haben und nun alles Lebendige und Spontane unter sich erdrücken. Er wendet sich also an alle, die keine Lust mehr haben, sich von ihren ganz normalen Neurosen und Empfindlichkeiten beherrschen zu lassen, sondern stattdessen lernen wollen, diese psychischen Störungen selbst zu beherrschen.
Dieses Buch möchte deutlich werden lassen, wie gut der Yoga mit seinen seit Hunderten von Jahren bewährten Methoden uns helfen kann, zuallererst zu erkennen, woran es liegt, dass die Zeiten des Glücks und der

Zufriedenheit nie lange andauern. Er hilft, uns darüber klar zu werden, womit wir uns selbst ständig in unserem Tun und in unserer Wirkung sabotieren, denn er hat eine Vielzahl von Methoden und Techniken entwickelt, die uns unterstützen, die Funktionsweise unseres Geistes zu erkennen und ihn von den Konditionierungen zu befreien, aus denen uns immer wieder leidvolle Erfahrungen erwachsen.
Auf der Grundlage und mithilfe des klarer werdenden Geistes können wir dann unsere Entscheidungen, Handlungen und Verhaltensweisen neu überdenken. Wir können uns entscheiden, eine positivere Betrachtungsweise zu entwickeln – ohne uns dabei einfach einem platten, weil unreflektierten »positiven Denken« hinzugeben, das wir uns normaler-

Dieser Ratgeber richtet sich an Menschen, …

- die dem, was ihnen Leid beschert, wirklich auf den Grund gehen wollen.
- die unter ganz normalen »Macken« und Neurosen leiden, welche zwar nicht behandlungsbedürftig sind, uns das Leben aber reichlich schwer machen können.
- die endlich mal das ganze »mentale Gerümpel« loswerden wollen, all die überholten Selbsteinschätzungen, überflüssigen Ängste und Befürchtungen, all die kleinen Eitelkeiten, Empfindlichkeiten, Zwanghaftigkeiten und Unbeherrschtheiten, die wir schon ein Leben lang mit uns rumschleppen und mit denen wir nicht nur anderen, sondern auch uns selbst kräftig auf die Nerven gehen können.
- die wirklich beginnen wollen, etwas in sich und an sich zu verändern, um ein zufriedeneres und erfüllteres Leben zu führen.
- die beabsichtigen, endlich ihr ganzes Potenzial zu entfalten und nicht mehr wie bisher »im zweiten Gang mit angezogener Handbremse« durchs Leben zu fahren, wie einer meiner Lehrer es so treffend auszudrücken pflegte.
- Und schließlich wendet sich dieses Buch an alle, die Yoga üben oder ihn lehren, um mehr über sich selbst zu erfahren und um besser verstehen zu lernen, was das psychische Leiden der anderen ausmacht und wie die Mittel des Yoga eingesetzt werden können, um zukünftiges Leid zu erkennen und zu vermeiden.

weise innerlich selbst nicht abnehmen. Wir können uns entscheiden, bestimmte Situationen oder Menschen zu meiden, wenn wir gemerkt haben, dass sie unser Wohlbefinden stark beeinträchtigen – ohne uns als Schutz vor Verletzungen von der Welt zurückzuziehen.

Yoga ist kein Allheilmittel

Der Yoga ist ein sehr machtvolles Werkzeug und sollte deswegen bewusst und achtsam eingesetzt werden. Er ist kein Allheilmittel, aber unterstützt immer unseren Heilungsprozess. Bei einer Reihe schwerwiegender psychischer oder körperlicher Störungen kann Yoga daher die notwendige medizinische Behandlung sinnvoll ergänzen.

Wann sollten Sie vorher einen Arzt aufsuchen?

Bei folgenden Beschwerden sollten Sie vorher unbedingt zur Abklärung einen Arzt für Psychiatrie/Psychotherapie aufsuchen:

- bei ernsten Depressionen; Symptome dafür können sein:
  niedergeschlagene Stimmung mit schweren Schlafstörungen,
  Antriebslosigkeit, Lustlosigkeit,
  innere Unruhe, eventuell Gereiztheit,
  Ängste, Entscheidungsschwierigkeiten,
  Grübeln bis hin zu lebensmüden Gedanken,
  Leistungsminderung, körperliche Schlappheit,
  erhöhte Schmerzempfindlichkeit;
- bei beeinträchtigenden Ängsten oder Panikzuständen;
- bei Zwängen;
- bei schweren Essstörungen;
- wenn Sie sich selbst Verletzungen zufügen.
- Wenn bei Ihnen eine Psychose bekannt ist, ist die psychiatrische Behandlung unabdingbar.

Yoga kann bei ernsten psychischen Störungen die psychiatrische/psychotherapeutische Behandlung nicht ersetzen. Bei schweren Depressionen oder Psychosen können Meditationsübungen und intensive Atemübungen sogar zu deren Verschlimmerung beitragen.

Nach Abklingen der akuten Erkrankungsphase und, wenn erforderlich, unter Weiterbehandlung mit entsprechenden Medikamenten, kann achtsames Üben von Yoga-Körperhaltungen (Asana) bei einem aufmerksamen Lehrer aber sehr dazu beitragen, dass Sie Ihr seelisches Gleichgewicht wiedergewinnen und beibehalten.

Wann ist Vorsicht beim Üben angebracht?

Unsere psychische Befindlichkeit wirkt sich ja bekanntermaßen stark auf den Zustand der Organsysteme aus, so dass viele körperliche Erkrankungen heute in einem psychosomatischen Zusammenhang gesehen werden. Da die Yogapraxis in der Regel sehr wirkungsvoll dazu beiträgt, die Psyche zu entspannen und den Gleichmut zu fördern, unterstützt der Yoga auch die Heilung solcher Erkrankungen.
Solange Sie aber noch unter den Symptomen leiden, sollten Sie Ihre Übungspraxis vorher mit einem Arzt abklären. Das gilt besonders für:

- stark erhöhten Blutdruck
- Schwindel und sonstige Gleichgewichtsstörungen
- Asthma
- Herzerkrankungen (Angina pectoris, Herzneurose)
- Migräne und sonstige Kopfschmerzattacken
- Rückenschmerzen, insbesondere bei Verdacht auf Verletzungen der Bandscheiben
- Reizdarm und ähnliche Beschwerden des Verdauungstraktes
- chronische Magen- oder Darmentzündungen
- starke Beschwerden durch PMS (Prämenstruelles Syndrom) und/oder Endometriose.

Alle hier genannten Einschränkungen betreffen akute Erkrankungen.

- Wenn Sie richtig schwer erkältet sind, die Gelenke akut weh tun oder wenn Sie sehr geschwächt und erschöpft sind, wird Ihnen die Yogapraxis wahrscheinlich nicht gut tun.

Versuchen Sie herauszufinden, wie viel Ruhe Ihr Körper wirklich braucht und in welchen Fällen ihn Aktivität und damit auch das Üben in seinem Heilungsprozess unterstützen.
Lassen Sie sich dabei immer davon leiten, was die Praxis bewirkt:

- Geht es Ihnen besser, dann machen Sie weiter.
- Geht es Ihnen schlechter, dann legen Sie eine Pause ein.

Vielleicht brauchen Sie aber auch nur einen anderen Yogastil (kraftvoller oder sanfter zum Beispiel), um zu Ihrem Wohlbefinden zurückzufinden.

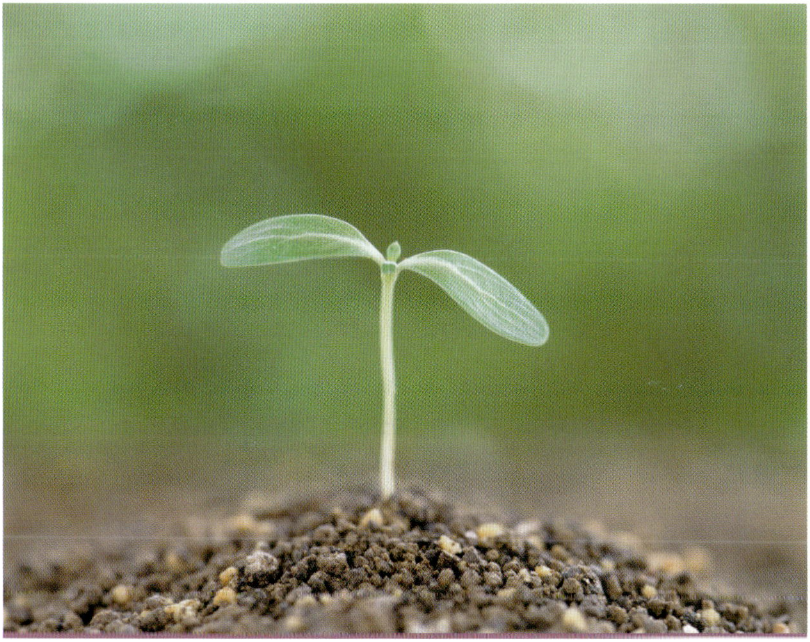

Der Yoga wird uns helfen, uns mit dem zu verbinden, was in uns wachsen und zum Licht streben will.

So können Sie diesen Ratgeber nutzen

Nehmen Sie dieses Buch zu Hand, wenn Sie aktuell psychische Probleme plagen, für die Sie keine äußeren Gründe finden können, wenn Sie sich zum Beispiel als niedergeschlagen, unruhig oder antriebslos erleben.

› Suchen Sie sich aus dem Inhaltsverzeichnis das Stichwort heraus, das am besten auf Ihre Situation zutrifft oder das Sie am meisten berührt.

› Oder schlagen Sie das Buch irgendwo auf und lesen Sie den Abschnitt, den Sie dort vorfinden. Es ist immer wieder erstaunlich, mit welcher Treffsicherheit so die Themen gefunden werden, die gerade zu diesem Zeitpunkt anliegen und bearbeitet werden wollen.

Theorie und Praxis ergänzen sich sinnvoll

Dieser Ratgeber basiert zu gleichen Teilen auf den Ausführungen zur Theorie – also zur Philosophie des Yoga – und auf den für diesen Zusammenhang ausgewählten praktischen Übungen.

› Meiner Erfahrung nach ist in einer Situation, in der man sich mit Problemen oder unangenehmen Gefühlen konfrontiert sieht, vieles von dem äußerst hilfreich, was der Weise Patañjali im »Leitfaden des Yoga« (den Yoga-Sutras) zusammengetragen hat. Die Sutras mit ihren Kommentaren zeigen Strukturen und Zusammenhänge auf, aus denen Leid entsteht, die wir oft im Eifer des Gefechts nicht mehr erkennen. Sie helfen uns – Wegweisern gleich –, den Weg aus dem »inneren Sumpf« zu finden, in dem man manchmal so hoffnungslos festzustecken vermeint.

› Die praktischen Übungen – Körper- wie Atemübungen – vermitteln uns wieder eine konkrete Erfahrung unserer Körperlichkeit und helfen uns damit, die Auswirkungen des psychischen Problems im Körper zu erkennen und zu bearbeiten. So ist es zum Beispiel sinnvoll, wenn wir niedergeschlagen sind, etwas zu üben, das uns innerlich wieder aufrichtet. Nicht als Willensakt à la »Nun reiß dich doch endlich zusammen!« Es geschieht vielmehr dadurch, dass wir in der Bewegung oder Haltung wirklich empfinden und spüren, wie wir uns aufrichten, und vor allem erkennen, dass ein Sich-Aufrichten aus eigener Kraft möglich ist.

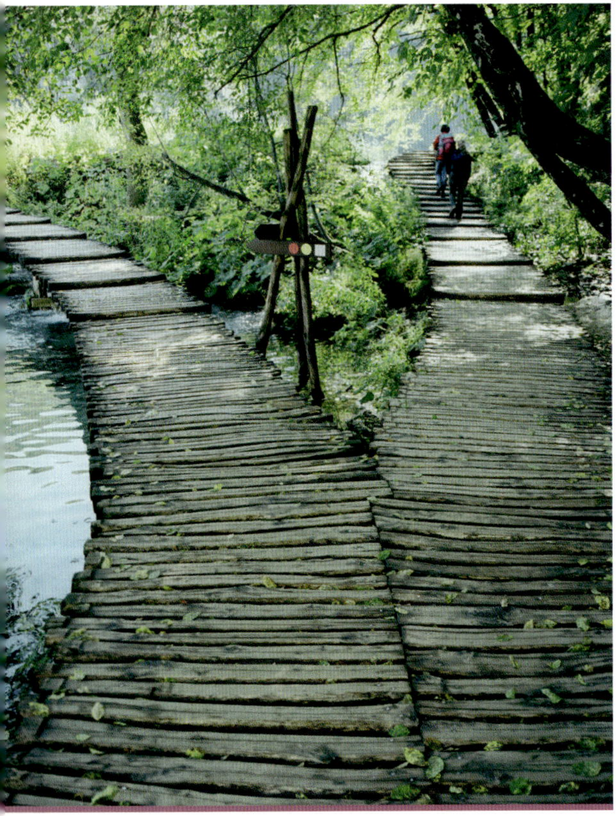

Yoga hilft uns zu erkennen, welcher Weg zu uns selbst, zu unserer inneren Kraftquelle führt.

Sich erinnern, was einem gut tut

› Manchmal genügt es, sich lesend wieder mit der Perspektive des Yoga zu verbinden, die darauf angelegt ist, uns wieder gesund und »heil« werden zu lassen. Dann reicht es, gemütlich aufs Sofa gekuschelt in diesem Buch zu lesen und sich Zeit zu nehmen, den

Text auf sich wirken zu lassen. Angenehme Musik, eine schöne Tasse Tee oder Schokolade tragen dazu bei, das Gefühl entstehen zu lassen, dass wir uns wieder mehr um uns kümmern und uns selbst etwas Gutes tun.

Manchmal hilft nur Üben

Es kommt aber auch vor, dass weder ein kuscheliges Sofa, ein duftender Tee noch die Lieblingsmusik wirklich helfen, vor allem aber, dass wir außerstande sind, uns Überlegungen zu öffnen, egal wie weise und erprobt sie auch sein mögen. Das ist immer dann der Fall, wenn man etwas liest oder hört, ohne es zu verstehen oder davon berührt zu werden.

› In solchen Situationen hilft nur eines: sich unverzüglich auf seine Yogamatte zu begeben und mit dem Üben zu beginnen. Vergessen Sie die Fragestellung, ob und wie eine Übung Ihnen helfen könnte. Machen Sie sie einfach! Legen Sie los und werden Sie in irgendeiner Weise aktiv. Legen Sie zum Beispiel die beigefügte CD in Ihr Abspielgerät und lassen Sie sich durch die Übungen führen! Erwarten Sie sich von diesem Tun, dieser Yogahaltung oder Atemübung nichts Bestimmtes, vor allem nicht, dass sie bewirkt, dass es Ihnen *schnell* besser geht. Konzentrieren Sie sich einzig und allein darauf, sich zu spüren, denn nichts ist konkreter und bringt einen schneller in die Gegenwärtigkeit, als die möglichst umfassende Eigenwahrnehmung bei allem, was man tut.

Unsere persönliche Übungspraxis ist etwas, auf dass wir verlässlich zurückgreifen können, um wieder in unsere Mitte zu finden.

Das hängt damit zusammen, dass wir, wenn wir mit Spüren und Empfinden beschäftigt sind, einfach nicht mehr so viel Raum im Geist haben, um weiter so viel zu grübeln oder uns zu sorgen. Jede Körperarbeit – insbesondere die komplexen Asanas, Bewegungsabläufe oder Atemübungen – überschwemmt die Wahrnehmung mit einer Fülle von Informationen, die die normalen Aktivitäten des Geistes, also auch die Gedanken und Sorgen, überdecken und uns helfen, innerlich Abstand zu gewinnen. Und das ist oft in einer Situation des Unwohlseins vielleicht das Allerwichtigste: Abstand zu gewinnen und unangenehme Empfindungen – zum Beispiel von innerer Enge oder Niedergedrucktheit – durch angenehme zu ersetzen – zum Beispiel von Wärme oder gesteigerter Durchblutung. Dadurch finden wir dann zu einer inneren Kraft und Selbst-Gewissheit, mit der wir Gefühlen wie Trauer, Kummer, Verzweiflung, Wut und Ähnlichem wirklich begegnen können, ohne einfach nur von ihnen überflutet zu werden und möglicherweise in ihnen zu versinken.

TIPP

Immer präsent

Da wir dann, wenn es uns nicht gut geht, in der Regel nicht an das denken, was uns helfen oder unterstützen könnte – oder meinen, nicht die Kraft zu finden, uns aufzuraffen und aktiv zu werden –, empfehle ich Ihnen, das Buch in Ihrer Wohnung oder an Ihrem Arbeitsplatz an eine Stelle zu legen, wo Sie es ständig und deutlich sehen. So haben Sie es schneller und müheloser zur Hand, als wenn es unter Bergen von Zeitungen oder anderen Papieren liegt oder wohl verwahrt irgendwo in Ihrem Bücherregal vor sich hin schlummert.
Außerdem wird Ihr Blick immer wieder an dem Titel »Yoga – Kraft für die Seele« hängen bleiben, und nach einiger Zeit wird Ihr Unterbewusstes gespeichert haben, dass es eine Fülle von Anregungen, Vorschlägen und Übungen gibt und dass Sie etwas Konkretes tun können, um wieder zu Ihrer eigenen inneren Kraft zurückzufinden. Wenn Sie schon mit dem Buch gearbeitet haben, werden Sie sich beim Draufblicken unwillkürlich wieder an die Übungen erinnern, und damit werden sie weiter in Ihnen wirken und sich allmählich in Sie integrieren können.

Eine regelmäßige Praxis gibt Struktur und Halt

Die meisten psychischen Probleme, mit denen wir es zu tun haben, beruhen auf inneren Denk- und Gefühlsmustern, die wir schon in unserer Kindheit erlernt haben und die seitdem unsere Meinungen und unser Verhalten beeinflussen. Wenn ich mich zum Beispiel unsicher fühle – ich spreche von der Form der Unsicherheit, durch die man sich wirklich gehemmt und beeinträchtigt fühlt –, dann kann ich ziemlich sicher sein, dass der Grund dafür in den Annahmen liegt, die ich über mich selbst hege (beziehungsweise in dem, was ich glaube, was andere über mich denken könnten). Die Ursachen dafür liegen oft weit zurück.
Der Yoga interessiert sich im Gegensatz zur westlichen Psychologie *nicht* dafür, was die genaue Ursache für diese Unsicherheit war oder gar, ob jemand – etwa meine Mutter/mein Vater – daran schuld ist. Das einzige,

was an dieser Aussage interessiert, ist die Erkenntnis, dass man etwas, das sich über Jahre und Jahrzehnte in uns aufgebaut hat, nicht durch eine einmalige Anstrengung wieder loswerden kann.

Gewohnheiten prägen unser Verhalten

Jedes Verhalten tendiert dazu, uns zur Gewohnheit zu werden. Gewohnheiten hinterlassen gewissermaßen dauerhafte »Abdrücke« im Gehirn. Wenn ich also eine Gewohnheit ändern will, muss ich durch ein verändertes Verhalten einen neuen »Abdruck« ins Gehirn prägen, der irgendwann so stark und deutlich ist, dass er den alten überlagert und damit zunehmend unwirksam werden lässt. Damit das möglich wird, braucht es einen hohen Grad an Regelmäßigkeit und Beständigkeit, um eine Veränderung einzuüben, ihr Bestand zu geben und sie schließlich zum Teil seiner Selbst werden zu lassen. Ein Zeichen dafür, dass sie es geworden ist, zeigt sich darin, dass das neue Verhalten uns auch in Stress-Situationen oder im spontanen, schnellen Reagieren zur Verfügung steht.
Wenn Sie also regelmäßig daran arbeiten wollen, etwas an sich zu verändern, das Sie behindert und einschränkt, dann finden Sie in diesem Ratgeber ein breites Angebot an Themen zum Nachsinnen und Klären des Geistes und eine Fülle praktischer Übungen.

› Um eine Veränderung einzuleiten oder eine neue Erfahrung mit sich selbst zu ermöglichen, wählen Sie eine Übung (oder wenige unterschiedliche Übungen) und stellen sie mindestens sechs Wochen in den Mittelpunkt Ihrer Praxis. Am besten führen Sie dabei ein Übungstagebuch, in dem Sie jeden Tag mit einigen Worten notieren, wie Sie diese Übung erfahren und was sich durch das Üben in Ihnen verändert.

Finden Sie Zeit für sich

Wenn Sie sich entschlossen haben, den Yogaweg einzuschlagen, und Sie regelmäßig üben wollen, dann sollten Sie dafür Zeit reservieren.

› Gut ist es, wenn Sie mindestens einmal pro Woche einen Yogakurs besuchen können, um in Gemeinschaft zu üben und in Kontakt mit einem Lehrer/einer Lehrerin zu bleiben (Seite 27). Daneben werden Sie den meisten Nutzen aus den Übungen ziehen können, wenn Sie sie täglich oder so oft wie möglich praktizieren.

› Um die Wirkung zu vertiefen und zu festigen, empfiehlt es sich, nur einige wenige Asanas, eine Atemübung und eine Meditationsübung als persönliches Programm zusammenzustellen, das dann vielleicht 20 Minuten Zeit beansprucht. Dabei sollen Ihnen die kleinen Programme, die Sie am Ende des Übungsteils oder auf der CD finden, zuerst einmal Anregungen liefern. Später werden Sie wahrscheinlich selbst viel besser herausfinden, was in welcher Kombination *Ihnen selbst* wirklich gut tut.
› Machen Sie für diese Übungszeit mit sich selbst einen Termin! Einen Termin, den Sie genau so ernst nehmen wie den beim Zahnarzt, beim Friseur oder mit einer guten Freundin. Versetzen Sie sich nicht! Und vor allem sagen Sie sich nicht, dass Sie »versuchen« wollen, fünf Tage in der Woche zu üben. Sie würden auch nicht sagen, dass Sie versuchen wollen zu duschen, sondern Sie tun es einfach. Tun Sie es nicht, dann würden Sie daraus auch kein Problem machen, sondern stattdessen einfach am nächsten Tag wieder duschen beziehungsweise üben.

Versuchen Sie doch mal spielerische Disziplin

Regelmäßiges Üben braucht Disziplin. Dabei sollten wir allerdings Disziplin nicht mit Strenge und Anstrengung verbinden, sondern eher mit einem regelmäßig geübten Ritual. Durch unsere Disziplin wird es uns möglich, Prioritäten zu setzen und einen Zeit-Raum zu erschaffen, in dem wir uns spielerisch ausprobieren können: in Yogahaltungen, neuen Denkansätzen, Gefühlsäußerungen und vielem anderen mehr.
Disziplin lässt uns nicht aufgeben, wenn wir auf einem sogenannten Lernplateau angekommen sind und plötzlich das Gefühl haben, mit unserer Entwicklung zu stagnieren. Diese zeitweise Stagnation lässt sich nicht vermeiden, denn unser Nervensystem braucht sie, um das vorher Gelernte und Veränderte zu integrieren. Für unseren anspruchsvollen und ungeduldigen Geist kann das aber eine große Herausforderung sein. Disziplin gibt uns einen Rahmen. Das Üben wird zum Ritual. Man übt einfach. Man geht einfach weiter und lernt durch das Tun. In der modernen Lernpsychologie werden Irrtümer, Umwege und sogar Fehler als förderlich angesehen. Man macht sie, lernt aus ihnen – manchmal schlagartig, manchmal allmählich – und lässt sich auf keinen Fall durch sie entmutigen. Aber gerade dieses Beibehalten der Zuversicht und das Motiviertbleiben fordern eben auch Disziplin.

Der Yoga schlägt uns vor, stetiges, unbeirrtes Üben (Abhyasa) mit einem gehörigen Schuss Gelassenheit (Vairagya) zu kombinieren. Das bedeutet, dass das Wichtige eher der Weg als das Ziel ist und dass jeder Schritt auf dem Yoga-Übungsweg an sich schon wertvoll und hilfreich ist.

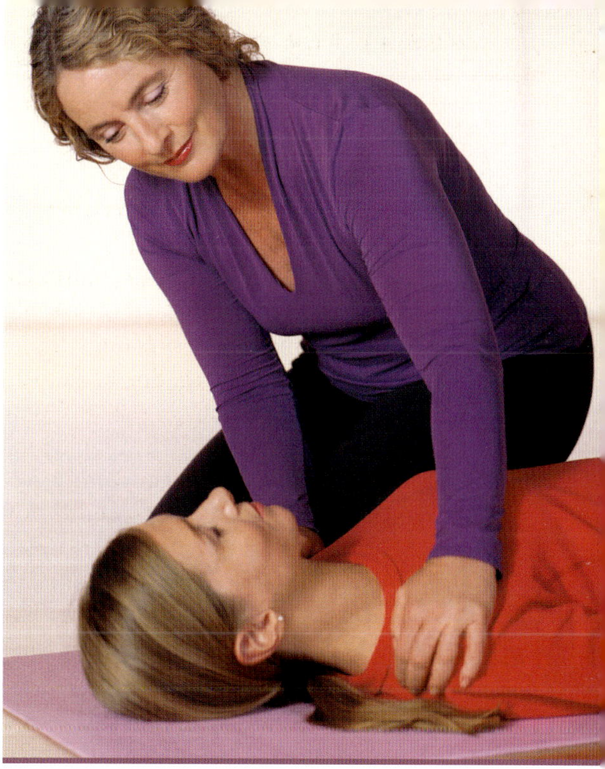

Ihre Yogalehrerin wird Ihnen helfen herauszufinden, welches Ihr rechtes Maß im Üben und im Loslassen ist. So können Sie lernen, mit sich selbst geduldig und behutsam umzugehen, um die Dinge reifen zu lassen.

Geben Sie sich Zeit, und vor allem: Haben Sie Geduld

Auch auf dem Yogaweg begegnet man immer wieder Zeitvorgaben und damit verbundenen Versprechungen. »In drei Wochen zum Kopfstand« hieß das berühmte Buch von Richard Hittleman in den 1970er Jahren, und noch heute versprechen uns die Autoren der »Fünf Tibeter« unglaubliche Wirkungen in kürzester Zeit. Nimmt man solche Angaben zu wörtlich, ist man schnell im Verzug. Es kann gar nicht jeder so schnell Kopfstand lernen – und sollte es vielleicht auch nicht. Wenn man allerdings seine Erwartungen zu hoch schraubt, dann sind Enttäuschung und Frust schon vorprogrammiert – ungefähr so wie bei vielen Diäten, die uns »7 Kilo in 7 Tagen« versprechen. »Gut Ding will Weile haben«, sagt der Volksmund nicht umsonst. Wenn Sie sich auf den Weg machen, um wieder »zu sich zu kommen«, um bei sich »Einkehr zu halten« und um »in die eigene Mitte zurückzufinden«, dann lassen Sie sich auf einen Prozess ein. Entsprechend Ihrer Geschichte und den Umständen, unter denen Sie sich in diesen Prozess begeben, werden Sie manche Strecke des Weges als gerade und leicht empfinden und schnell etwas in sich bewegen können. Andere Wegstrecken werden Ihnen steil und steinig erscheinen. Manchmal häufen sich die Widerstände und Sie werden den Eindruck haben, nur langsam voranzukommen. Manchmal entsteht sogar der Eindruck des Stillstands, der jedoch trügt. Lernend erreichen wir nämlich immer wieder die bereits erwähnten Lernplateaus, die dazu dienen, nichts Neues mehr aufzunehmen, sondern das bisher Erreichte zu integrieren. Danach gibt es häufig einen gewaltigen Schub, in dem die Fähigkeiten – zum Beispiel Kraft, Beweglichkeit, Konzentrationsfähigkeit, aber auch unser Verständnis – sprunghaft zunehmen.

Geben Sie sich immer wieder genügend Zeit-Raum, um wahrzunehmen, wo Sie stehen, wie Sie vorangehen und was Sie dabei denken und fühlen.

Finden Sie Zeit für Ihre Übungspraxis

Den Tag mit Yoga beginnen

Finden Sie heraus, wann am Tag die Übungspraxis am besten für Sie passt. Wenn Sie Familie haben, wird der frühe Morgen, wenn alle anderen noch schlafen, wahrscheinlich ein idealer Termin sein. Zu früher Stunde ist man wirklich ungestört. Außerdem steigert es nicht nur das Wohlbefinden, sondern auch das Selbstwertgefühl erheblich, wenn man sein normales Tagewerk beginnt und weiß, dass man schon etwas für sich getan hat! Dadurch wird auch die Unannehmlichkeit des früheren Aufstehens schnell aufgewogen. Wahrscheinlich werden Sie nach einer kurzen Zeit gar nicht mehr darauf verzichten wollen, den Morgen mit Yoga zu beginnen.

Yoga, um den Tag zu beschließen

Wenn Sie oft Mühe haben, abends zur Ruhe zu kommen, abzuschalten und Schlaf zu finden, dann sollten Sie Ihre Übungspraxis eher auf den Abend legen. Sorgen Sie dann aber dafür, dass nichts Sie beim Üben stört. Stellen Sie Ihr Festnetz- und Ihr Mobiltelefon leise und kündigen Sie gegebenenfalls Ihrer Familie oder Ihrem Partner an, dass Sie während der Übungszeit ganz für sich bleiben wollen und nicht zu sprechen sind. Achten Sie darauf, nach dem Üben nichts mehr zu unternehmen, was Sie aufregt, sondern finden Sie heraus, was Ihnen wirklich zum Tagesausklang gut tut. Meiden Sie nach Möglichkeit das Fernsehen, denn in fast

jeder Sendung wird Sie Elend und Gewalt anspringen. Sie werden merken, dass Sie nach dem Yoga ganz besonders empfindsam sind und vieles von dem, womit das Fernsehen einen sonst berieselt, gar nicht ertragen oder verdauen können. Achten Sie ebenso auf Ihre Nachtlektüre. Wenn Sie ohnehin schon unruhige Nächte verbringen, oft aufwachen oder nachts ins Grübeln kommen, dann »füttern« Sie Ihren Geist vor dem Einschlafen am besten mit etwas, das ihn aufbaut, nährt und das Ihre Stimmung hebt. Problemthemen, Krimis, Psychothriller können uns vor allem zu später Stunde den Schlaf rauben oder seine Qualität beeinträchtigen.
Finden Sie vielmehr eine Körper-, Atem- oder Meditationsübung, die Ihnen hilft, Ihren Tag abzurunden und wirklich zu beschließen. Vielleicht möchten Sie beim Üben eine schöne Musik hören, eine Duftlampe anmachen, eine Kerze anzünden. Je mehr Sie aus der abendlichen Yogazeit ein kleines Ritual machen, desto mehr wird die Praxis Ihnen helfen, sich zu sammeln und zur Ruhe zu kommen. Und das ist der beste Garant für eine ruhige Nacht!

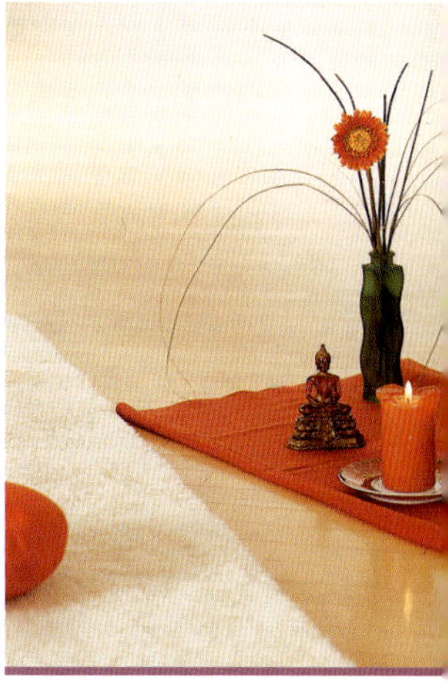

Ein schön gestalteter Platz lädt immer zum Üben ein.

Yoga in der Tagesmitte

In vielen Großstädten wird heutzutage Yoga auch in der Mittagszeit angeboten, und zwar ganz besonders dort, wo viele Büros sind. Es erscheint sinnvoll, wenn wir den ganzen Vormittag hoch konzentriert am Computer oder in Sitzungen zugebracht haben, in der Mittagspause auf die Yogamatte zu gehen und sich zu bewegen, anstatt erneut – in der Kantine oder im Restaurant – zu sitzen. Wenn Sie die Vorstellung anspricht, Ihre Arbeitspause mit Yoga zu bereichern, dann erkundigen Sie sich doch mal, ob nicht vielleicht auch in der Nähe Ihres Arbeitsplatzes solch ein »Lunch-Yoga« angeboten wird, oder finden Sie eine Möglichkeit, mithilfe der CD oder der beigefügten Übungsprogramme im nahen Park oder vielleicht sogar im Büro zu üben. Scheuen Sie sich nicht, die/der Erste zu sein! In Firmen, in denen intensiv und kreativ gearbeitet wird, hat die Yogapause schon lange die Kaffeepause ersetzt (zum Beispiel bei Esprit weltweit oder bei dem Schweizer Supermarktkonzern Migros). Sie werden erstaunt sein, wie viel frischer Sie am Nachmittag sein werden – auch ohne Koffein und Süßigkeiten!

Das brauchen Sie zum Üben

› Finden Sie zu Hause einen Platz, der sich zum Üben eignet. Sie brauchen ungefähr 2,50 m in der Länge und 1,80 m in der Breite, um sich bequem in alle Richtungen ausbreiten zu können. Schaffen Sie sich Raum dafür. Während Sie das tun, werden Sie sich bewusst, ob Sie in Ihren Räumen überhaupt einen Platz für sich finden oder ob alles so vollgestellt ist, dass Sie gar nicht wissen, wohin mit sich. Sollte das der Fall sein, kann Ihnen diese Erkenntnis genau die Energie geben, die Sie brauchen, um sich von einem Möbel zu trennen, das vielleicht sowieso unansehnlich oder verbraucht, unnütz oder inzwischen ungeliebt ist.

› Gestalten Sie Ihren Übungsplatz so, dass Sie sich wirklich gerne dort aufhalten. Um angenehm und sicher üben zu können, empfiehlt sich die Anschaffung einer weichen, warmen Yogamatte und zusätzlich noch einer dünnen, rutschfesten Matte, die es heutzutage in vielen schönen Farben gibt. Ein festes Kissen oder ein Sitzbänkchen erleichtert Ihnen den Sitz am Boden für die Atemübungen oder die Meditation. Ein kuscheliges Tuch hilft Ihnen, warm zu bleiben, wenn Sie länger still sitzen.

› Sanfte Beleuchtung, frische Blumen oder Topfpflanzen, Bilder, eine Duftlampe oder Räucherstäbchen helfen, den Platz, an dem Sie zu sich finden wollen, ganz »Ihr Reich« werden zu lassen. Dekorieren Sie ihn mit allem, was Ihnen wohl tut und was Ihre Seele nährt, und lassen Sie sich dabei von niemandem reinreden. Vielleicht möchten Sie Kristalle oder schöne Steine um Ihre Matte legen, vielleicht eine kleine Buddhastatue in Ihr Blickfeld rücken. Wenn Sie Musik im Hintergrund mögen, dann stellen Sie eine Musikanlage in die Nähe. Diese sollte auch dann gut klingen, wenn Sie die Musik ganz leise abspielen. (Bezugsquellen für Matten, Sitzkissen, Meditationsmusik und mehr siehe Seite 190.)

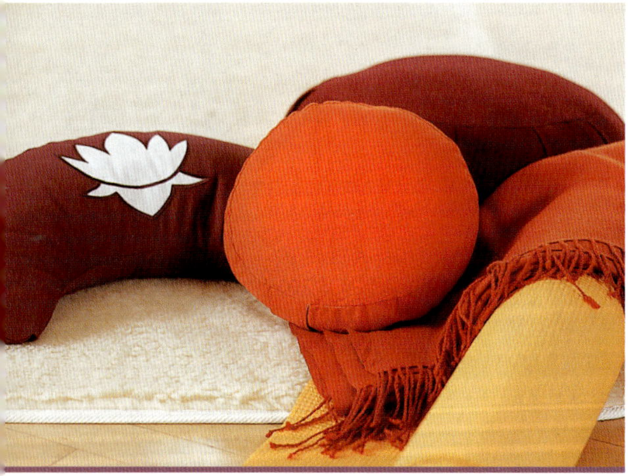

Geeignete Yogamatten und Sitzkissen erleichtern und unterstützen das Üben.

Die Vorteile einer Gruppe

Ab und zu sollten Sie Ihren heimischen Yogaplatz allerdings verlassen, um sich einer Gruppe anzuschließen, in der Sie mit anderen unter Anleitung üben können. Suchen Sie sich eine Yogaschule aus, die von einer qualifizierten Lehrkraft geleitet wird. Scheuen Sie sich nicht zu fragen, wo sie ihre Ausbildung gemacht hat und wie lange diese gedauert hat (das ist Ihr gutes Recht!). Eine Grundausbildung dauert mindestens 200 Stunden, die benötigt werden, um einschätzen zu lernen, wie die Yogaübungen wirken und welche Vorsichtsmaßnahmen zu beachten sind. Achten Sie in Ihrem eigenen Interesse auf Qualität, aber auch darauf, dass die Lehrkraft Ihnen sympathisch ist, dass Sie sich bei ihr gut aufgehoben fühlen und dass Sie Vertrauen zu ihr haben können. Eine gute Yogalehrkraft kann äußerst hilfreich für die eigene Entwicklung sein, denn sie gibt Wegweisungen, Denkanstöße, Korrektur – und Ermutigung, wenn man das Gefühl hat, dass es nicht so richtig weitergeht.
Das Üben in der Gruppe ist nicht nur als Gemeinschaftserlebnis angenehm, sondern auch unterstützend. Zusammen mit anderen bleibt man in der Regel länger in einer Haltung und hat mehr Ausdauer für Atem- und Meditationsübungen. Man hat mehr Spaß zusammen und zwar gleichermaßen, wenn Sachen gelingen oder auch mal nicht gelingen. Oft leiten die Yogalehrer an, dass die Teilnehmer/innen einer Gruppe sich bei schwierigeren Übungen zuerst einmal Hilfestellung und Unterstützung geben. So kann ein Miteinander entstehen, indem man die anderen beobachtet, sich auf sie einlässt und erkennen lernt, welche Unterstützung und wie viel Hilfestellung sie wirklich brauchen. Und man lernt wieder, andere Menschen ganz selbstverständlich zu berühren, und wird auch auf diese Weise von ihnen berührt.
Viele Freundschaften sind schon aus der regelmäßigen Zusammenkunft beim Yoga hervorgegangen – man trifft auf gleich gesinnte Menschen, mit denen man ganz anderen Gesprächsstoff hat als sonst im Alltag.
Sehr gut zur Intensivierung der eigenen Übungspraxis, zur Stärkung der Motivation und der Erfolgserlebnisse sind auch Wochenendseminare und Yogaferienkurse, die oft zudem noch in schönen Seminarhäusern überall in der Welt stattfinden. Tauchen Sie ein in die Yogagemeinschaft – sie ist schon vielen Menschen eine wundervolle innere Heimat geworden, in der sie aufblühen und innerlich wachsen konnten.

Grundbegriffe des Übens

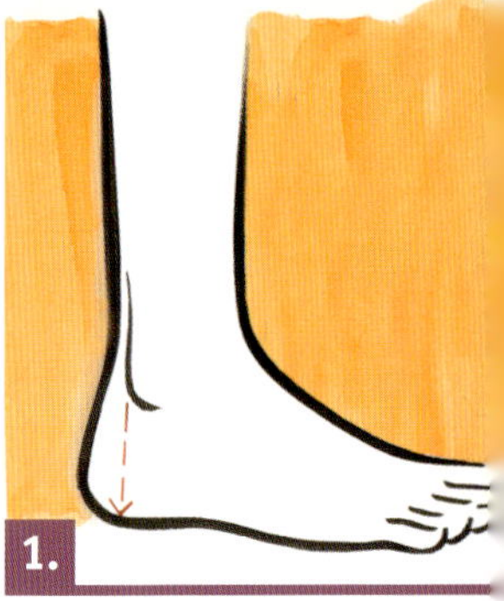

1.

In den Übungsanleitungen werden immer wieder bestimmte Begriffe auftauchen, die ich hier kurz erläutere, damit Sie sie richtig umsetzen können.

› **Asana:** Yogahaltung. Fachbegriff in der altindischen Sprache Sanskrit.

› **Mobilisation:** Blockierte Gelenke wieder beweglich und Muskeln wieder dehnfähig machen.

› **Kontraktion/kontrahieren:** Anspannen von Muskeln.

› **Beckenboden kontrahieren:** Anspannen der Muskelschichten des Beckenbodens. Am einfachsten geht es, wenn Sie die Schließmuskeln des Afters und der Harnröhre (Frauen auch die der Scheide) zusammenziehen. Dabei entsteht das Gefühl, dass sich der Beckenboden hebt beziehungsweise nach innen zieht. Die großen Gesäßmuskeln bleiben entspannt! Jedoch werden kleine Muskeln am Übergang von den Pobacken zu den Oberschenkeln immer mitkontrahiert, so dass sich der ganze Po etwas hebt. Außerdem wird sich die Bauchdecke im Bereich des Schamdreiecks etwas einziehen. Der Nabelbereich jedoch bleibt entspannt.

› **Fersen gegen den Boden drücken:** Die Außenseiten der Fersen, also den Bereich, der sich direkt unter Ihren Außenknöcheln befindet, fest in oder gegen den Boden drücken. Dadurch heben sich Ihre Fußgewölbe, und die Knochen der Beine strecken sich von innen heraus. Der Beckenboden wird aktiviert und das Becken aufgerichtet. Achten Sie dabei darauf, die Großzehenballen fest an den Boden geschmiegt zu lassen! 1.

› **Gesäßmuskeln nach hinten und außen ziehen:** Im Sitzen greifen Sie nacheinander mit den Händen an die Gesäßmuskeln und ziehen diese nach hinten und außen. Dadurch ziehen Sie die Muskeln unter den Sitzbeinhöckern weg und erleichtern die Aufrichtung des Beckens.

› **Aufrechter Stand:** Beide Füße stehen parallel, hüftgelenkbreit voneinander entfernt. Die Großzehenballen werden an den Boden geschmiegt, die Außenkanten der Fersen drücken gegen den Boden. Dadurch spannt sich der Beckenboden an, das Becken richtet sich auf, die Leisten weiten

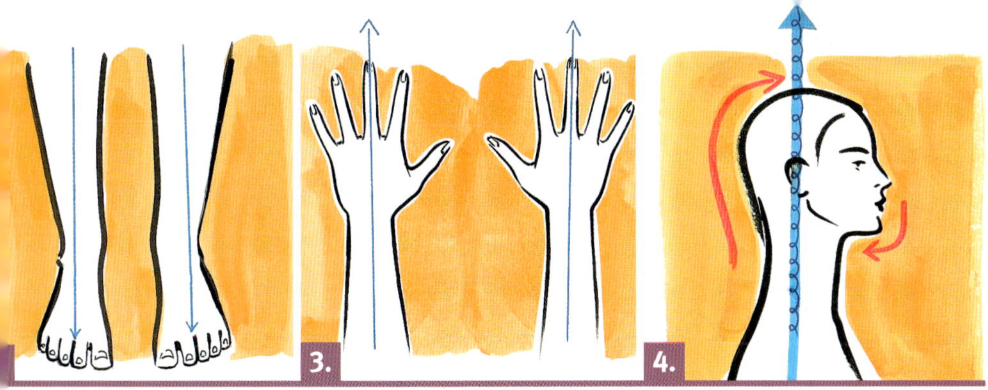

sich und der untere Rücken wird gedehnt. Die ganze Rückseite des Körpers wird aktiv verlängert.

› **Füße parallel:** Die Linien von der Mitte der Fußgelenke bis nach vorn zwischen den zweiten und dritten Zeh sind zueinander parallel. Diese Anweisung bitte unbedingt beachten, denn die Stellung der Füße hat große Auswirkungen auf die Knie!

› **Hüftgelenkbreit:** Abstand zwischen den parallel stehenden Füßen. »Faustregel«: Zwischen die Großzehenballen sollte gerade eben Ihre Faust passen. Dann entsteht in der Lotrechten eine Linie von den Hüftgelenken durch die Mitte der Knie und Fußgelenke bis zwischen den zweiten und dritten Zeh. 2.

› **Schultergelenkbreit:** Im Vierfüßlerstand der Abstand der Hände zueinander. Die Handgelenke befinden sich direkt unterhalb der Schultergelenke, und die Arme stehen parallel nebeneinander.

› **Hände parallel:** Die Finger sind gerade nach vorn ausgerichtet (in der Regel gespreizt), die Mittelfinger parallel. 3.

› **Langer Nacken:** Der Kopf strebt mit der Schädelbasis nach hinten und oben, der Kehlbereich bleibt weit und frei. 4.

› **Nackenmuskeln entspannen:** Lösen Sie zuerst alle Spannung im Mund. Lassen Sie den Mundraum weit werden, den Unterkiefer hängen und die Zunge schwer auf den Mundboden sinken.

› **Hineinatmen:** Den Einatem in einen angespannten oder angestrengten Körperbereich hineinfließen lassen – und mit dem Ausatem die Spannung lösen. Mehr zum Atmen ab Seite 142.

› **Nachspüren:** Eine Übung nachwirken lassen, um in Ruhe wahrzunehmen, was sich durch sie in Körper, Atem und Geist verändert hat.

INTERVIEW

Sehen, wie der Yoga wirkt

In den Monaten, in denen Julia Baumgarten in den Yogaunterricht kam, veränderten sich ihre Körpersprache und ihre Ausstrahlung so sehr, dass ich sie eines Tages darauf ansprach. Im Folgenden erzählt sie, wie hilfreich die Yogapraxis für sie ist, um eine große Krise in ihrem Leben zu meistern.

Anna Trökes: Wie bist du zum Yoga gekommen und wann hast du mit dem Üben begonnen?

Julia Baumgarten: Vor zwei Jahren wurde eine Informationsveranstaltung für Krebspatienten angeboten. Ich bin seit vier Jahren wegen eines Lymphoms, einer bösartigen Bluterkrankung, in Behandlung und war auf der Suche, wie ich meine Behandlung auf ein breiteres Fundament stellen könnte. Ich bin in einer Einzelgesprächstherapie, um die besondere Problematik einer so schweren Erkrankung aufzuarbeiten. Mir wurde aber bald klar, dass ich auch irgendeine Art von Entspannungstechnik erlernen wollte, um aus diesem Negativkreisel der Gedanken – »Alles ist schlecht … heute sowieso ,und was soll ich überhaupt …« – wieder herauszukommen.

Ich besuchte also diese Informationsveranstaltung der Yogalehrerin. Sie machte eine leichte Übung vor, die Atem und Bewegung koordinierte. Ich fand es beeindruckend, wie allein schon durch diese einfache Bewegung und *durch den Fokus auf diese Bewegung und den Atem* dieser Kreisel von Gedanken, der ja ständig durch den Kopf geht, weg war. Der Geist orientierte sich jetzt an dieser Bewegung: »Wie soll ich das denn eigentlich machen, und noch dazu mit dem Atem?« Der Geist war gefesselt von dieser Bewegung und diesem Tun. Das fand ich so beeindruckend, dass ich dachte, das könnte der Weg sein.

Vor etwa einem Jahr gab es ein Schlüsselerlebnis, als ich in deinem Kurs war. An dem Tag war dieser Negativkreisel ganz ausgeprägt. Ich stand morgens schon mit mieser Stimmung auf, und es wurde nicht besser, ganz im Gegenteil, es verstärkte sich alles. Auch wenn ich versuchte, eine Metaperspektive einzunehmen, und dachte: »Na, es ist doch nicht

alles so mies.« – Nein! Es war überhaupt nichts zu machen. Der Negativkreisel verstärkte sich immer mehr und ich dachte, »heute wirst du ja zu Anna in den Kurs gehen, vielleicht schafft die das, dich da rauszuholen.« Dann war da so eine Opposition in mir, die sagte: »Nein! Sie soll es gar nicht schaffen! Ich will mich einfach weiter schlecht fühlen.« Trotzdem bin ich dann zum Kurs gegangen, mehr fatalistisch ergab ich mich der Situation (lacht) und …
Ich weiß noch ganz genau, wie ich aus diesem Kurs rauskam. Ich dachte: »Ich bin nicht mehr die, die ich am Vormittag war. Ich bin irgendwie viel leichter, ich habe wieder eine gewisse Kraft in mir, eine Selbstverständlichkeit. Es ist alles so, wie es ist, aber: Es wird schon irgendwie weitergehen.«
Ich hatte eine Energie und eine Kraft getankt … Es war nicht so, dass ich jetzt den Garten umgraben oder die Wohnung renovieren wollte, so nicht. Sondern ganz fundiert, wieder auf beiden Beinen stehend, den Kopf erhoben: *»Ja, es wird weitergehen!«* Das war wirklich ein Aha-Erlebnis! Alle, denen ich das erzähle, gucken ganz ungläubig. Dann sage ich: »Ich kann sehr viel über dieses Erleben erzählen, aber *wenn du das nachempfinden willst, musst du es selbst*

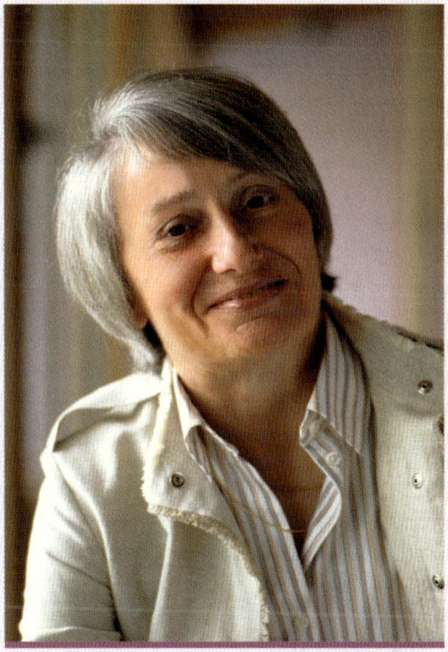

Die Ärztin Julia Baumgarten schildert eindrücklich, wie heilsam die Yogapraxis auf ihr Befinden wirkt.

machen. Und zwar nicht nur eine Stunde oder zwei, sondern eine längere Zeit … und es auf dich wirken lassen und schauen, was es mit dir macht …«

Bei dir war jetzt gerade ganz deutlich, dass sich dein Körper verändert hat: in der Gestik und die Augen … da springt spürbar ein Funke über.

Ja, das leuchtet, da ist richtig Energie. Ich möchte jetzt neben der übrigen Behandlung dieses Üben nicht mehr missen, um meine Lebensqualität in positiver Richtung zu verändern, gerade auch während meiner Behandlung mit Medikamenten. Wahrscheinlich wird meine Lebensspanne dadurch um keine Stunde, keinen Monat verlängert, aber die *Lebensqualität* bis dahin, die werde ich verändern. Und das ist wichtig! Vielleicht, im Sinne der neuen Erkenntnisse der Psychoneuroimmunologie, ist es ja doch möglich, über dieses Üben und die Stressminderung Einfluss zu nehmen.

Was wolltest du in deinem Leben verändern und welche Veränderungen schreibst du deiner Yogapraxis zu?

Ich wollte eine Übungspraxis finden, um mein psychisches Gleichgewicht wiederherzustellen. Sicherlich war ich auch auf der Suche nach anderem, das ich damals noch gar nicht benennen konnte – womit ich sicher übers Lesen schon begonnen hatte, was ich im praktischen Üben aber viel besser erfahren konnte. Ich habe immer wieder versucht, eine Antwort auf die Frage zu finden: »*Wer bin ich denn?* Wer bin ich denn, wenn ich meinen Beruf, wie seit einem halben Jahr, nicht mehr ausübe, wer bin ich, wenn ich nicht mehr die treu sorgende Tochter der seit zwei Monaten verstorbenen Mutter bin. *Was bin ich,* wenn Freunde mich verlassen, weil sie von meiner Tumorerkrankung erfahren, was bin ich, wenn die ganzen Rollen, die mir von der Gesellschaft zugedacht sind, in die ich mich eingelebt habe, wegfallen oder sich verändern.« Ich suche also eine Antwort auf die Frage: Wer bin ich? Und das übers Körpergefühl. Das ist ja etwas, das wir in unserer geistbetonten westlichen Welt vergessen und verloren haben: dieses Körper*bewusstsein.* Das wieder zu bekommen, mit diesem Wunsch bin ich sicher auch in den Kurs gegangen: wieder meine Beine zu spüren, meinen rechten Fuß, meinen linken Fuß – zu spüren, dass sie sich unterschiedlich anfühlen können. Es ging mir darum, auch über das Körperbewusstsein wieder an Gefühle heranzukommen. Jeder muss für sich ausprobieren, ob es wirksam ist. Da kann er nicht nur fünf Minuten hingehen und sagen, ich probier es mal.
Er muss es auf jeden Fall über eine längere Zeit ausprobieren. Die Yogapraxis bietet eine sehr gute Möglichkeit der Selbsterfahrung. Darüber nachzudenken, dass ich ein Teil eines großen Selbst bin, also die Welle im Meer, eine kleine Welle, das hilft mir sehr.

Prozess und Entwicklung, was hat sich in deinem Leben verändert durch die Yogapraxis?

Ich habe eine *Kraftquelle,* die ich ausprobiert habe, von der ich weiß, sie funktioniert – sie hat funktioniert in Krisensituationen, wenn ich ganz tief im Loch saß und nicht rauskam. Und dann aus einer neuen Sicht die Welt zu sehen, plötzlich wieder aufgerichtet dazustehen, mit ganz neuer innerer Kraft die Probleme anzugehen! *Die Probleme sind die gleichen geblieben, aber die Sichtweise ist eine andere geworden.* Diese innere Stärke zu haben, auf die Probleme zuzugehen und das auch auszuhalten: Ich glaube, das hat sich verändert. Ob ich das in der nächsten schlimmen Krise wieder anwenden kann, muss ich sehen. Ich bleibe im Hier und Jetzt und denke nicht darüber nach, was sein könnte. Aber ich weiß: Da ist ein Anker. Das ist potenziell für mich da, das steht zur Verfügung. Das kann ich dann auch wieder ausprobieren. Schon der Gedanke »Ich bin nicht hoffnungslos verloren, schwimme nicht irgendwo im Meer ohne Rettungsring« unterstützt mich sehr.

Gibt es auch Menschen, denen du vom Yoga abraten würdest?

Ich glaube, nicht jeder Depressive kann es aushalten, auf der Matte dazuliegen und die Gedanken, die auf ihn einstürmen, zu ertragen. Ich glaube, in diesem Moment braucht ein Depressiver eine Stärkung, ein Gegenüber, eine Austauschmöglichkeit, jemanden, den er ansprechen kann. Wenn er das noch nicht aushalten kann oder überhaupt nicht die innere Stärke hat, damit umzugehen, dann sollte er es lassen, sonst wird er unter Umständen psychotisch.

Was ist für dich die Essenz des Yoga?

Das ist sicherlich zu übersetzen mit *Kraftquelle.* Und auch ein Weg, eine Möglichkeit, eine Methode, annäherungsweise eine Antwort auf die Fragen zu finden: Wer bin ich? Was bin ich? Und dann: Wir haben ja gelernt, so eine Muskelverspannung, so einen Muskelpanzer (nach Wilhelm Reich) anzulegen, der ja schon durch die Körpersprache zum Ausdruck bringt, wie ein Mensch gebuckelt ist. Und wie er da verkrampft und verklemmt daherkommt und sich nicht öffnen und nicht aufrichten kann. Wie umgekehrt über das Erlernen von Körperhaltungen, Asanas, jetzt auch der Geist geprägt werden kann, was die Haltungen symbolisch ausdrücken – das ist für mich immer wieder sehr beeindruckend.

Der Weg des Yoga

»Yoga citta vritti nirodhah« heißt es über den Yoga in der altindischen Sprache Sanskrit. Man könnte es übersetzen mit: »Yoga ist das Zur-Ruhe-Kommen und Stillwerden der Aktivitäten des Geistes.«

Diese Definition findet sich im »Leitfaden des Yoga« (dem Yoga-Sutra), der dem Weisen Patañjali zugeschrieben wird, der vor etwa 2000 Jahren in Indien lebte. Patañjali präzisierte anschließend, wofür es gut sein könnte, die Aktivitäten des Geistes zu beruhigen: »Dann scheint in uns die Fähigkeit auf, etwas vollständig und richtig zu erkennen.«

Es geht im Yoga vor allem um unseren Geist

Wenn man sich in die Lektüre dieses Leitfadens vertieft, kann man sich des Eindrucks nicht erwehren, dass Patañjali eigentlich über den modernen Menschen schreibt oder aber, dass sich die grundlegenden menschlichen Probleme seit dem Altertum offensichtlich nur wenig verändert haben. Mir scheint, als hätte Patañjali mit seinem Yoga-Sutra ein erstes Exemplar der heute so beliebten Ratgeberliteratur geschrieben. Er interessierte sich sehr dafür, wodurch menschliches Leid entsteht, und stellte fest, dass es vor allem daran liegt, dass die Menschen ihre subjektive Sichtweise der Dinge oft genug für die objektive Wahrheit halten. Patañjali hilft seinen Lesern, Zusammenhänge zu erkennen, hinter das zu schauen, was als Phänomen in unsere Wahrnehmung rückt, und sich vor allem dessen bewusst zu werden, wie der Geist strukturiert ist. Wie genau, werden wir später ausführlicher betrachten.
Alle bedeutenden Yogarichtungen, die später kommen, also auch der Hatha-Yoga, beziehen sich direkt auf Patañjali oder zumindest auf die wesentlichen Ideen, die er im Yoga-Sutra zusammengefasst hat. Für die meisten Yoga-Lehrrichtungen und Traditionslinien ist dieser Text die Grundlage und Wegweisung des Übens. Diese große Übereinstimmung kommt sicher auch dadurch zustande, dass Patañjali einen Übungsweg aufzeigt, dessen Stationen Schritt für Schritt erarbeitet werden können, und der dadurch jedem Menschen zugänglich ist – den also auch jeder auf seine Wirksamkeit hin überprüfen kann. Oft findet sich deshalb

die Einschätzung, dass Patañjali mit dem Yoga-Sutra die »Wissenschaft des Yoga« dargelegt hätte, allerdings eine Wissenschaft, die zeitlos und unerschütterlich die Jahrhunderte überstanden hat und sich immer wieder aufs Neue unter Beweis stellen lässt.

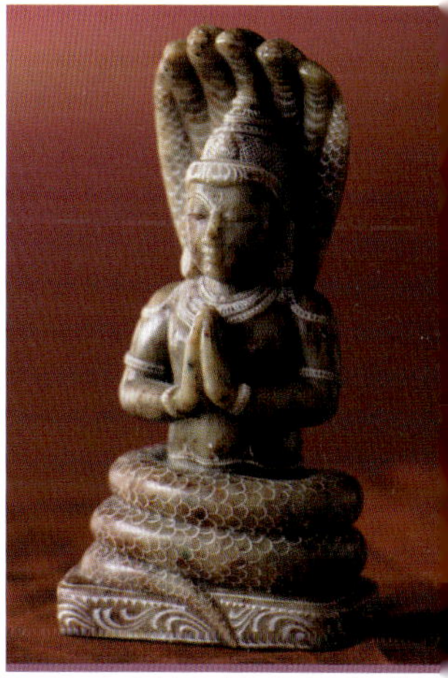

Statue des Patañjali. Man weiß wenig über ihn, seine Yoga-Sutras jedoch sind die Basis jeder Yogapraxis.

Der Übungsweg des Patañjali

Der Weg, der hier beschrieben wird, umfasst acht Stufen, die allerdings so eng miteinander verbunden sind und so ineinander greifen, dass man auch oft von acht Gliedern (Ashtanga) spricht, die Gliedern einer Kette gleichen.
Man beginnt seinen Weg ganz konkret mit der Betrachtung der Art und Weise, wie man in seinem Alltag mit anderen (Yama) und mit sich selbst (Niyama) umgeht. Erst nachdem man sich darüber Klarheit verschafft hat, beginnt man, sich mit den äußerst wirkungsvollen Methoden der Körperübungen (Asana) und Atemübungen (Pranayama) zu beschäftigen. Diesem äußeren Weg schließt sich ein innerer an: Man lernt, seine Sinne von der Außenwelt zurückzuziehen (Pratyahara) und seine gesamte Wahrnehmung auf ein Objekt seiner Wahl oder einen Gedanken auszurichten, sich also zu konzentrieren (Dharana). Wenn es gelingt, die Aufmerksamkeit mühelos ausgerichtet zu lassen, entsteht Meditation (Dhyana). Je mehr sich die Meditation vertieft, desto mehr vergisst man sich selbst und desto mehr öffnet sich der Geist dem, was er betrachtet. Manchmal gelingt es uns dann, derart selbstvergessen zu werden, dass wir ganz in dem aufgehen, was wir betrachten. Dadurch sind wir in der Lage, das Betrachtete von innen heraus zu verstehen. Dieser Zustand wird Samadhi genannt und ist ein Ziel jeder Yogapraxis.
Um in diese Selbstvergessenheit zu geraten, müssen wir in der Lage sein, alles, was wir von uns oder dem Gegenstand unserer Betrachtung zu wissen meinen, vollkommen loszulassen. Aus diesem völligen Loslassen entsteht wahre Freiheit, ebenfalls ein wesentliches Ziel der Yogapraxis.
Der Yogaweg ist also vor allem ein Weg der inneren Klärung und Reinigung. Es ist ein Weg, auf dem es nicht darum geht, noch etwas Neues dazu zu gewinnen, sondern vielmehr, das, was einen behindert und einengt, loszulassen.

Der achtgliedrige Pfad

Yama: die Art und Weise, wie ich mit meiner Umgebung umgehe.
Die fünf Wegweisungen oder Handlungsmaximen lauten:
Ahimsa – Gewaltlosigkeit, Rücksichtnahme
Satya – Wahrhaftigkeit, Aufrichtigkeit
Asteya – Freiwerden von Bedürfnissen (bezogen auf Konsum), Neidlosigkeit
Brahmacharya – Freiwerden von Bedürftigkeit (bezogen auf sexuelle und sonstige Beziehungen)
Aparigraha – Zufriedenheit mit dem, was uns jetzt (alles) zur Verfügung steht

Niyama: die Art und Weise, wie ich mit mir selbst umgehe.
Die fünf Wegweisungen oder Handlungsmaximen lauten:
Shauca – die Reinheit von Körper und Geist erhalten
Santosha – Zufriedenheit mit sich selbst entwickeln, Annahme des eigenen Schicksals
Tapas – innere Begeisterung entfalten und »brennende« Hingabe an das, was man tut
Svadhyaya – Selbsterforschung, Selbsterkenntnis
Ishvara pranidhana – Vertrauen in den Yogaweg und das eigene Schicksal

Asana: die Körperhaltungen des Yoga, die so ausgeführt werden sollen, dass man gleichermaßen Stabilität und Mühelosigkeit entwickelt und sein eigenes Maß zu finden lernt. Dabei dient der fließende Atem als Regulativ.

Pranayama: die Atemübungen, die so ausgeführt werden sollen, dass der Atem gleichermaßen fein und fließend wird und der Geist sich beruhigt.

Pratyahara: das Zurückziehen der äußeren Sinne und Entwickeln der inneren Sinne.

Dharana: die aktive Ausrichtung auf einen bestimmten Gegenstand, eine Situation, einen Menschen – in dem Sinne, dass man sich wahrnehmend immer mehr öffnet.

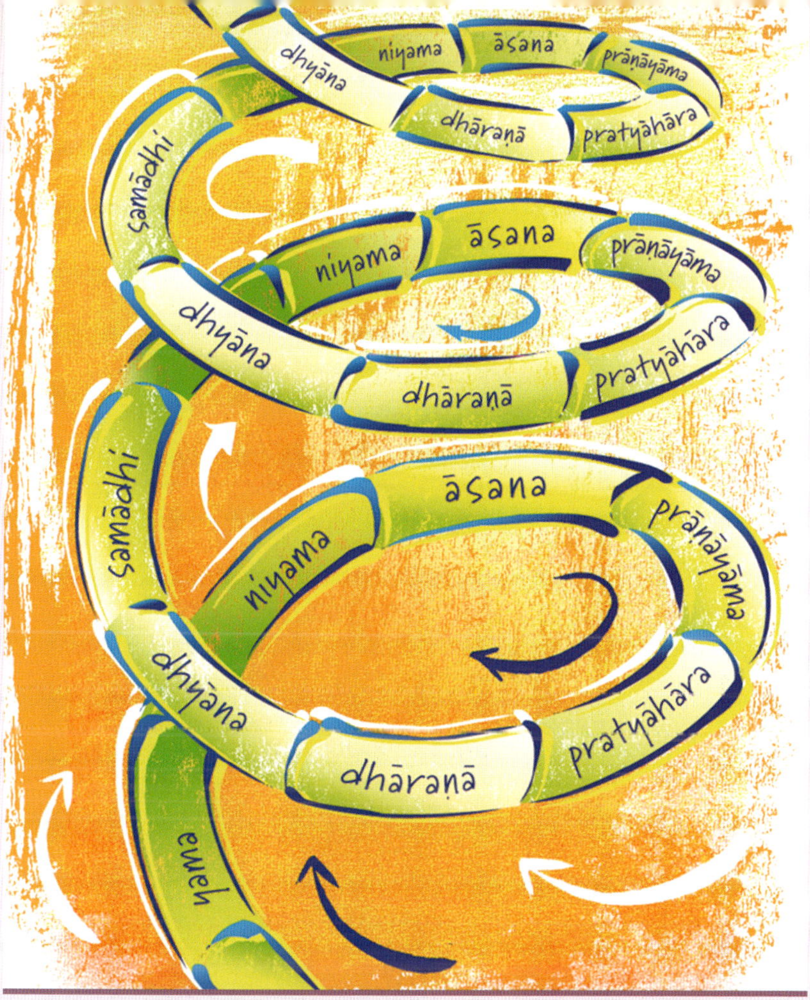

Jedes »Glied« unserer Übungspraxis wächst aus dem vorangegangenen hervor, jede Weiterentwicklung gründet in der Qualität unserer ersten Schritte und nährt sich aus diesen Wurzeln … So gleicht der Selbstfindungsprozess einer sich aufwärts bewegenden Spirale, die nie endet und deren Dynamik folgend wir immer wieder in einem anderen Bewusstseinszustand mit denselben Problemen konfrontiert werden.

Dhyana: die Meditation. Sie entsteht, indem man sich konzentriert und dabei – innerlich völlig entspannt – seinem Meditationsgegenstand mehr und mehr öffnet.

Samadhi: Einswerden mit dem Meditationsgegenstand. Durch die Auflösung der normalen Subjekt-Objekt-Beziehung erfährt und versteht man ihn nun von innen heraus.

Die Stationen des Weges

Yama – Wie gehe ich mit meiner Umgebung und meinen Mitmenschen um?

Da der Yogaweg von außen nach innen führt, schaut man sich zu allererst an, welche innere Haltung man gegenüber seiner Umgebung zeigt. Sehr oft spiegelt das Verhalten, das wir nach außen zeigen, wider, wie wir mit uns selbst umgehen. Zudem wird unser Verhalten in der äußeren Welt auch immer von unseren Mitmenschen »gespiegelt«, was der Volksmund mit dem treffenden Spruch »Wie man in den Wald hineinruft, so schallt es heraus« kommentiert. Es lohnt sich also auf jeden Fall, sehr genau zu beobachten, in welcher Weise wir auf unsere Umgebung reagieren – und sie auf uns.

Zu erkennen, wie wir unser Verhältnis zu unserer Umwelt gestalten, ist ein hilfreicher erster Schritt auf dem Weg zu sich selbst.

Patañjali schlägt fünf Aspekte (Yamas) einer inneren Haltung vor, durch die wir mit unserer Umwelt in Einklang kommen:

› Gewaltlosigkeit und Rücksichtnahme – besonders gegenüber Schwächeren (Ahimsa);
› Wahrhaftigkeit und Aufrichtigkeit bezogen auf das, was wir sagen, denken und tun (Satya);
› Nichtbegehren, das heißt nichts haben wollen, was einem anderen gehört, was auch Neidlosigkeit mit einschließt (Asteya);
› das Freiwerden von Bedürftigkeit (Brahmacharya) – in vielen Texten als sexuelle Bedürfnislosigkeit gedeutet;
› die Fähigkeit, uns auf das zu beschränken, was wir brauchen, und nur das anzunehmen, was uns zusteht (Aparigraha).

Nur vordergründig scheinen die Yamas etwas mit den Geboten des Alten Testaments zu tun zu haben. Gebote sind jedoch etwas, das wir von einer übergeordneten Instanz (in diesem Fall vom alttestamentarischen Gott) vorgegeben bekommen und dem man zu *gehorchen* hat. Die Yamas dagegen sind *Handlungsmaximen, die man aus Einsicht heraus wählt*, um Leid bei sich und anderen zu verhindern. Eigentlich beschreiben sie nur, wie jeder von uns gerne selbst behandelt werden möchte.
Selbstverständlich handelt es sich um Verhaltensweisen, die wir nicht von heute auf morgen umzusetzen vermögen, selbst wenn wir einsehen, wie wohltuend es eigentlich wäre. Das wird die etwas genauere Betrachtung der fünf Yamas schnell deutlich machen.

Ahimsa – Gewaltlosigkeit

Wenn ich gewohnt bin, mit mir selbst streng umzugehen, dann werde ich die Strenge und das Fordernde sehr wahrscheinlich auf andere Menschen übertragen und dadurch unter Umständen maßlos sein in meinen Erwartungen. Das wird dazu führen, dass ich eben nicht rücksichtsvoll bin, sondern mit allen Formen von Gewalt – denselben, die ich auch gegen mich selbst anwende – das Verlangte einfordere. Gewalt meint hier weniger den körperlichen Aspekt als vielmehr all die subtilen Formen der Machtausübung, mit denen wir unseren Willen durchzusetzen gelernt haben. Ahimsa meint, sich darauf zu besinnen, Verständnis für einander zu entwickeln und auf einander Rücksicht zu nehmen – sei es im Straßenverkehr, am Arbeitsplatz oder in all unseren Beziehungen.

Satya – Wahrhaftigkeit und Aufrichtigkeit

Wahrhaftigkeit in Umgang mit meiner Umwelt bedeutet vor allem, dass wir versuchen, immer mehr zu uns selbst zu stehen, und nicht mehr ständig etwas zu sein vorgeben. Es heißt, sich so oft es geht mit all seinen Stärken und Schwächen zu zeigen. Es heißt, weniger darüber zu spekulieren, wie man wirken könnte, als vielmehr darauf zu vertrauen, dass man so, wie man ist, schon in Ordnung ist.
Wenn wir aufrichtige Beziehungen zu unserer Umwelt pflegen, dann heißt es auch, dass wir mitteilen, was wir mögen und brauchen, und auch, womit wir nicht so gut klar kommen. Das heißt, aufrichtig sowohl seine Wünsche und Bedürfnisse als auch seine Kritik zu äußern. Geschieht das in Verbindung mit dem ersten Yama – Gewaltlosigkeit –, so werden wir nicht befürchten müssen, durch unser Offenheit zu verletzen. Vielmehr wird unsere Aufrichtigkeit es den anderen Menschen erleichtern, sich auf uns einzustellen, da sie wissen, wie sie mit uns dran sind. Auch wenn die ersten Schritte zu mehr Wahrhaftigkeit oft schwer fallen, lohnt sich die Anstrengung doch, denn schließlich ist jeder lieber mit einem aufrichtigen, wahrhaftigen Menschen zusammen, als mit jemandem, der nicht einzuschätzen ist, der seine Meinung immer nur indirekt mitteilt und seine Wünsche indirekt einfordert.

Asteya – Freiwerden von überflüssigen Bedürfnissen

Dieses Yama meint alle Formen des Verlangens, die sich sowohl im Anhäufen von materiellem und immateriellem Besitz als auch, wenn es nichts anzuhäufen gibt, in Neid äußern kann. Die Verstrickung in Verlangen entsteht häufig daraus, dass wir tief in uns drinnen das Gefühl hegen, nie genug bekommen zu haben oder genügend genährt worden zu sein. Es braucht viel Zeit und Einsicht, um diese *innere* Bedürfnislosigkeit zu entwickeln, von der Patañjali spricht. Sie bedeutet, herauszutreten aus dem ständigen Konkurrieren mit anderen und dadurch den anderen Menschen entspannt und wohlwollend begegnen zu können. Die Beschäftigung mit diesem Yama zeigt auch, dass sowohl das Anhäufen von Besitz als auch der dadurch entstehende Neid ein harmonisches Zusammenleben verhindern können, denn beides, Horten wie Neid, erzeugt Enge und eventuell sogar Bitterkeit.

Brahmacharya – Freiwerden von Bedürftigkeit

Manche Menschen versuchen, sich ihre innersten Bedürfnisse – nämlich geliebt und respektiert zu werden – dadurch zu erfüllen, dass sie reich werden. Andere Menschen sammeln weniger materielle Güter, als vielmehr (sexuelle) Beziehungen, um nicht spüren zu müssen, dass in ihnen eine große Bedürftigkeit steckt. Diese Bedürftigkeit macht immer unfrei, denn sie zwingt uns, bestimmte Beziehungen aufzunehmen oder zu erhalten. Wenn ich bedürftig bin, werde ich meinen Partner nicht verlassen, egal wie schlecht, gleichgültig oder respektlos er mich behandelt. Deswegen empfiehlt der Yoga, sich zuallererst bewusst zu machen, welche innere Kraft unsere Beziehungen bewirkt und erhält, und als nächstes, die Kraft und Freiheit zu entwickeln, auch ohne diese Beziehung sein zu können. Beziehungen, die auf der Bedürftigkeit eines oder beider Partner beruhen, machen in der Regel keinen der beiden glücklich, denn »die Liebe ist ein Kind der Freiheit«. Der Yoga regt uns hiermit an, darüber nachzudenken, ob wir wirklich immer ein Objekt für unsere Gefühle und Bedürfnisse brauchen, oder ob wir nicht auch mal – ohne eine Partnerschaft oder Sex haben zu müssen – einfach so »die Liebe leben« können. Wenn wir diese Erfahrung einmal gemacht haben, müssen wir vielleicht nie wieder so sehr »klammern«, sondern können mehr im Fluss mit unseren Bedürfnissen sein.

Das heißt keineswegs, dass der Yoga unsere Sexualität ablehnt. Da er uns aber helfen möchte, freier zu werden, ist die Entwicklung der Fähigkeit, mit sich allein sein zu können und nicht um jeden Preis eine Beziehung/ Sexualität haben zu müssen, tatsächliche eine große Befreiung. Sie wird

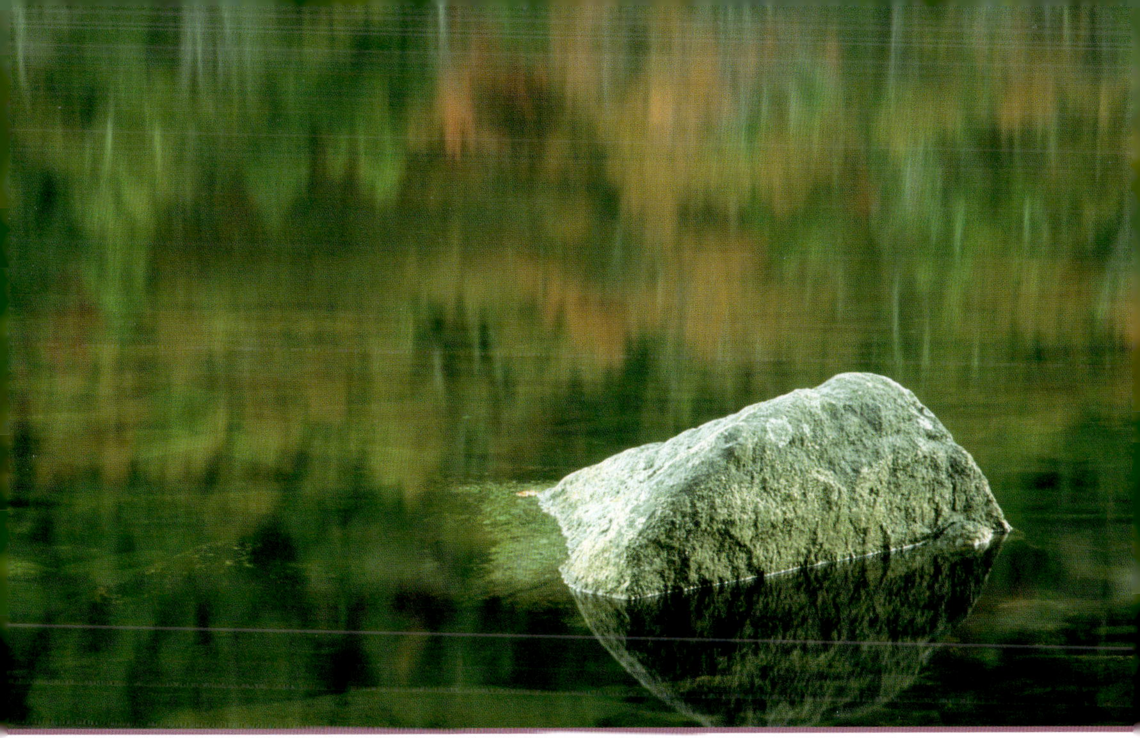

Annehmen, was ist – daraus entstehen Ruhe und innerer Frieden.

uns erlauben, entspannter im Umgang mit anderen Menschen und vor allem mit dem anderen Geschlecht zu sein.

Aparigraha – Zufriedenheit mit dem, was uns jetzt (alles) zur Verfügung steht

Auch dieses Yama ist geeignet, uns einen friedlichen Umgang mit unserer Umwelt zu schenken. Diese Wegweisung lädt uns nämlich ein, erst einmal zu akzeptieren, was ist. Das geht mit so einfachen Dingen wie dem Wetter los. Kennen Sie das auch? Egal, welches Wetter herrscht – es gibt Menschen, die es grundsätzlich kritisieren: zu heiß, zu kalt, zu viel Regen, zu wenig Regen … Eine solche innere Haltung wird sich durch alle Lebensbereiche ziehen, bis in die Einstellung, die man gegenüber seiner Beziehung, seiner Regierung, zu »Gott und der Welt« hat.
Wenn wir außerstande sind, auch mal anzunehmen, was ist – und dabei auch mal »fünfe gerade sein« lassen können –, wird unsere Wahrnehmung sich immer an dem orientieren, was fehlt und was noch besser sein könnte. Damit stehen einer der schlimmsten Fallen im menschlichen Miteinander Tür und Tor offen: dem Perfektionismus!

In diesem Sinne hat das Yama Aparigraha – Zufriedenheit mit den äußeren Verhältnissen – ganz viel zu tun mit dem Niyama Santosha, der inneren Zufriedenheit. Bei Aparigraha geht es darum, anzuerkennen, dass die meisten Menschen in der Regel das Beste wollen und ihr Bestes geben, egal, ob das nun den eigenen Ansprüchen immer genügt oder nicht. Die Beschäftigung mit dieser Wegweisung hilft uns, weniger zu kritteln, zu nörgeln oder schlicht rumzumeckern. Aparigraha lehrt uns, maßvoll, tolerant und vor allem weniger fordernd zu sein.
Und es lehrt uns, nicht immer noch mehr haben zu wollen. Ein glühender Verfechter von Aparigraha war übrigens Gandhi, der seinen Anhängern einen einfachen Lebensstil ans Herz legte, in dem das ständige »höher, schneller, weiter« an Bedeutung verliert.

Niyama – wie gehe ich mit mir selbst um?

Auch die fünf Maximen vom Umgang mit sich selbst, die Niyamas, sollen helfen, Leid zu mindern und zu vermeiden – Leid, das seine Ursache hat in unserem Verhalten uns selbst und, daraus folgend, auch anderen gegenüber. Es sind:

- Reinheit des Geistes (Shauca);
- die Entwicklung innerer Zufriedenheit (Santosha);
- Disziplin und innere Hingabe an das, was wir tun (Tapas);
- Selbsterforschung durch Reflexion, aber auch durch das Studium bestimmter Bücher (wie dieses Ratgebers), um die eigene Denkweise, das eigene Verhalten und die eigene Entwicklung zu überprüfen (Svadhyaya);
- Vertrauen in eine höhere Kraft – beziehungsweise die Fähigkeit überhaupt, Vertrauen und Hingabe zu entwickeln (Ishvara pranidhana).

Jeder dieser Vorschläge kann bewirken, dass *wir uns selbst* deutlich weniger Stress machen. Da die drei Niyamas Tapas, Svadhyaya und Ishvara pranidhana ausführlich im Kapitel über den Kriya-Yoga beschrieben werden (Seite 53), gehe ich hier nur auf Shauca und Santosha ein.

Shauca – Reinheit des Geistes

Stellen Sie sich vor, dass Sie sich, wenn Sie die »Reinheit der Gedanken« (Shauca) bewahren, gleichzeitig auch eine gewisse Unschuld und vielleicht sogar Naivität erhalten. In einer solchen Geistesverfassung vermutet man grundsätzlich erst einmal nichts Böses und ist nicht misstrau-

isch, sondern vertraut eher auf das Gute im Menschen beziehungsweise darauf, dass sich die Dinge auf eine gute Weise fügen werden. Ganz oft verhält es sich genau so – und ab und zu fällt man damit auf die Nase. Das geschähe ebenso mit einer Geisteshaltung, die von Misstrauen und Vorsicht geprägt ist. Allerdings ist die Gefahr, resigniert und verbittert zu werden, viel höher, wenn man diese innere Reinheit verliert.
In den Niyamas ist Vertrauen ein ganz wesentlicher Faktor. Wie wir alle wissen, ist es fast das Schwierigste auf dieser Welt, zu vertrauen und nicht immer alles unter Kontrolle halten zu wollen. Deswegen empfiehlt Patañjali an dieser Stelle auch, sich dem zu überantworten, was man zum Beispiel höhere Macht, Gott, die universelle Ordnung nennen könnte (siehe Ishvara pranidhana, Seite 56). Denn wir können keineswegs immer alles kontrollieren und sollten es vielleicht auch nicht, da unsere Perspektive viel zu eng ist, um wirklich erkennen zu können, was uns langfristig wohl tut und welche Erfahrungen und Umwege wir auf unserem Lebensweg brauchen, um innerlich zu wachsen und zu reifen.
Das heißt nun keineswegs, fatalistisch alles hinzunehmen, was uns geschieht. Deswegen findet sich unter den Niyamas auch der Vorschlag, sein Leben mit Tapas anzugehen. Tapas meint sowohl die innere Disziplin, die uns hilft, etwas zuwege zu bringen, als auch das innere Feuer und die Begeisterungsfähigkeit, die verhindern, dass aus der Disziplin einfach nur eine öde Pflicht wird (Seite 54).

Santosha – Entwicklung einer inneren Zufriedenheit

Während das Christentum den Menschen als Abbild Gottes betrachtet, wird er in Indien als Gefäß gesehen, welches das Göttliche verkörpert. Beide Weltanschauungen gehen davon aus, dass der *Mensch an sich perfekt ist.* Gingen wir davon aus, dass er es nicht ist, läge der Schluss nahe, dass dann ja auch das Göttliche, das er abbildet oder verkörpert, nicht perfekt sei. Das Problem ist nur, dass die meisten Menschen davon nichts wissen. Tief drinnen nagen in fast jedem von uns Zweifel, nicht gut genug, nicht liebenswert genug, einfach nicht perfekt zu sein. Indem die Lehren des Yoga und des Buddhismus uns verkünden *»Du bist schon vollkommen, du weißt es nur noch nicht!«*, laden sie uns ein, uns mit unserem So-Sein auszusöhnen und endlich zu entspannen.
Besonders in Indien herrscht die Vorstellung vor, dass jeder Mensch an den für ihn richtigen Platz unter den für ihn richtigen Umständen gebo-

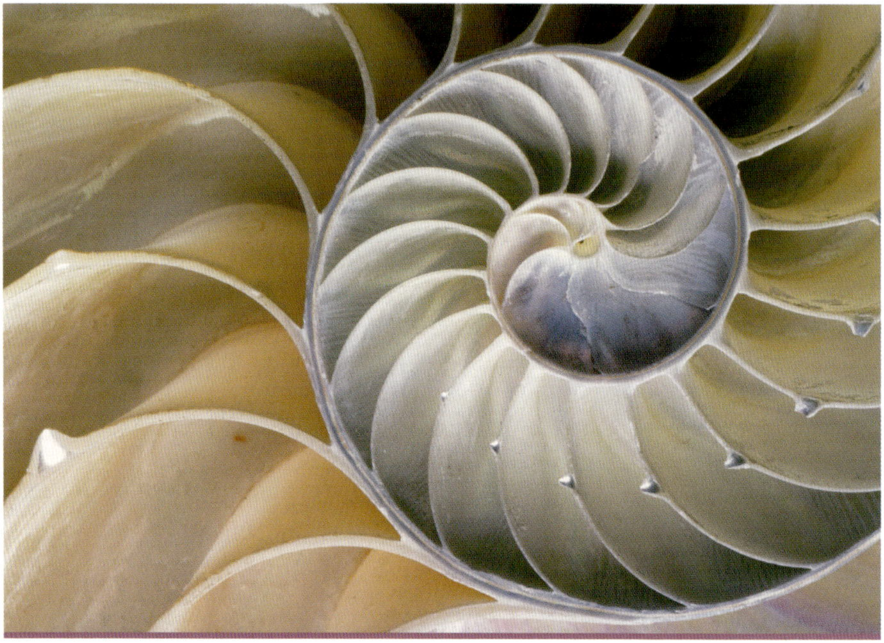

Innere Zufriedenheit und Dankbarkeit für die Gaben, mit denen wir gesegnet sind, führen uns zum Wesentlichen, in unsere Mitte zurück.

ren wurde und dass er das Beste aus seinem Leben machen kann – unter den gegebenen Umständen. Obwohl wir mit unserem westlichen Verständnis viele Einwände gegen eine solche Einstellung finden können, lässt sich doch nicht leugnen, dass aus ihr eine viel größere Zufriedenheit erwachsen kann als aus der Einstellung vieler Menschen in unserer Kultur, die ihr Leben lang mit ihrer Herkunft und den Umständen hadern. Die meisten »Westler« sind stark berührt, wenn sie nach Indien kommen und feststellen, dass die Ärmsten sie neidlos betrachten und ihnen noch ein strahlendes Lächeln schenken! Dazu passt, dass sich ausgerechnet die Bewohner von Bangladesh in einer weltweiten Befragung als besonders zufrieden herausstellten! Zufriedenheit scheint also viel weniger von äußeren Faktoren abzuhängen, als wir bisher angenommen haben.
Die Entwicklung innerer Zufriedenheit bezieht sich auf alles in unserem Leben, vor allem auch auf unsere äußere Erscheinung, unsere Fähigkeiten und Talente. Manches davon hat man mit seinem Erbe mitbekommen – zum Beispiel die Gestalt –, anderes hat man sich erarbeitet. Wesentlich ist, dass Sie sich immer wieder klar machen, was alles an Ihnen schön ist, was Sie an sich mögen und was Sie alles können. Das be-

deutet, dass Sie sich auf das konzentrieren, worauf Sie sich verlassen können, und auf das, was noch als Potenzial in Ihnen ruht.
Überlassen Sie es doch einfach mal dem Leben, Sie darauf hinzuweisen, wenn Sie etwas nicht haben oder können, und überlegen Sie dann, ob es wirklich so wesentlich ist. Wenn Sie es so betrachten, werden Sie feststellen, dass Sie vielleicht zum Beispiel schüchtern sind, aber dann, wenn Sie mit jemandem »warm geworden« sind, ein verlässlicher Freund, guter Zuhörer und so weiter. Und damit können Sie wirklich zufrieden sein!
Zufriedenheit kommt immer nur von innen. Wenn wir tendenziell mit uns unzufrieden und zu selbstkritisch sind und oft zu hohe Maßstäbe an uns anlegen, dann wird nichts im Äußeren uns je zufriedenstellen können. Insbesondere durch Perfektionismus können wir nur verlieren. Weder werden wir selbst unseren Ansprüchen je gewachsen sein, noch wird unser Tun perfekt sein. Ganz einfach, weil es *das Perfekte* gar nicht gibt. Was dem einen schön, hervorragend und wundervoll erscheint, kann jemand anderen völlig kalt lassen. Deswegen können Sie sich getrost darauf konzentrieren, dass alles an Ihnen gut ist, so wie es ist – Sie wissen ja selbst, dass Sie Ihr Bestes geben! Als zufriedener Mensch werden Sie viel besser mit sich selbst auskommen, und auch Ihre Umgebung wird erleichtert aufatmen.
Leider hat das Wort »Selbstzufriedenheit« in der deutschen Sprache einen schlechten Beigeschmack, denn es suggeriert, dass wir uns selbst völlig unkritisch toll finden oder sogar meinen, über jede Kritik erhaben zu sein. Das meint dieses Niyama nicht! Die Form der Zufriedenheit, von der bei Patañjali die Rede ist, verbindet sich viel mehr mit dem tiefen, inneren Gefühl von Dankbarkeit für alle die Gaben, mit denen wir gesegnet sind. Und daraus erwächst uns wirklich »Kraft für die Seele«!

Worauf es ankommt

TIPP

»Leidenschaftlich leben« könnte das Motto sein: zufrieden mit dem, was uns gegeben ist; darauf vertrauend, dass geschieht, was für uns das Beste ist; unser Bestes gebend – und zwar aus der Begeisterung für das ganze Potenzial, das in uns ruht und nur darauf wartet, sich endlich entfalten zu dürfen.

Asana – Körperhaltungen als Mittel der Selbsterfahrung und Selbstentfaltung

Solch eine starke und mutige Lebensperspektive, wie sie die Niyamas entwerfen, braucht einen kraftvollen und gesunden Körper. Und so taucht an dieser Stelle des Weges die Körperarbeit auf. Die Übungen, im Yoga Asanas genannt, sollen in der Ausführung »stabil und angenehm« (Sthirasukha) sein. Wir sollen dafür eine passende, das heißt, eine uns und der Übung angemessene Anstrengung auf uns nehmen, erläutert Patañjali, und Spannungen, die auftreten können, reduzieren. Wenn wir so üben, dann kann unser Atem ungestört weiter fließen, das heißt, die Qualität des Übens zeigt sich an der Qualität des Atems.
Besonders interessant sind die langfristigen Wirkungen, die Patañjali einer solchen Art des Übens zuschreibt. Es heißt in den Yoga-Sutras: »Wenn ein Mensch Asana auf die richtige Art und Weise übt, so hat das zur Folge, dass er auch durch extreme Einflüsse nicht aus dem Gleichgewicht gebracht wird.»
Es wird also weniger die Körperkraft oder Beweglichkeit erwähnt, wenn es um die Körperarbeit geht, sondern die innere Achtsamkeit betont, mit der wir unser Tun dosieren sollen, mit dem Atem als »Fühler« dafür, ob die Dosis auch wirklich gut bemessen ist. Als Nebeneffekt erwächst aus einem solchen Üben dem Körper allmählich eine innere, tiefe Kraft, die gelöst und unangestrengt bleiben kann. So übt man auf der Yogamatte ein, was im Alltag mehr als nützlich ist: gelassen zu sein und dem eigenen Atem verbunden zu bleiben. Daraus erwächst Gesundheit als Resultat inneren Gleichgewichts und innerer Harmonie. Die Körperarbeit hilft uns, wieder mit uns in Einklang zu kommen und äußeren Einflüssen, die Stress, Druck und Sorgen verursachen könnten, standzuhalten.
Noch ein anderer Aspekt wird sich deutlich auf unsere seelische Befindlichkeit auswirken. Da jede Asana-Praxis an der Wirbelsäule ansetzen soll, werden normalerweise im Laufe des Übens die Rückenmuskeln deutlich gestärkt. Das bewirkt, dass wir uns innerlich (wieder) aufrichten und oft tatsächlich zwei bis drei Zentimeter größer werden. Außerdem helfen uns viele Asanas, die Schultern zu entspannen und sie nach unten und außen sinken zu lassen. Dadurch entsteht nach und nach eine aufrechte, freie, entspannte Körperhaltung – und damit der Eindruck, dass wir uns wohl in unserer Haut fühlen. Das heißt, dass sich im Laufe der

Jahre auch unsere Ausstrahlung ändern wird: Wir werden sicherer, entspannter und kraftvoller wirken, und entsprechend wird unsere Umgebung auf uns reagieren. Und in der Folge werden wir uns wirklich auch selbst so wahrnehmen, wodurch sich die Wirkung nach außen wiederum verstärkt – und so weiter.
Und plötzlich fällt gar nicht mehr auf, dass wir vielleicht im Winter ein bisschen Bauchspeck angesammelt haben, dass die Haut nicht überall am Körper straff und fest sitzt. Vielmehr bewirkt die Asana-Praxis, dass wir Spannkraft und Körperbeherrschung ausstrahlen – kurz: Sie wird einfach unsere Stärken und Vorzüge deutlich ins Licht rücken und uns jene innere Schönheit schenken, um die es ja eigentlich geht.

Die Yogapraxis wird uns helfen, uns wieder mit der großen Kraft unseres Atems zu verbinden.

Pranayama – über den Atem auf Gefühle und Geist einwirken

Viel stärker als die Bewegungsabläufe und Körperhaltungen des Yoga wirkt der Atem auf unser Wesen ein. Der Atem ist schließlich untrennbar mit all unseren Gefühlen verbunden. Wenn wir also meinten, lernen zu müssen, unsere Gefühle unter Verschluss zu halten, dann wird auch unser Atem »unter Verschluss« sein, also blockiert und eher flach und schnell. Viele Menschen ziehen sich im Laufe ihres Lebens so sehr zusammen und in sich zurück, dass daraus der sogenannte Körperpanzer entsteht. Er soll uns schützen und uns helfen, nicht mit machtvollen oder schmerzhaften Gefühlen wie Trauer, Wut oder den Triebkräften unserer Sexualität in Kontakt zu kommen.
Sobald wir nun aber mit der Körperarbeit die steifen Muskeln und Gelenke wieder in Bewegung setzen, wird auch der Atem weiter und tiefer werden können. Er wird nach und nach alles das, was in uns nicht leben durfte, wieder an die Oberfläche holen: das Aufatmen und Seufzen, das laute Lachen und Weinen, die Geräusche von Lust und Leidenschaft und vieles mehr, was uns hörbar werden lässt und für andere wahrnehmbar macht. Unser lebendig werdender Atem wird uns wieder mit unseren Gefühlen verbinden, und wenn die Asana-Praxis uns genügend Kraft und Selbstvertrauen beschert hat, werden wir auch in der Lage sein, diese Gefühle nun zuzulassen, sie leben zu lassen.
Aus diesem Grund sollte es im Yoga unbedingt erst einmal darum gehen, dass unser Atem entspannt, weit, frei und spontan wird. Denn nur so

werden wir wirklich zu innerer Gelassenheit finden können: Wir müssen zuerst lernen, alte, blockierende Muster aufzulösen, bevor wir neue Atemmuster einüben.
Die Beschäftigung mit dem Atem geht aber noch viel weiter. Seit den Anfängen des Yoga vor über 3000 Jahren wurde in den Texten auf den engen Zusammenhang zwischen unserer geistigen Verfassung und der Art, wie wir atmen, hingewiesen. Ist der Geist unruhig, dann ist auch der Atem rau, flach und unregelmäßig. Mit dem Geist beruhigt sich auch der Atem. Da wir unseren Atem beeinflussen und lenken können, ist es andererseits ebenso möglich, über den Atem unsere Geistesverfassung zu verändern. Dieses Unterbrechen unserer unbewussten Atemmuster wird im Yoga »Pranayama« genannt. Unsere Yogapraxis soll bewirken, dass unser Atem stattdessen lang, fein und fließend wird – und zwar möglichst jederzeit und unter allen Umständen.

Ist der Geist unruhig, dann ist auch der Atem rau, flach und unregelmäßig. Mit dem Geist beruhigt sich auch der Atem.

Neben diesen allgemeinen Hinweisen, wie unser Atem beschaffen sein sollte, um uns wirklich zu unterstützen, wurden im Yoga aber auch einige andere Atemtechniken und Übungen entwickelt. In ihnen geht es darum, über einen gewissen Zeitraum hinweg bewusst auszuatmen und einzuatmen und dabei allmählich Pausen zwischen dem Aus- und dem Einatem entstehen zu lassen. Aus diesem Üben entstehen dann neue, feine und tief wirkende Atemmuster, von denen Patañjali sagt, dass sie helfen, die Blockaden zu verringern, die uns an einer klaren Wahrnehmung hindern. Dieser feine, kaum wahrnehmbare und uns doch völlig durchströmende Atem ist es dann auch, der uns von dem »äußeren Yogaweg« zum »inneren Weg« geleitet.

Pratyahara – die inneren Sinne entwickeln

Wenn wir uns so tief auf unseren Atem eingelassen haben, dass er fein und fließend geworden ist, dann haben wir in der Regel bereits unsere Sinne von der Außenwelt zurückgezogen. Nach innen spürend, entwickeln wir dabei unseren »sechsten Sinn«, die Selbstwahrnehmung (Propriozeption). Dieser Vorgang wird im Yoga Pratyahara genannt und ist die entscheidende Schwelle, die uns auf den inneren Weg führt.
Irgendwann beginnen wir dann auch, die Außenwelt mit den inneren Sinnen wahrzunehmen, also mit dem inneren Blick nach außen zu

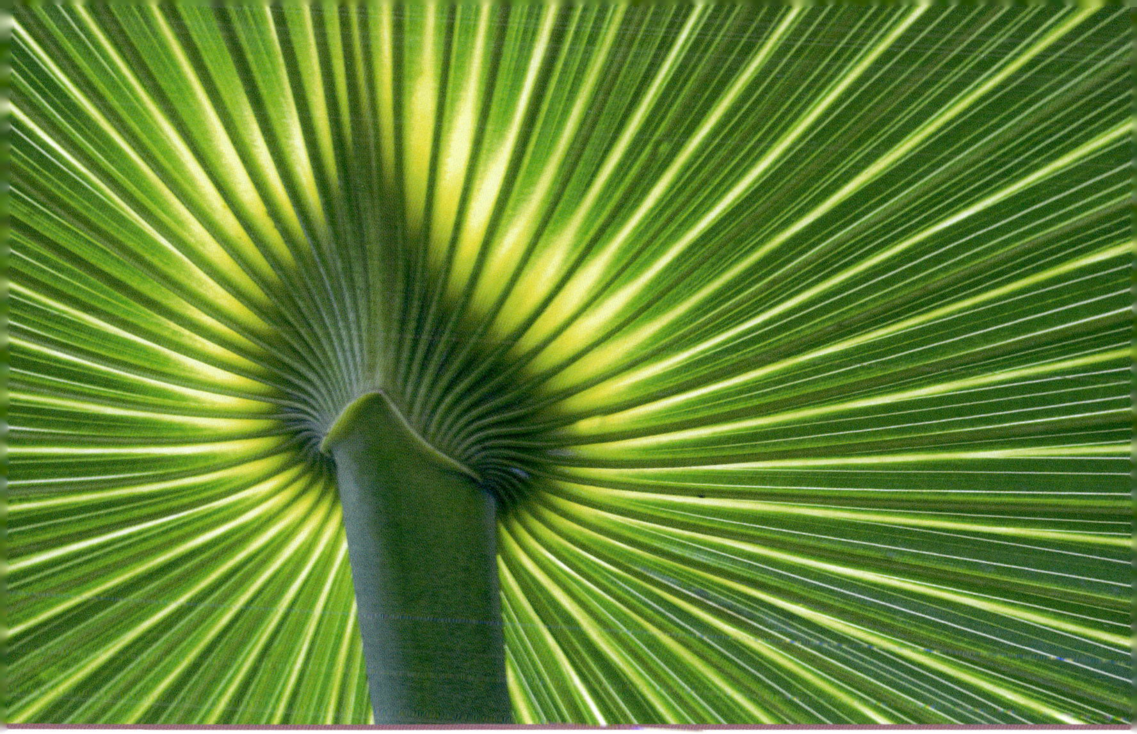

Wenn wir unsere inneren Sinne zu entwickeln lernen, sind wir plötzlich in der Lage, die überwältigende Schönheit in dem zu erkennen, was uns ständig umgibt.

schauen, mit dem inneren Hören dem zu lauschen, was andere sagen, und so weiter. Dabei werden wir bald feststellen, dass die inneren Sinne sehr viel genauer und vor allem untrüglicher sind als die äußeren Sinne. Ihnen kann man nichts vormachen, weil der ruhig gewordene Geist ihnen nicht mehr ständig dreinredet und vorgibt, was er wahrnehmen will und was nicht. Es entsteht eher eine Art *reiner Wahrnehmung*, ein Beobachten, das nicht mehr vergleicht und bewertet, sondern die Dinge so erkennt, wie sie sind.

Wenn wir gelernt haben, unsere Sinne zurückzuziehen, dann heißt das auch, dass wir die Möglichkeit geschaffen haben, uns nach innen zurückzuziehen. Wir können immer dann zu dieser »Innenwelt« Zuflucht nehmen, wenn es uns in der Außenwelt zu viel wird, zum Beispiel wenn wir uns der üblichen Reizüberflutung durch die vielen optischen und akustischen Eindrücke gerade nicht mehr gewachsen fühlen oder wenn wir uns nach einem anstrengenden Tag regenerieren wollen.

Die Fähigkeit, unsere Wahrnehmung bewusst nach innen zurückzuziehen, wird uns auch eine unschätzbare Hilfe sein, wenn wir unseren

»inneren Beobachter« (Seite 59) entwickeln, denn auf diese Weise nehmen wir etwas Abstand zum Geschehen und bleiben dennoch gleichzeitig ganz offen und präsent.

Dharana – sich ausrichten und sammeln

Der nächste Schritt auf dem Yogaweg ist, die Konzentration (Dharana) zu erlernen. Der Sanskritbegriff bedeutet wörtlich »nur eine Sache (in der Hand) halten«. Dadurch wird der Geist gesammelt und ausgerichtet und lernt, ohne Ablenkung bei dem Objekt, der Idee oder dem zu verweilen, was Sie sich sonst auswählen mögen.

Die Fähigkeit, uns zu sammeln und unsere Aufmerksamkeit auszurichten, wird uns auch im Alltag wertvolle Dienste leisten.

An dieser Stelle des Weges wird Konzentration – die uns im Alltag oft so schwer fällt – plötzlich ganz einfach, weil der Geist durch die Körperarbeit und die Atemlenkung ja bereits beruhigt ist. Deswegen spreche ich auch viel lieber von Sammlung, von »gesammelt sein«, denn dabei schwingt mit, dass wir in einem solchen Zustand ganz bei uns sind – und das fühlt sich einfach gut an.

So gesammelt, gleichen wir einem Kind, das ganz in sein Spiel vertieft ist. So gesammelt, sind wir »ganz bei der Sache« und dadurch in der Lage, wirklich mit dem, was wir studieren oder tun, in eine Beziehung zu treten. Entsteht diese Beziehung, dann hat der Geist gar kein Interesse mehr, wie gewohnt abzuschweifen und seiner Wege zu ziehen. Er »bleibt bei der Sache« und durchdringt sie damit – im wahrsten Sinne des Wortes – mehr und mehr.

Dhyana – Meditation ist Entspannung

Um in die Meditation zu gleiten, müssen wir dann gar nichts mehr tun! Denn wenn der Strom unserer Aufmerksamkeit stetig und mühelos zum Gegenstand unserer Wahl fließt, dann entsteht Meditation von alleine. Das, was wir betrachten, erfüllt uns innerlich vollkommen, und so ist jede Trennung zwischen Betrachter und Betrachtetem aufgehoben. Meditation heißt offen sein, da sein. In einem solchen Zustand erkennen wir das, was wir betrachten, auf einer völlig anderen Ebene. Daraus erwächst uns wirkliches Verständnis, jenseits all der Meinungen und Ansichten, die unser Geist normalerweise hegt.

Deshalb hilft die Meditation sehr, unser Verhältnis zu uns selbst und zu unserer Umwelt tiefgreifend zu entspannen. Sie hilft uns, wahre Toleranz zu entwickeln, da wir merken, dass wir selbst und das vermeintlich andere gar nicht so getrennt sind, wie wir immer dachten. Je öfter wir meditieren, desto stärker wird unser Gefühl der Verbundenheit, das wir mit anderen Menschen und unserer Umwelt erfahren. Damit enden die Einsamkeit und das Gefühl der Isolation, das so quälend sein kann.

Samadhi – wahre Intimität erfahren

Unzweifelhaft ist der menschliche Geist ein wunderbares Instrument, das uns in unserem Leben draußen in der Welt eine unverzichtbare Hilfe ist. Wenn es jedoch um unser »Innenleben« geht, ist er zunächst einmal eher hinderlich, denn er ist getrübt durch festgefahrene Denkstrukturen, Meinungen über uns selbst und andere und vor allem darüber, wie die Welt beschaffen ist. Im schlimmsten Fall sind diese Meinungen so gefestigt, dass wir es überhaupt nicht mehr für notwendig erachten, sie zu hinterfragen und uns zu wundern.

Kinder wundern sich noch. Sie stehen manchmal da und staunen einfach. Staunend sind sie ergriffen von dem, was sie gerade betrachten. Sie haben sich noch keine Meinung über das gebildet, was sie da sehen, und sind deshalb in der Lage, eine Blume, eine Katze, eine Wolke, einen anderen Menschen oder etwas an sich selbst einfach nur zu sehen – an sich zu sehen – und es als das zu erkennen, was es ist: etwas Wunderbares.

Wenn wir staunen, dann sind wir ergriffen – besser gesagt: Wir haben uns ergreifen lassen – und sind so auf ganz tiefe Weise dem Objekt unserer Betrachtung verbunden. Ein solcher Moment – im Yoga Samadhi genannt – ist ein sehr intimer Moment, in dem wir sehr unseren Gefühlen verbunden sind. Manchmal beginnen wir zu weinen oder bemerken eine Welle der Glückseligkeit oder jedenfalls einer starken inneren Rührung, für die es keinen Grund im Außen gibt. Das Objekt – die Blume, meine Hand, eine Wolke – kann ja nichts dafür und hat auch nichts damit zu tun, dass ich so ergriffen bin. Plötzlich ist die Wahrnehmung rein – »mein Herz ist rein« – und dadurch wird diese Verbundenheit möglich.

Sobald sich jedoch unser Geist einmischt, indem er versucht zu benennen, einzuordnen und zu bewerten, was da gerade war, verfliegt der Zauber. Die tiefe Verbundenheit und Intimität, dieses »ganz Wahrnehmung sein« verschwindet und zurück bleibt die nüchterne Feststellung des analytischen Geistes, dass ich getrennt bin von allem, was mich umgibt, und somit *allein!*

Leben heißt, allem Lebendigen verbunden sein

Im Yoga wird aber genau diese Ansicht als Illusion erachtet. Viele Wissenschaftler und natürlich die Ökologen erkennen heutzutage die extrem enge Vernetzung aller lebendigen Systeme in unserer Biosphäre, die bewirkt, dass in energetischer Hinsicht alles mit allem verbunden ist. Wir sind immer zutiefst eingebunden in unser Umfeld und immer zutiefst unseren Mitmenschen und Mitgeschöpfen verbunden, ob wir es nun wollen oder nicht. Wenn wir uns dieser Erkenntnis öffnen, dann kann uns das Herz weit werden, und wir empfinden Wohlwollen, Sympathie, Mitgefühl und Liebe für die Schöpfung.

Meditation heißt, sich ganz mit dem zu verbinden, was man betrachtet, es so von innen heraus zu verstehen und die vollkommene Vernetzung alles Lebendigen zu erfahren.

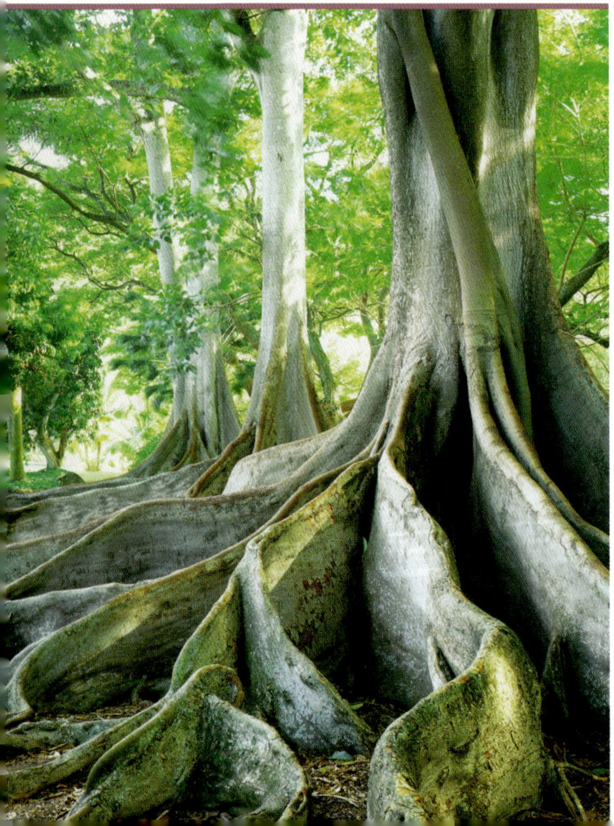

Wenn wir uns gegen diese Verbundenheit wehren, entstehen daraus Ablehnung, Abneigung, Zurückweisung, Verurteilung und Hass. Eine solche Geisteshaltung rührt oft von inneren Verletzungen, Kränkungen und dem Gefühl her, abgelehnt zu werden und wertlos/nicht liebenswert zu sein. Das Resultat ist Bitterkeit, Härte und Einsamkeit – symbolisiert im »Herz aus Glas«.

Aber für all diese schlimmen Erfahrungen ist Heilung möglich. Eine Methode, sich selbst zu heilen, ist es, den Yogaweg zu gehen und zu meditieren, so dass eines Tages die Angst verschwindet und wir uns wieder dem Leben öffnen.

Kriya-Yoga – ein Weg des Handelns

Das Yoga-Sutra beschreibt nicht nur die einzelnen Stationen des Yogawegs, sondern macht auch Vorschläge, welche innere Einstellung günstig wäre, um auf diesem Weg aktiv voranzukommen.
Speziell die drei Niyamas Tapas, Svadhyaya und Ishvara pranidhana (Seite 56) sind Vorschläge, wie wir unser Verhalten nachhaltig verändern können, um uns selbst und andere zu unterstützen und in der inneren Entwicklung zu fördern. Einerseits sind sie Maximen für den Umgang mit sich selbst und helfen uns zu erkennen, was uns behindert und zum Ballast geworden ist. Andererseits aber sind sie auch hilfreich für das Verhalten und Handeln auf dem spirituellen Weg.
Das Wort »Kriya« hat viele Bedeutungen in der altindischen Sprache Sanskrit. In diesem Zusammenhang bedeutet es »Handeln, Tun«, im Hatha-Yoga bedeutet es »Reinigung«.
Für uns ist beides von Interesse: Es ist hilfreich, einen gangbaren und erprobten Weg gezeigt zu bekommen, der uns schrittweise aus Unverständnis und Leid zu führen vermag. Gehen muss man ihn allerdings selbst – wir müssen selbst handeln (Kriya). Der Yogaweg will uns von außen nach innen führen, denn dort, in unserem Inneren, ist alles zu finden, was wir – zumeist umsonst – im Äußeren zu finden hoffen. Um dorthin zu gelangen, müssen wir niemand werden, der wir nicht schon sind. Wir müssen nichts finden und nichts erreichen – wie etwa Erleuchtung. Vielmehr gilt es, sich von etlichem zu befreien: von alten Denk-, Verhaltens- und Gefühlsmustern, von verkrusteten Glaubenssätzen über sich und die Welt, von Bergen von Vorurteilen und so weiter.
Beginnt man erst einmal zu forschen, dann findet man in seinem »Dachstübchen« jede Menge mentales Gerümpel: Annahmen, die in der Kindheit gültig waren (zum Beispiel, was ein braves Mädchen ausmacht), Kränkungen, die so verstaubt sind, dass man sie kaum noch erkennt, Meinungen – etwa über Menschen, die man jahrelang nicht mehr gesehen hat –, die immer wieder aus der »mentalen Tiefkühltruhe« hervorholt und als frisch betrachtet werden … Viele Menschen sind so mit der Verwaltung des Alten, schon lange zuvor Erlebten beschäftigt, dass sie kaum noch Zeit finden für das Leben, das *jetzt* stattfindet. Sie schleppen ihre Vergangenheit ständig wie einen schweren Sack hinter sich her und wundern sich, warum sie nie »Luft unter die Flügel« bekommen.

Niyamas – Maximen fürs Verhalten

Tapas – das läuternde Feuer

Aus diesem Grund schlägt Patañjali als innere Haltung bei allem, was wir tun, Tapas vor. Tapas meint Glut, Hitze, Läuterung, aber auch Disziplin und Beschränkung auf das Wesentliche (daher wird es auch gerne mit Askese übersetzt). Tapas zu üben bedeutet, innerlich die Ärmel hochzukrempeln und mit dem großen Entrümpeln im Geist zu beginnen.
Dabei werden wir feststellen, dass wir manchmal geradezu verzweifelt an einer Erinnerung festhalten, die leidvoll war, und ihr daher die Macht geben, auf unser jetziges Verhalten immer noch Einfluss zu nehmen.
Aber all das, was uns damals betrübt hat, sitzt jetzt als Trübung in uns.
Läuterung bedeutet, solche »Verunreinigungen« dem Feuer zu übergeben, damit das Klare und Reine in uns wieder sichtbar und erfahrbar werden kann.
Zuerst werden wir nur zögerlich mit diesem »inneren Großreinemachen« beginnen. Sobald wir aber merken, dass wir dadurch die seelischen Lasten, die uns immer so beschwert haben, endlich loswerden können und unser Leben unbeschwerter und leichter wird, werden wir fortfahren, mit glühender Begeisterung (Tapas) das reinigende Feuer in uns mit Überholtem und Überlebten zu füttern.

TIPP

Klarschiff machen

Schauen Sie doch mal durch Ihre Schränke und machen Sie sich bewusst, wie viel Altes und Überholtes Sie dort aufbewahren. Fast jedes Kleidungsstück verbindet sich mit einer Erinnerung und sagt ganz viel darüber aus, wie wir uns gefühlt haben und wie unser Selbstwertgefühl war, als wir es kauften und trugen. Fragen Sie sich, ob diese Ansichten jetzt noch für Sie stimmen. Wenn ja, behalten Sie das Kleidungsstück, wenn nicht, geben Sie es in die Altkleidersammlung oder in den Secondhandshop. Dasselbe gilt auch für alle anderen Erinnerungsstücke. Fragen Sie sich, woran sie Sie erinnern und ob Sie wirklich weiter »daran hängen« wollen.

Svadhyahya – sich selbst nahe kommen

Das Sanskritwort Svadhyahya bedeutet genau das: sich selbst nahe kommen. Es ist die zweite Anweisung, wie wir auf dem Yogaweg vorankommen können, die uns Patañjali gibt. Verschiedene Mittel stehen dafür zur Verfügung, die sich gegenseitig ergänzen und je nach Bedarf eingesetzt werden können. Es sind:

› das Studium von Büchern, die uns auf dem Weg weiterhelfen, also das, was wir heute Ratgeberliteratur nennen;

› das Studium von Literatur, die uns aufbaut, uns das Herz weit werden und wieder eine Perspektive erkennen lässt. Im indischen Kontext sind damit die heiligen Schriften wie die Upanischaden oder die Bhagavadgita gemeint, und bei uns vielleicht die Bibel, speziell die Psalmen, oder Bücher wie »Siddharta« von Hermann Hesse, »Der Alchemist« von Paulo Coelho oder »Jetzt« von Eckhart Tolle;

› Selbsterfahrung durch das, was wir heute »Körperarbeit« nennen;

› Selbsterfahrung in Trainingsgruppen, die von Therapeuten oder Psychologen geleitet werden wie Familienstellen, Childhood Deconditioning und Psychoworkshops aller Art. Früher waren solche »Encounter-Situationen« fester Bestandteil des Lebens, das der Yogalehrling in der Familie seines Meisters führte;

› Coaching. Auch beraten zu werden und Wegweisungen zu bekommen, war früher fester Bestandteil der Ausbildung bei einem Guru.

All diese Techniken sollen dazu dienen, sich bewusst zu werden, wie man durch Kultur, Erziehung und Erfahrungen konditioniert wurde und wie man auf der Grundlage dieser Konditionierung funktioniert. Und sie sollen dazu dienen, erfahrbar zu machen, dass es außer all dem, was unser durch diese Konditionierung erschaffenes Ego (Seite 62) ausmacht, noch etwas anderes in uns gibt, das ewig, formlos und unverletzlich ist: unser inneres Selbst, im Yoga Sva oder Atman genannt.

Wenn wir lernen zu erkennen, wann wir uns unserem Ego überlassen, werden wir achtsamer werden und begreifen lernen, welchen Zwängen uns die eingeschränkte Sichtweise des Ego aussetzt.

Daraus kann eine starke Sehnsucht erwachsen, sich von diesen Zwängen zu befreien und endlich ein Selbst-bestimmtes Leben zu führen, und diese Sehnsucht hilft uns, unser inneres Feuer, unsere innere Begeisterung (Tapas) in Gang zu halten.

Ishvara pranidhana – Vertrauen auf den Weg

Ishvara wird auf Sanskrit das persönliche Gottesbild genannt, und Pranidhana heißt, sich hingeben und überlassen, sich ganz widmen. Gemeint ist in den Yogatexten, dass wir all unser Tun und all unser Bemühen dem Göttlichen widmen und uns durch diese Instanz führen lassen, die eine ganz andere Perspektive und damit Einsicht in unseren Lebensweg hat. Diese Anleitung für eine innere Einstellung entspricht dem, was der Psalm 23 »Der Herr ist mein Hirte« beschreibt, der bei uns ganz häufig jungen Menschen als Wegweisung zur Konfirmation mitgegeben wird. Er macht deutlich, dass »grüne Auen« genauso wie »finstere Schluchten« zum Leben gehören, dass es darum geht, sich vom Strom des Lebens tragen zu lassen und sich darauf zu verlassen, dass sich uns nach dem (Jammer-)Tal schon wieder eine »fette Weide« bieten wird. Entsprechend bedeutet Ishvara pranidhana, Vertrauen zu entwickeln: Vertrauen in den Weg des Yoga, der schon seit so langer Zeit Menschen zur Selbsterkenntnis und Befreiung von inneren Zwängen verhilft, und Vertrauen auf die Selbstheilungskräfte. Ihnen sollen wir vertrauen und Raum geben, das heißt vor allem: die Zeit, die sie brauchen. Vertrauen brauchen wir auch, wenn wir den Eindruck haben, dass es nicht weitergeht, und wenn Krisen auftreten, wenn wir uns also in einem Tal befinden. Beides ist normal, weil es sich bei der Umgestaltung unserer Sichtweisen und Handlungsmuster um Prozesse handelt, die ihr eigenes Tempo entfalten und sich durch nichts antreiben oder gar erzwingen lassen. Und hier braucht es so sehr das Selbststudium, um sich immer wieder bewusst zu werden, wo wir jetzt gerade stehen und was sich in uns – vielleicht in Minischritten, aber immerhin – entwickelt hat.

Sehr schön beschreibt der Psalm 23, was es heißt, wirklich Vertrauen zu haben.

»Der Herr ist mein Hirte, nichts wird mir fehlen. Er lässt mich lagern auf grünen Auen und führt mich zum Ruheplatz am Wasser. Er stillt mein Verlangen; er leitet mich auf rechten Pfaden, treu seinem Namen. Muss ich auch wandern in finsterer Schlucht, ich fürchte kein Unheil; denn du bist bei mir, dein Stock und dein Stab geben mir Zuversicht. Du deckst mir den Tisch vor den Augen meiner Feinde. Du salbst mein Haupt mit Öl, du füllst mir reichlich den Becher. Lauter Güte und Huld werden mir folgen mein Leben lang, und im Haus des Herrn darf ich wohnen für lange Zeit.«

Leid akzeptieren lernen

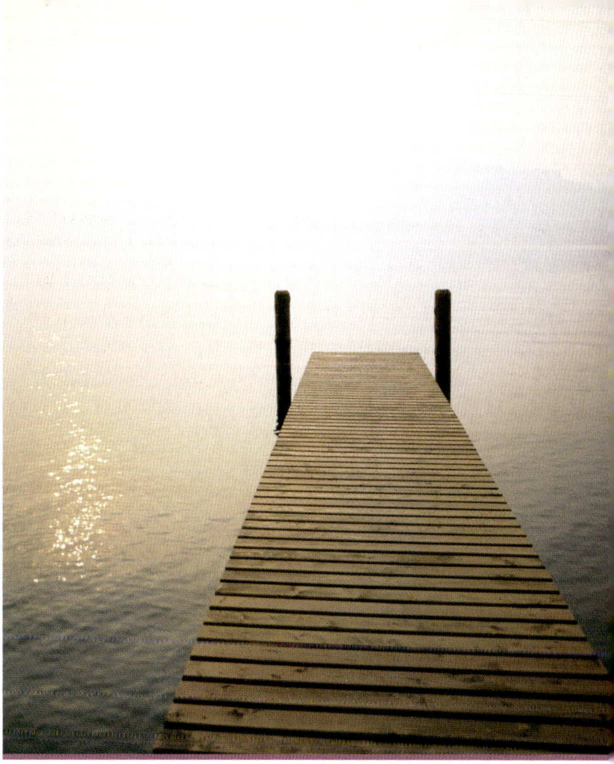

Phasen des Leids lassen sich nicht vermeiden. Aber wir können lernen, besser mit ihnen umzugehen und einen Sinn in ihnen zu erkennen.

Normalerweise nährt sich unser Vertrauen aus den Resultaten dessen, was wir tun. Wenn wir Schlittschuh laufen lernen, gehen wir zwar davon aus, dass wir im Verlauf des Lernens etliche Male hinfallen werden. Fallen wir aber – nach unserem Ermessen – zu häufig hin, dann verlässt uns die Lust, die Motivation und auch das Vertrauen in uns selbst, und die Schlittschuhe werden wahrscheinlich die nächsten Jahre unbenutzt und ungeliebt in einer Ecke herumstehen.
Jedes Fallen ist jedoch Teil des Lernvorgangs, denn erstens werden wir nach und nach lernen, immer »geschickter« zu fallen, und zweitens werden wir zunehmend in der Lage sein zu erkennen, welches Verhalten dazu führt, dass wir das Gleichgewicht verlieren. Aber um bis dahin zu kommen, müssen wir vor allem Dingen zuerst einmal lernen, die Frustration und den Schmerz zu ertragen, indem wir hinnehmen, dass wir fallen, uns weh tun und uns vor allem in diesem Lernprozess immer wieder mal so richtig dumm und ungeschickt anstellen (und dann auch so aussehen).
Ich habe oft den Eindruck, als sei die Frustrationstoleranz und die Toleranz gegenüber unangenehmen, schmerzhaften und leidvollen Erlebnissen in der westlichen Welt nicht sehr ausgeprägt. Unangenehmes wird vermieden, bei Schmerzen sollen Medikamente oder ärztliche Behandlung schnelle und nachhaltige Abhilfe schaffen, und Leid möchte schon gar keiner haben; Leid ist etwas, das bekämpft werden muss.
Aber es führt kein Weg an der Tatsache vorbei, dass Leben untrennbar mit Leid verbunden ist. Jeder und jede von uns hat wahrscheinlich Liebeskummer durchlitten, musste die eine oder andere Krankheit durch-

stehen, ist abgelehnt und zurückgewiesen worden und so weiter. Sobald wir uns hinaus ins Leben wagen, riskieren wir Leid.

Da es uns irgendwann und in irgendeiner Form unweigerlich »erwischen« wird, macht es wenig Sinn, dagegen ankämpfen zu wollen. Das heißt nun nicht, dass wir in Fatalismus versinken und alles ertragen sollen. Es geht vielmehr darum, Leid, das uns widerfährt, anzunehmen und, wenn es unvermeidlich ist, auch zu ertragen.

In einer solchen Situation fragen die Menschen oft: »Warum musste mir das widerfahren?« Aber diese Frage ist nicht hilfreich. Meist gibt es keine Antwort darauf, und die Beschäftigung damit, »warum es ausgerechnet mich erwischt hat«, erzeugt zusätzlich noch Gefühle von Schuld und Scham, die man zu diesem Zeitpunkt natürlich überhaupt nicht brauchen kann. Wenn wir lernen, das Unangenehme zu ertragen, und bereit sind, in unserem Leben durch das eine oder andere dunkle Tal zu gehen, dann werden wir dadurch ein anderes Verständnis von Glück und Freude entwickeln können und das Leben dann, wenn »die Welt wieder in Ordnung ist« und »der Schmerz nachlässt«, viel intensiver erfahren und vor allem viel besser genießen können.

Leid kann wie eine Sackgasse sein, in der wir nicht mehr ein noch aus wissen. Der Yoga hilft uns, den Weg hinaus zu finden und zu erkennen, wie sich Probleme lösen lassen.

Ein weiterer wichtiger Gesichtspunkt ist, dass es unser Mitgefühl stärkt, wenn wir eine unangenehme Situation bewusst erfahren haben, so dass wir uns besser in andere hineinversetzen können und freundlicher und nachsichtiger mit ihnen umgehen werden.

Leid erkennen und in Zukunft vermeiden lernen

Das Leid, das da ist und das immer mal wieder »über uns kommt«, kann niemand vermeiden, und deshalb ist es – wie erwähnt – sinnvoll, es anzunehmen. Wenn man achtsam bleibt in diesen schwierigen Zeiten, dann kann man viel aus ihnen lernen.

Der Begriff Leid heißt auf Sanskrit »Duhkha« und meint wörtlich übersetzt »einen engen, dunklen Raum«. Das ist gut beschrieben, denn in einer leidvollen Situation »weiß man nicht mehr ein noch aus«, fühlt man sich »in die Enge getrieben« oder »in die Ecke gedrängt«. Man ist »bedrückt«, die Stimmung ist »düster« und die Brust ist »wie eingeschnürt«. Es ließen sich noch viele Beispiele aus der deutschen Sprache finden, die diese Enge und Dunkelheit eindrucksvoll beschreiben.

Wenn wir nun in diesem »dunklen, engen Raum« nur kämpfen, uns wehren oder »mit dem Kopf gegen die Wand rennen«, dann werden wir Mühe haben, diese bedrängende Situation verlassen zu können. Akzeptanz hilft uns, innezuhalten, ruhig zu werden und uns überhaupt erst mal bewusst zu werden, was uns gerade widerfährt und in welcher Situation wir uns befinden. Dann können wir uns überlegen, ob wir diese Erfahrung jetzt gerade als »Lernfeld« brauchen oder ob wir uns vielmehr umdrehen wollen, um die dunkle, enge Sackgasse zu verlassen.
Nur in einer solchen Zeit des Innehaltens werden wir in der Lage sein zu erkennen, was uns ins Duhkha geführt hat, Vielleicht haben wir es ja bewusst oder unbewusst selbst herbeigeführt – auch das ist möglich. Es ist aber nicht nötig, dass man sein Leben lang in dieselbe Sackgasse läuft (oder in dasselbe Loch fällt). Sobald wir erkennen, was uns geschieht und was unser Anteil dabei ist, können wir beginnen, zukünftiges Leid zu vermeiden. Wir können aus unseren Fehlern lernen (dafür sind Fehler schließlich da), vielleicht nicht gleich beim nächsten Mal, aber doch allmählich.

Werden Sie Ihr Beobachter

Ganz wesentlich, um die Prozesse zu stoppen, die in die falsche Richtung gehen, ist der innere »Beobachter« oder »Zeuge«. Damit ist eine innere Instanz gemeint, die wahrnimmt, was gerade geschieht, und zwar besonders dann, wenn aus dem Körper eine »Warnruf-Empfindung« aufsteigt. Man könnte sagen, dass der Beobachter mit dem Teil unseres Gehirns zusammenarbeiten sollte, das dafür zuständig ist, die Empfindungen bereits bei ihrem Erscheinen zu kontrollieren und zu entscheiden, welches mögliche Verhalten jetzt zu wählen ist.
An dieser Stelle kommen im Yoga die Konzepte ins Spiel, die verdeutlichen, wodurch Leid entsteht (die Kleshas, Seite 60), und die bereits erwähnten Wegweisungen, wie wir mit unserer Umwelt (Yama) und uns selbst (Niyama) umgehen sollten (Seite 38). Sie geben Kriterien und damit Entscheidungshilfen für förderliches, angemessenes und heilsames Handeln.
Sollten Sie jetzt befürchten, dass Ihre Spontaneität auf der Strecke bleibt, wenn Sie diese innere Instanz entwickeln, so ist das unbegründet, denn bis wir wahre (Yoga-)Meister geworden sind, »entwischt« dem Beobach-

ter immer wieder die eine oder andere Empfindung. Sie werden aber weniger impulsiv und unkontrolliert reagieren und dadurch der Macht der negativen Gefühle nicht mehr so stark ausgeliefert sein.
Patañjali sagt im Leitfaden des Yoga: »Wir sollten zukünftiges Leid im Voraus erkennen und vermeiden.« (Yoga-Sutra 2.16) Genau darum geht es, wenn wir uns entschieden haben, der Übermacht leidvoller Gefühle etwas durch positives Handeln oder durch ihr »Umdeuten« entgegenzusetzen und uns dadurch endlich zu einem »sonnigen Gemüt« zu verhelfen.
Die Erarbeitung der inneren Instanz des Beobachters ist eine der wichtigsten Übungen im Yoga. Sie wird dort oft »der Seher« genannt und es heißt, dass wir, je mehr wir diese Instanz stärken, umso besser in der Lage sind, die Dinge oder Situationen als das zu sehen, was sie wirklich sind, und nicht als das, was wir in ihnen sehen wollen oder aufgrund von Konzepten zu sehen vermeinen.
Eine weitere große Hilfe bei diesem Lernprozess ist das Wissen um die »störenden Kräfte«, die Kleshas, die ich im Folgenden beschreiben werde.

Kleshas, die Steine auf dem Yogaweg – und wie man mit ihnen umgeht

Jeder Entwicklungsweg hat Höhen, Tiefen und Kurven – und vor allem pflegt er in der Regel ziemlich steinig zu sein. Patañjali benennt fünf dieser »Steine«, die so groß werden können, dass sie uns ernsthaft behindern können, auf dem Weg voranzukommen.
Sie heißen im Yoga Klesha, was wörtlich bedeutet, »das, was einen beschwert/belästigt/belastet, die störenden Kräfte« (zitiert nach Srirams Übersetzung des Yoga-Sutra, siehe Buchtipps Seite 190). Einzeln oder gemeinsam beeinflussen sie unser Handeln.
Solange man sich dieser Tatsache nicht bewusst ist, sind sie wirklich eine unerschöpfliche Quelle für alle Arten negativer Erfahrungen wie Enttäuschung, innere Unruhe, Angst, Leistungsdruck, Perfektionszwang, Depression, Wut … Wenn wir uns jedoch klar machen, dass sie wirklich in fast jeder unserer Handlungen die Triebfeder sind, dann können wir beginnen, unser Tun und unsere Reaktionen vor diesem Hintergrund zu überdenken.

Die störenden Kräfte sind

- das falsche Verstehen (Avidya),
- das Konzept vom Ich (Asmita),
- Habenwollen (Raga),
- Vermeidenwollen (Dvesha),
- die Angst (vor dem Tod) (Abhinivesha).

Avidya – falsches Verstehen

Das erste Klesha bezieht sich darauf, dass wir uns so gut wie nie der Tatsache bewusst sind, wie subjektiv unsere Wahrnehmung *immer* ist, sondern dass wir vielmehr davon ausgehen, die Welt sei so, wie wir sie wahrnehmen.

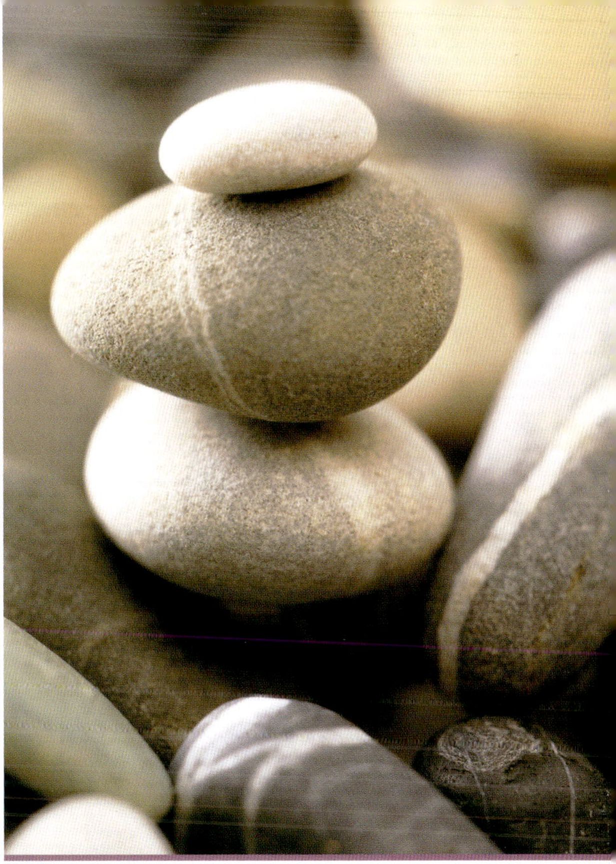

Der Weg der Selbsterkenntnis scheint oft steinig und holprig zu sein. Der Yoga lehrt uns, einen Stein nach dem anderen aus dem Weg zu räumen.

Der Haken beim Wahren, Richtigen und einzig Gültigen

Diese Missdeutung unserer Wahrnehmungsfähigkeit führt dazu, dass wir uns mit dem vermeintlich Richtigen, Wahren und Objektiven identifizieren. Dadurch bilden wir uns ganz feste Weltbilder und Meinungen von etwas und sind – von ihrer Richtigkeit und Unerschütterlichkeit zutiefst überzeugt – bereit, dafür zu kämpfen.
Avidya ist die Verblendung, die eine Person oder ein Volk glauben macht, »die Wahrheit gepachtet zu haben«, den »einzig wahren Gott« zu verehren und so weiter. Die Weltgeschichte belegt seit frühester Zeit, wie viel Leid aus einer solchen Einstellung erwachsen kann, und zeigt uns gleichzeitig, wie viele dieser »ehernen Wahrheiten« und ewigen Götter schon wieder vom Strom der Zeiten verschluckt worden sind.
Wenn wir uns dagegen dessen bewusst werden, wie relativ unsere Wahrnehmung ist, dann müssen wir unsere Meinungen und Ansichten – ebenso wie die anderer Menschen – nicht mehr ganz so ernst nehmen. Vielmehr können wir sie dann als eine persönliche Meinung akzeptie-

ren, was uns manchen Ärger, manche Diskussion und sogar manchen Streit wird vermeiden helfen, und zwar ganz besonders in unserem engsten Umfeld: der Partnerschaft und der Familie.

Asmita – das Konzept vom Ich

Das zweite Klesha hängt eng mit dem ersten zusammen, denn das, was wir als unser Ich, unsere Persönlichkeit und unseren Charakter erachten, ist ebenfalls ein Produkt des falschen Verstehens.

Von der hinderlichen Kraft, eine starke Persönlichkeit zu sein

Das, was wir unser Ich, Ego oder unsere Persönlichkeit nennen, ist in der Regel das, womit wir uns auch identifizieren. Wir drücken das in vielerlei »Ich-bin-Botschaften« aus: Ich zum Beispiel bin eine Frau, bin hellhäutig, Ehefrau, Yogalehrerin, Akademikerin, neugierig, schnell von Begriff, redegewandt und so weiter. Aus all diesen Komponenten setzt sich meine Persönlichkeit oder mein Charakter zusammen. Aber keine dieser Eigenschaften macht mein wahres Wesen aus. Der Begriff »Persönlichkeit« kommt von »per sonare«, durch etwas hindurch tönen, und »persona«, die Maske im griechischen Theater. Tatsächlich können wir feststellen, dass wir die verschiedenen Aspekte unserer Persönlichkeit im Alltag wie Masken aufsetzen und benutzen:
Mal sind wir die Frau, die flirtet, schwach ist, weiblich ist; mal sind wir die Powerfrau, mal sind wir in der Rolle der Ehefrau, der Mutter, der Tochter. Wir spielen in unserem Beruf bestimmte Rollen, die sich von denen, die wir in unserem Privatleben spielen, deutlich unterscheiden können. Aber alles sind Rollen, in die wir hinein- und aus denen wir wieder hinausschlüpfen und die in keiner Weise den Kern unseres Wesens darstellen. Denn jede dieser Rollen ist geprägt durch unsere Kultur und vor allem unsere Erziehung.
In der frühen Kindheit wissen wir noch nicht, was wir sind. Es sind die Erwachsenen – vor allem unsere Eltern –, die uns sagen, wie wir sind. Das verpacken sie in vielerlei »Du-bist-Botschaften«, wie: »Was bist du für ein hübsches/niedliches/liebes/artiges Mädchen!« oder »Was bist du nur für ein kluges/intelligentes Kind!« oder aber das Gegenteil: »Du bist zu dick/zu dünn/zu groß/zu klein», »Du bist dumm/faul/ungeschickt!« und dergleichen mehr.

Alles das glauben Kinder den Erwachsenen und formen dann daraus später ihre »Ich-bin-Botschaften«. Sie identifizieren sich also unhinterfragt mit dem, was andere über sie gesagt haben, und formen daraus ihren Charakter. Der Haken dabei ist allerdings, dass alles das, was andere Menschen über uns sagen, ganz viel mit dem zu tun hat, was sie in uns sehen und wie sie uns gerne hätten (zum Beispiel eine Mutter ihr Kind). All diese Aussagen sind also im Grunde genommen nur Projektionen desjenigen, der sie denkt und ausspricht. Mit unserem wahren Wesen haben sie oft genug überhaupt nichts zu tun. Das heißt, dass wir unser Ego und unsere Persönlichkeit auf Aussagen aufbauen, die viel mit dem zu tun haben, der sie äußert, und nur wenig mit uns selbst!

Die Kehrseite des Charakters

Wenn das so ist, müssen wir unseren Charakter nicht mehr so verteidigen. Wir müssen nicht mehr so »charakterstark« (oft ein Synonym für unnachgiebig) sein oder der Welt zeigen, dass wir »eine starke Persönlichkeit« sind (also ein gut verfestigtes Ego haben). Wenn dieses Ego, mit dem wir uns immer identifiziert haben, eigentlich eine Illusion ist, dann können wir uns plötzlich erlauben, viel freier zu werden in dem, was wir denken, fühlen, und vor allem auch in unserem Verhalten. Die Sprache ist verräterisch: Sie nennt Verhalten zum Beispiel »sich geben als« und verweist damit noch mal darauf, dass wir unbewusst Rollen spielen. Wenn uns das bewusst wird, müssen wir unseren Charakter, unsere Persönlichkeit und unser Ego nicht mehr so schrecklich ernst nehmen. Wir können nicht mehr »das Gesicht – also die Maske – verlieren«, wir müssen nicht mehr vorgeben zu sein, was wir nicht innerlich fühlen und als richtig erachten.
Wenn wir wissen, dass das Ego uns nicht ausmacht, sondern einfach der Teil von uns ist, mit dem wir mit der Welt kommunizieren, dann erwächst daraus innere Freiheit und vor allem langfristig Authentizität!
Unsere Inneres – wahres – Wesen bekommt Raum, um sichtbar zu werden, und dieses innere Wesen muss sich nicht hinter einem Charakter verstecken, sondern kann mit dem Strom des Lebens schwimmen, sich anpassend und dabei *sich selbst* treu bleibend!
Klingt das nicht gut? Überkommt Sie vielleicht ein Aufatmen und eine Ahnung, dass manches im Leben mit einer solchen Sichtweise viel leichter sein könnte?

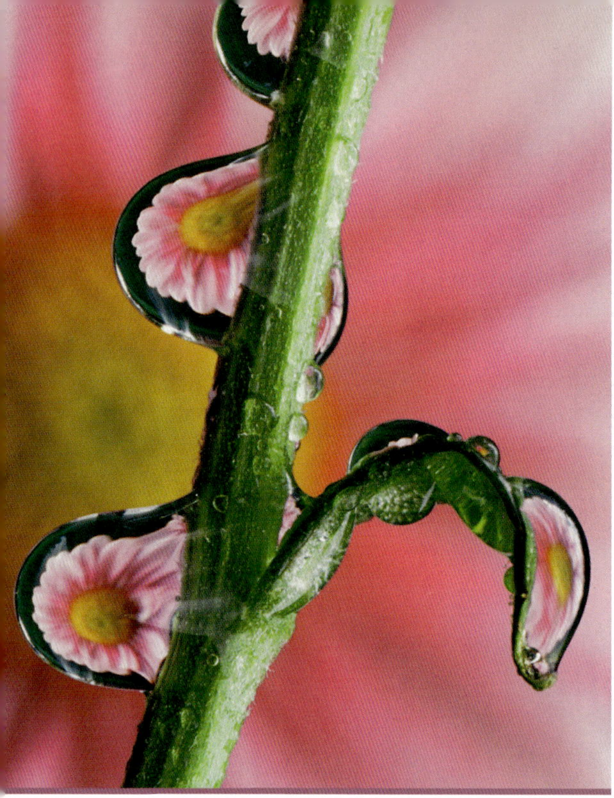

Wünsche haben die Tendenz, immer weiter zu wachsen und zu ranken. Ist ein Wunsch erfüllt und damit verblüht, so wächst aus ihm schon der nächste Wunsch hervor.

Raga – Habenwollen

... als Triebfeder unseres Handelns

Das dritte Klesha beschreibt, was passiert, wenn wir etwas haben wollen. Es bezieht sich sowohl auf materiellen Besitz – vom Stück Kuchen am Nachmittag bis zum Traumhaus in fernen Landen – als auch auf immaterielle Güter wie Lob, Anerkennung, Erkenntnis, Verständnis bis hin zu Liebe und zu Erleuchtung.

Was diese Raga genannte Kraft zu einem Störfaktor werden lässt, ist die Tatsache, dass sie uns in der Regel innerlich außerordentlich stark antreibt und uns im wahrsten Sinne des Wortes nicht mehr zur Ruhe kommen lässt.

Raga ist die Triebfeder für all das in uns, das meint, mit »haben wollen« beziehungsweise »besitzen wollen« etwas kompensieren zu können, und das hofft, die »leeren Löcher« zu stopfen, die sich auftun, wenn wir dem tief sitzenden Gefühl begegnen, nie genug zu bekommen, nie richtig gesehen/anerkannt/respektiert zu werden.

Wenn solche Grundängste in uns wurzeln, werden wir tatsächlich nie genug bekommen können und werden auch nie gut genug sein können. Ein ewiger Kreislauf des Sich-Bemühens entsteht aus diesem Klesha, denn alles, was wir erringen, wird sich im Moment, in dem wir es besitzen, als doch nicht gut genug erweisen.

Raga verhindert, dass sich Gefühle wie Zufriedenheit, Anerkennung dessen, was ist, und innere Ruhe einstellen können. Wir wissen natürlich, dass das Streben nach Besitz und Anerkennung unsere Wirtschaft in Gang hält, oft ahnen wir aber, dass es uns selbst nicht gut tut, weil wir zu Getriebenen werden können in dem Versuch, dieses Verlangen zu stillen.

Aus diesem Grund hinterfragen alle spirituellen Disziplinen unser Verhältnis zu unseren Wünschen und Erwartungen, zu materiellen Gütern und Geld, zu unserem angestrebten materiellen oder immateriellen Besitz. Sie empfehlen uns Achtsamkeit im Umgang damit und raten uns oft sogar, uns von unseren Wünschen und Erwartungen loszusagen. Wenn wir erwartungsfrei und wunschlos sind, kann uns das Leben plötzlich wieder angenehm überraschen, es kann uns »etwas in den Schoß fallen«, und wir müssen kein Drama daraus machen, wenn wir etwas verlieren. Das ist eine äußerst entspannende Lebenseinstellung, denn sie erlaubt es, uns mehr und mehr von Gier und anderem »drängenden« Verlangen zu befreien und die Dinge mehr auf uns zukommen zu lassen.

Dvesha – Vermeidenwollen

Das vierte Klesha meint alles, was wir *nicht* haben wollen, was wir ablehnen und zu vermeiden versuchen.
Es wird zum Beispiel immer dann aktiviert, wenn etwas nicht so bleibt, wie wir es haben und bewahren wollen. Wir alle kennen die leidvollen Gefühle, die entstehen, wenn zum Beispiel die Verliebtheit der Ernüchterung weicht, wenn etwas Vertrautes sich verändert und vor allem, wenn wir feststellen müssen, das wir selbst nicht mehr »die Alten« sind. Insofern scheint der Kontakt mit diesem Klesha unvermeidlich zu sein, denn jeder Mensch reagiert mit Abneigung auf die ersten Anzeichen des Alterungsprozesses, auf krankheitsbedingte Einschränkungen, auf das Nachlassen der körperlichen Kraft, auf Falten, Altersflecken und graue Haare. Wie stark uns dieses Klesha vereinnahmen kann, zeigen allein schon die jährlichen Milliardenumsätze der Kosmetikindustrie, auf deren Behauptungen (die gleichermaßen die Klesha Raga und Dvesha hervorlocken) wir nur zu gerne hereinfallen.
Das Problem ist nur, dass sich weder Leid, Krankheit noch Alter vermeiden lassen. Sie sind einfach ein Bestandteil des Lebens, sind »die Kehrseite der Medaille«, sind das Dunkle und der Schatten. Aber ohne Licht gäbe es diesen Schatten nicht! Licht und Dunkel gehören immer zusammen. Vermeide ich das Dunkle, so vermeide ich auch das Licht – und damit das ganze Spektrum des Lebens, das ich nie zurückgezogen in der Sicherheit meines Ego-Schneckenhauses erfahren kann. Und diese Überlegung leitet gleich weiter zum nächsten und letzten der fünf Kleshas.

Abhinivesha – die Angst (vor dem Tod)

… kann uns helfen oder schaden

Mit diesem Klesha meint Patañjali vor allem unsere Angst vor dem Tod. Sie ist einerseits lebensnotwendig, denn sie hilft uns, zu großes Risiko zu meiden und abwägend und vorsichtig zu sein. In dieser Beziehung ist sie ganz kreatürlich und sollte unbedingt in uns verankert bleiben. Sie wird in uns bis zum Augenblick unseres Todes wirken, denn der Tod ist immer ein unumkehrbarer Schritt ins Ungewisse. Er ist nicht kontrollierbar und vor allem durch nichts zu vermeiden. Deswegen bleibt diese Angst immer bei uns und ist, wie Patañjali verständnisvoll bemerkt, selbst für weise Menschen nur schwer zu beherrschen.

Andererseits plagen die meisten von uns jedoch zusätzlich alle möglichen Ängste und Sorgen, die uns das Leben zur Hölle machen können. Zumindest aber können wir uns aus unseren Ängsten ein solides Gefängnis erschaffen. Wenn wir zum Beispiel Angst vor der Einschätzung und Meinung anderer Menschen haben, dann werden wir am sichersten in diesem Gefängnis aufgehoben sein, desgleichen, wenn wir Angst haben, zu versagen, ungeschickt zu sein, verletzt zu werden …

Angst ist eine noch stärkere Triebfeder als das Klesha Dvesha (Vermeidenwollen), um sich vom Leben zurückzuziehen, nichts mehr zu wagen und noch nicht einmal mehr etwas auszuprobieren.

Was kann denn Schlimmes geschehen?

Diese Frage mag die Angst gar nicht! Wenn wir nämlich beginnen, darüber nachzudenken, was als Schlimmstes geschehen kann, wenn wir etwas wagen, was uns bisher Angst gemacht hat, dann werden wir überraschend oft feststellen, dass unserer Fantasie spontan gar nicht so viel Bedrohliches einfällt.

Manchmal müssen wir uns richtig Mühe geben, um etwas »in den schwärzesten Farben auszumalen«, denn die zu erwartenden Reaktionen und Konsequenzen auf unseren mutigen Schritt raus aus dem Gefängnis sind in der Regel eher harmlos.

Angst schwächt uns und macht uns angreifbar

Wenn wir zum Beispiel Angst vor Hunden haben, ist es natürlich immer noch möglich, dass uns tatsächlich mal ein Hund beißt. Er wird das aber

Macht nichts! Ein hilfreiches Motto

TIPP

Meist haben wir ja weniger Angst vor konkreten Angriffen auf Leib und Seele, sondern vielmehr davor, wie andere uns sehen könnten, was sie von uns halten könnten, was sie über uns reden und so weiter. Wenn wir uns klar machen, dass alle anderen Menschen genau wie wir selbst außerstande sind, über irgendetwas ein objektives Urteil abzugeben, dann folgt daraus, dass alles, was sie sagen, denken, urteilen, vor allem ganz viel mit ihrer Sichtweise zu tun hat und nur relativ wenig mit uns selbst. Natürlich kommt es vor, dass wir uns echt daneben benehmen, aber dann wissen wir das ja auch und erkennen an, dass die anderen mit ihren Meinungen recht haben.

In der Regel ist es jedoch äußerst hilfreich – wenn man zum Beispiel in Sorge ist, »nicht so gut da zu stehen« –, sich innerlich zu sagen: »Macht nichts!«

Nehmen wir an, Sie lernen gerade eine Sprache und sorgen sich die ganze Zeit, mit welch schrecklichen Grammatik- und Aussprachefehlern und falsch gewählten Worten Sie sich blamieren könnten. Wenn diese Angst Sie beherrscht, werden Sie eisern schweigen – aber auch nie die Sprache lernen, denn Sie werden ja lieber auf »Nummer Sicher gehen« und keine Fehler machen, indem Sie den Mund gar nicht erst aufmachen. In einem solchen Fall hilft es sehr, sich zu sagen: »Macht nichts!« – und einfach drauflos zu sprechen.

»Macht nichts« ist ein hervorragendes Motto, um wieder zu lernen, sich aus seinem Gefängnis herauszuwagen. Es hilft, gleich mehrere der Kleshas zu entschärfen:

- Es hilft, wenn wir mal wieder etwas falsch eingeschätzt haben oder etwas nicht wussten (Avidya).
- Es hilft, wenn unser Ego Kratzer kriegt, weil wir uns ungeschickt anstellen, uns blamieren oder ganz schlicht vielleicht nur zum unpassenden Zeitpunkt an unpassender Stelle einen dicken Pickel haben (Asmita).
- Es hilft, wenn wir uns mal wieder dabei ertappen, unbedingt etwas haben zu wollen, oder gerade lustvoll gierig sind – zum Beispiel beim Essen (Raga).
- Es hilft, wenn wir die Zeichen des Alters an uns entdecken, die wir gerne vermeiden würden, aber nicht aufhalten können (Dvesha).
- Und es hilft gegen viele Formen der Angst (Abhinivesha).

umso wahrscheinlicher tun, *weil* wir Angst haben – angeblich können Hunde so etwas wittern.
Je mehr wir unsere Angst bearbeiten und je mehr Vertrauen wir aufbauen, desto sicherer werden wir in jeder Hinsicht – auch vor Angriffen aller Art! Es hat nämlich ganz oft den Anschein, als würden wir genau das anziehen, was wir fürchten. Wenn jemand zum Beispiel immer Angst hat, überfallen zu werden, dann steigt die Wahrscheinlichkeit, so etwas zu erleben, enorm.
Wenn wir uns aber nicht übermäßig sorgen, sondern einfach achtsam und umsichtig sind, dann strahlen wir eine gewisse Sicherheit und Gelassenheit aus, die all diejenigen, die uns angreifen wollen – sei es mit Meinungen, Worten oder Taten –, eher zurückhaltend werden lassen.

Die ungeahnte Leichtigkeit des Seins

Wenn wir zu begreifen beginnen, welche unglaubliche Dynamik unserer Psyche innewohnt, wenn wir begreifen, dass sich ein großer Teil unserer Denk-, Gefühls- und Verhaltensmuster auch wieder ändern lässt, falls sie den »Praxistest« im täglichen Leben nicht bestehen, und wenn wir lernen, auf uns selbst mit einer gewissen Distanz – und am besten auch mit einem gewissen Maß an Humor – zu schauen, dann kann das Leben plötzlich eine ungeahnte Leichtigkeit entfalten.
So, wie wir uns Situationen »schwer denken« können, so können wir sie auch »leicht denken«. So, wie wir uns ständig darauf konzentrieren können, was alles an uns nicht perfekt ist und was wir alles nicht können, so können wir genauso gut unser ganzes Augenmerk darauf richten, was wir alles können und was wir an uns wirklich gut gelungen finden und womit wir gut leben können.
Eine kleine Verschiebung der Sichtweise auf das Positive bewirkt viel. Es ist, als würden wir endlich beginnen, unsere Energie den Lösungen zuzuwenden und nicht nur immer den Problemen. Vielleicht findet sich nicht immer spontan eine Lösung, aber »alles kann verstanden werden», heißt es in den Yoga-Sutras. Denn »aus jedem neuen Versuch entsteht unvoreingenommenes und spontanes Verstehen«. Nur versuchen müssen wir es eben immer wieder.
Das gilt für den Alltag genauso wie für die Yogaübungen, für die körperlichen wie für die geistigen.

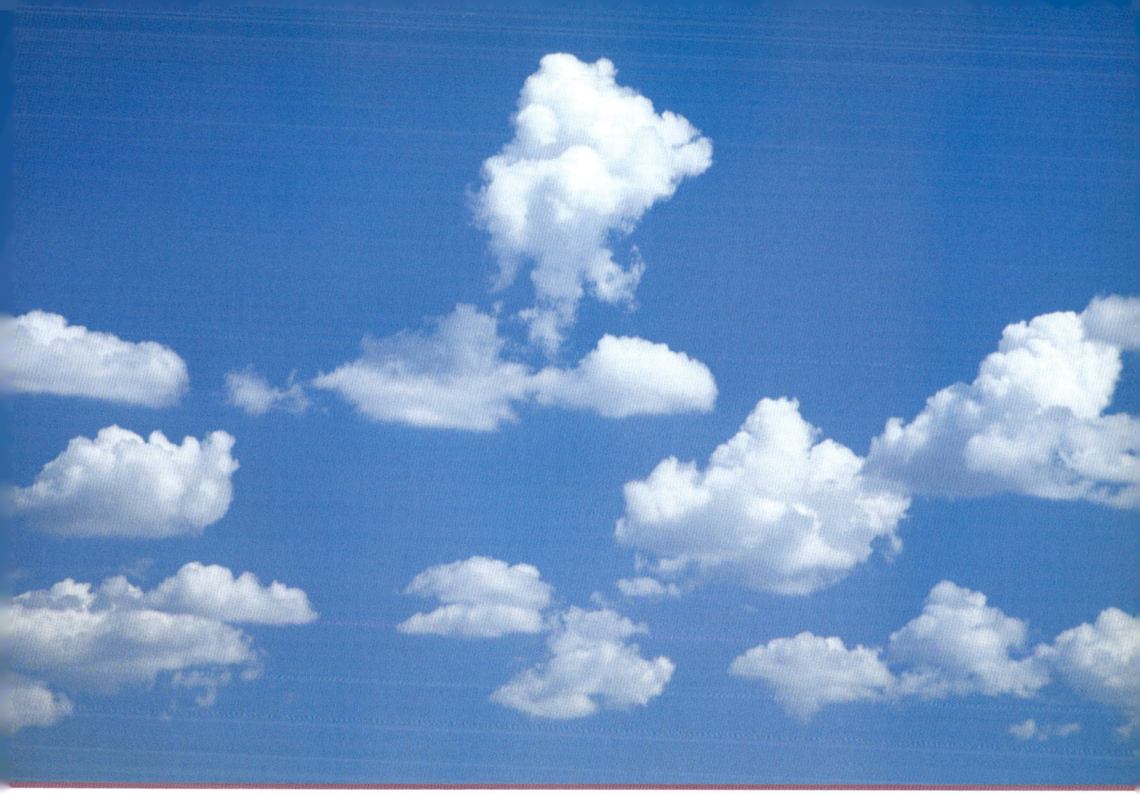

Die Weite des Himmels lädt uns jederzeit ein, uns mit seinem Licht zu verbinden und unsere Probleme in einer anderen Dimension zu betrachten.

Beide Füße fest auf dem Boden, den Kopf frei für die Weite des Himmels

Eine gute Yogapraxis wird bewirken, dass Sie mit beiden Beinen fest auf dem Boden Ihres Lebens stehen. Sie wird Ihnen helfen, sich in der Gegenwärtigkeit zu verankern, in dem, was jetzt ist – an Gutem und nicht so Gutem –, und Sie damit immer wieder einladen, das anzunehmen, was jetzt gerade da beziehungsweise dran ist. Eine Praxis ist gut, wenn Sie das Gefühl haben, stabiler, ruhiger und ausgeglichener zu werden. Oder wenn Menschen in Ihrer Umgebung entsprechende Bemerkungen über Sie machen.
Gegründet auf dieser Verwurzelung, auf diesem stabilen »Im-Leben-Sein«, können Sie – bildlich gesprochen – Ihren Kopf dem Himmel öffnen. Im Yoga steht der Himmelsraum für die unendliche Weite, in der alles, was war, was ist und was sein wird, als Potenzial ruht. Um all dieses,

was dort an Möglichkeiten und Ideen zur Verfügung steht, auf die Erde zu holen, braucht es uns Menschen. Der Himmel steht aber auch für das Lichte und Luftige. Wenn wir uns mit ihm verbinden, dann werden auch wir etwas lichtvoller, leichter, unbeschwerter und weiter im Geist.

Aus dem Herzen heraus leben

Zwischen diesen beiden Polen liegt das Herz. Im Yoga gilt die Herzenergie als die Kraft, die die oft auseinander strebenden Kräfte von Erde (Körper) und Himmel (Geist) eint und versöhnt. Das Herz ist für die Yogis der Ort, an dem wir unsere wahre innere Heimat finden. Sie raten uns, dort immer wieder Einkehr zu halten und uns auf das zu besinnen, was – mit den »Augen des Herzens« betrachtet – wirklich wichtig ist. Patañjali weist in zwei Sutras darauf hin, wie wichtig diese Verbindung mit unseren Herzqualitäten ist. Zum einen sagt er, dass wir die Natur 'unseres Geistes nur vom Herzen her verstehen können (Sutra 3.34), denn der Geist kann sich zwar selbst analysieren, aber nicht verstehen – das heißt, dieses wohlwollende Verständnis für sein Sosein aufbringen. Und er erinnert uns daran, dass in unserem Herzen ein Licht wohnt, das immer vom Leid unberührt ist und dem wir uns jederzeit verbinden können. So ruht das Wohl und die Heilung in uns, wenn wir uns nur selbst »von Herzen zugewandt« sind.

Da-Sein – eine Glücksformel, auf die Verlass ist

Abschließend möchte ich noch einmal deutlich werden lassen, dass man im Yoga – wie auch in vielen anderen Weisheitslehren – der Ansicht ist, es gebe auf dem Weg zu sich selbst gar nichts zu suchen und gar nichts zu erreichen. So wie die Buddhisten behaupten, dass alle Menschen bereits erleuchtet sind, es nur nicht wissen und deshalb so handeln, als wären sie der Erleuchtung noch fern, so behaupten auch die Meister des Yoga, dass wir Menschen alles in uns haben, was wir brauchen, um ein erfülltes, glückliches und friedvolles Leben zu führen.
Es heißt, dass wir nichts weiter tun müssen, als unseren *Wesenskern freizulegen* und uns von dem zu *reinigen*, was verhindert, dass unsere Seele nach außen strahlt. Jeder Weg zu sich ist deswegen ein Weg der Reini-

gung und Klärung. Natürlich gibt es in der Vergangenheit eines jeden Menschen ganz viel, was ihn belasten und bedrücken könnte. Aber das war in der Vergangenheit, gestern, vor einem Monat, einem Jahr oder liegt noch viel weiter zurück.
Jetzt ist Jetzt. Im gegenwärtigen Augenblick kann die Vergangenheit nicht anwesend sein, denn die Gegenwart hat immer nur Platz für das Jetzt. Wenn Sie sich immer wieder auf den gegenwärtigen Moment konzentrieren, dann werden Sie viele Momente im Laufe des Tages »sammeln« können, an denen Sie sich einfach nur ganz dem Da-Sein verbinden, ohne etwas Bestimmtes zu wollen oder zu erwarten.
Werden Sie zum Sammler dieser Momente von Gegenwärtigkeit. Irgendwann wird Ihr Gehirn damit so beschäftigt sein, dass Ihnen viel weniger Zeit zur Verfügung steht, um weiter über die Vergangenheit nachzugrübeln oder sich um die Zukunft zu sorgen. Im Jetzt, in der Gegenwärtigkeit gibt es nichts als das reine Da-Sein, dem nichts weggenommen werden kann und dem nichts hinzuzufügen ist.
Jeder Moment des Da-Seins ist in sich perfekt, egal, ob Sie sich gerade die Zähne putzen, telefonieren, auf den Bus warten oder auf der Autobahn jemand überholen. Damit ist die Gegenwärtigkeit das Ziel einer jeden Yogapraxis und eines jeden Wegs, der uns aus dem Leid zurück ins Leben führen will. Die Yogis nennen die Erfahrung des gegenwärtiges Augenblicks Sat-chit-ananda, Seins-Bewusstseins-Seligkeit (oder auch: Die bewusste Erfahrung des Seins bewirkt Seligkeit). Es ist die Erfahrung, in die die Yogapraxis eines Tages einmündet und in der alles in uns zur Ruhe kommen kann, denn wir wissen, dass wir nun endlich in uns angekommen sind.

Werden Sie zum Sammler von Momenten der Gegenwärtigkeit, von reinem Da-Sein.

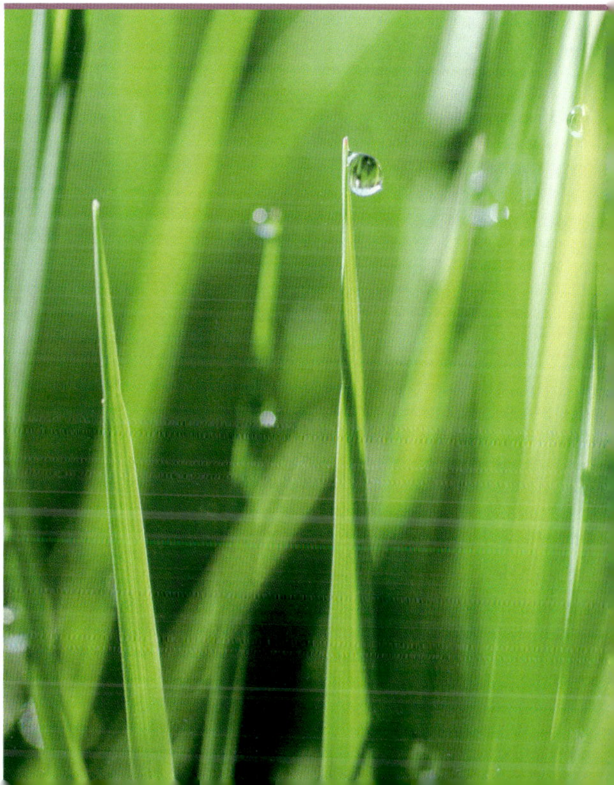

Asanas für Körper, Seele und Geist

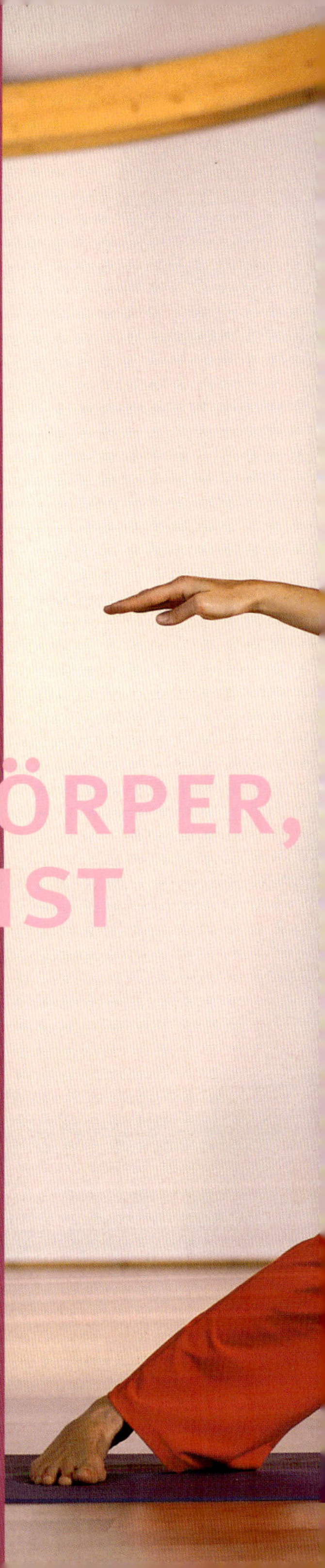

Jede Yogahaltung trägt in sich eine Botschaft für unsere Seele. Wir finden sie symbolisch im Namen oder in der Form. Lassen Sie diese Botschaft beim Üben der folgenden Asanas zu sich sprechen und in sich wirken und erleben Sie so, wie tief, wie unterstützend und aufbauend Ihre Yogapraxis dadurch wird.

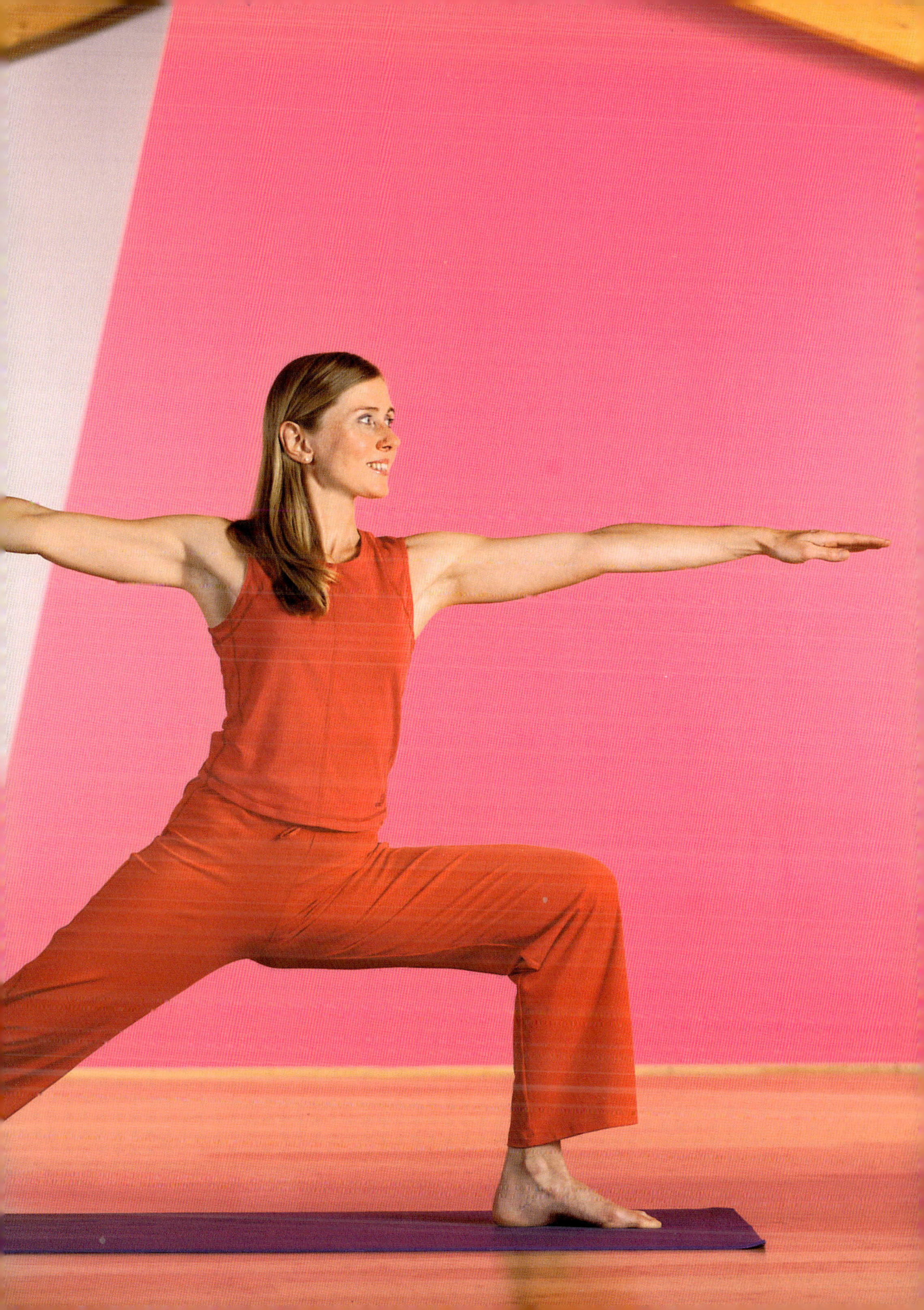

»Jetzt ist der richtige Zeitpunkt, um mit der Yogapraxis zu beginnen«

»Atha yoga anushasanam« – mit diesem Vers beginnt Patañjalis Yoga-Sutra. Wenn Sie nun anfangen zu üben, lesen Sie bitte zuerst immer den Text, der in das Asana einführt, damit Sie Anregungen für die Ausrichtung Ihres Übens bekommen. Studieren Sie die Anleitungen und Fotos möglichst genau, am besten so, dass Sie dann mit geschlossenen Augen ganz von innen heraus in die Haltung gehen können. Unterstützen Sie sich auch mit den Anleitungen auf der CD.

Der Sitz: Ankommen im Hier und Jetzt

Fast jeder, der an Yoga denkt, sieht vor seinem inneren Auge einen Menschen, der mit gekreuzten Beinen oder im Lotossitz auf dem Boden sitzt und so ganz still und in sich versunken verweilt. Der Sitz steht im Yoga symbolisch für das Zu-sich-Kommen, für das In-sich-Ruhen und vor allem für die Meditation. Tausende von Abbildungen des Buddha im Sitz mit gekreuzten Beinen, die auch in Deutschland die Wohnzimmer zieren oder mehr und mehr in der Werbung auftauchen, haben unser Verständnis geprägt: Sitzen auf dem Boden meint Ruhe und Einkehr!
Tatsächlich kann einfaches Sitzen in einer bequemen Form, die erlaubt, dass der Rumpf aufgerichtet gehalten wird und die Knie und Fußgelenke glücklich sind, diese Wirkungen hervorbringen. Der Schlüssel dazu liegt im *bewussten Tun.* Wenn Sie sich bewusst im Sitz niederlassen, sich bewusst mit der Basis Ihrer Sitzhaltung – dem Becken und den Beinen – verbinden, wenn Sie sich bewusst in der Sitzhaltung erden und verwurzeln, dann werden Sie ankommen. Spürend und empfindend finden Sie sich ein im Hier und Jetzt, denn spüren und empfinden kann man weder in der Vergangenheit noch in der Zukunft. Spüren und empfinden kann man nur im *Hier* und *Jetzt!* Dadurch wird der Moment zum Mittelpunkt unserer Wahrnehmung. Der Tag oder die Nacht, die hinter uns oder vor uns liegen, verblassen und sind für diesen Moment unwichtig. *Hier* und *jetzt* sitze ich – nichts anderes zählt.

Das können Sie in dieser Haltung lernen

- Stabil und von innen her aufgerichtet zu sitzen;
- sich niederzulassen, wo immer Sie sind;
- immer wieder Erdung und damit Ruhe zu finden;
- ganz schnell in den gegenwärtigen Moment zurückzukehren;
- alles außen vor zu lassen, was nicht mit diesem gegenwärtigen Moment zu tun hat, den Sie *jetzt* erleben (und in dem wahrscheinlich alles im »grünen Bereich« ist);
- unangenehme Dinge in Gelassenheit im wahrsten Sinne auszusitzen.

Wichtig ist, dass Sie eine Sitzhaltung finden, die bequem für Sie ist. Nutzen Sie zu Beginn alles, was es Ihren Fußgelenken, Knien und Ihrem Rücken leicht macht. Also finden Sie die *Ihnen* entsprechenden Sitzhilfen wie ein Sitzkissen oder Sitzbänkchen, bei Bedarf etwas zum Abstützen der Knie oder der Fußgelenke. Scheuen Sie sich nicht, sich an die Wand zu lehnen, wenn Ihr Rücken schnell ermüdet. Halten Sie sich einfach nicht mit Unbequemlichkeiten auf, sondern geben Sie sich die Chance, sofort zum Wesentlichen zu kommen!

Probieren Sie's aus

In sich ruhen wie ein Buddha im Sitz mit gekreuzten Beinen

› Richten Sie sich mit den benötigten Sitzhilfen im Sitz mit gekreuzten Beinen ein – im Schneidersitz (Sukhasana, **1.** Seite 76) oder im bequemen Sitz (Muktasana, **2.** Seite 77).

› Werden Sie sich der Basis Ihres Körpers bewusst, und erspüren Sie Ihre Beine und Ihr Becken im Kontakt mit der Erde. Verbinden Sie sich über Ihre Basis mit der Erde, die Sie trägt, und senken Sie in der Vorstellung Ihre Wurzeln tief und breit in sie hinein. Öffnen Sie sich spürend der Stabilität und der ruhigen Kraft der Erde.

› Werden Sie sich dann der Kraft der Erde bewusst, die das Wachstum antreibt, und lenken Sie sie zur vertikalen Achse, die von der Mitte des Beckenbodens mitten durch den Becken-, Bauch- und

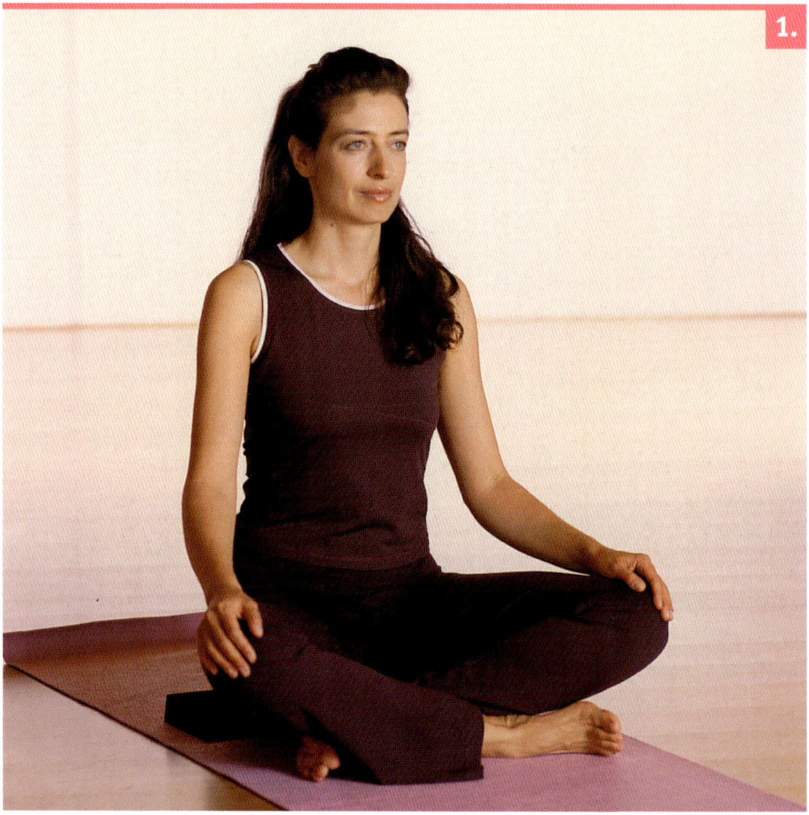
1.

Brustraum, mitten durch den Hals und Kopf aufsteigt bis zum Scheitelpunkt. Lassen Sie diese Kraft in sich wie im Stamm eines Baumes von den Wurzeln aufwärts strömen, und lassen Sie sich von ihr von innen heraus aufrichten. Denken Sie sich diese innere Achse ganz solide und stabil, so dass Sie sich von innen heraus als gestützt und gehalten erfahren. 1. 2.

› Atmen Sie ruhig und tief ein und aus. Bleiben Sie ganz der Wahrnehmung dieser Energien verbunden. Erfahren Sie sich so im Jetzt, aus dem sich das nächste Jetzt ergibt und das nächste Jetzt und so fort … Tauchen Sie so spürend in die Gegenwart ein und geben Sie sich ganz dem gegenwärtigen Moment hin, in dem Sie nichts anderes tun, als einfach nur zu sitzen … Verbinden Sie sich mit der Kraft des Jetzt, in dem es keine Sorgen gibt, sondern nur diesen buddhagleichen Sitz, die Erde, die Sie trägt, und Ihre innere Achse, die Sie stützt.

› Wenn Sie die Sitzhaltung auflösen wollen, dann vertiefen Sie

2.

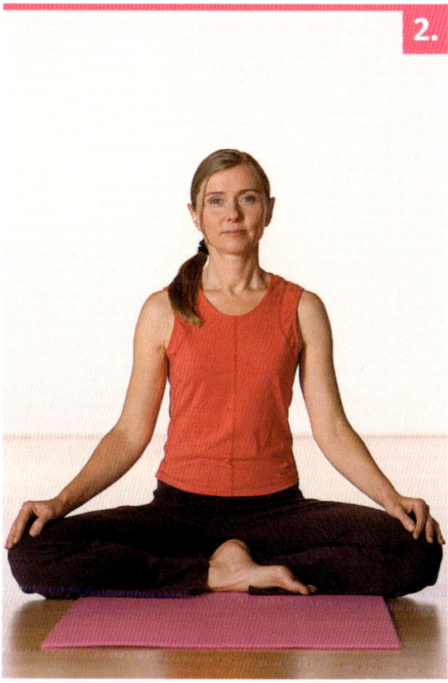

3.

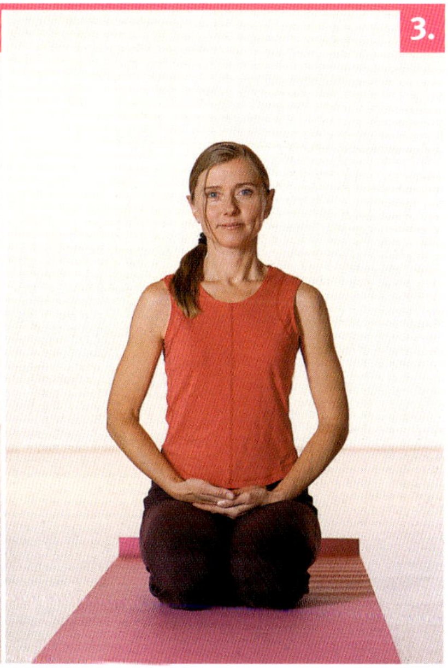

die Atmung und öffnen Sie allmählich die Augen.

Kraftvoll wie ein Samurai im Fersensitz

› Kommen Sie in den Fersensitz (Vajrasana) und nehmen Sie sich bei Bedarf ein Sitzkissen zwischen Unter- und Oberschenkel, ein flaches Kissen unter die Fußrücken, ein dickes, festes Kissen zwischen die Beine oder ein Sitzbänkchen. Wenn Sie richtig gut sitzen, nichts drückt oder klemmt, dann nehmen Sie die Knie etwas auseinander.

› Legen Sie die Hände oben an die Oberschenkel ineinander und richten Sie Ihren Rumpf kraftvoll auf. Lassen Sie diese Körperhaltung eine Weile auf sich wirken und werden Sie sich bewusst, welches Maß an Kraft und Entschlossenheit sie ausdrückt. 3.

› Atmen Sie ruhig und tief ein und aus, und verbinden Sie sich ganz mit dem, was Sie *jetzt* spüren. Lassen Sie alles hinter sich, was Sie sonst von sich denken oder was andere von Ihnen denken könnten. Stellen Sie sich vor, dass sich alles, was Sie jetzt im Fersensitz an positiven Empfindungen wahrnehmen, tief in Ihr Gedächtnis einprägt – natürlich umso tiefer, je öfter Sie diese Haltung bewusst üben –, und dass Ihnen diese Erfahrung in kniffligen Situationen des Alltags wieder aus Ihrem »Körpergedächtnis« zur Verfügung steht.

Standfest wie ein Berg – der aufrechte Stand (Tadasana)

Im Hatha-Yoga wird der aufrechte Stand die Haltung (Asana) des Berges (Tada) – also Tadasana – genannt. Stehen meint im Yoga also, wie ein Berg in seinem Leben zu ruhen: mit beiden Beinen fest auf der Erde gegründet, in sich ruhend, an einer inneren Achse ausgerichtet und über den Kopf in die Weite des Himmels strebend.
Ein solches Stehen lässt sich einüben! Es fühlt sich zuerst ziemlich ungewohnt und sogar anstrengend an, da Sie die Muskeln und Knochen Ihrer Füße und Beine bis jetzt noch nicht auf diese Weise benutzt haben, aber im Laufe der Wochen wird die Anstrengung verschwinden.
Ihre Muskeln werden sich kräftigen, Sie werden nach und nach Ihre Fußgewölbe – zumindest die Längsgewölbe – wieder ausbilden und sich vor allem daran gewöhnen, ganz entspannt auf beiden Beinen zu stehen. Normalerweise stehen wir entspannt eher im Einbeinstand, also mit einem Stand- und einem Spielbein. Das fühlt sich lässig an und sieht von Ferne auch so aus. Schaut man allerdings genauer hin, dann erkennt man, dass durch diese Verlagerung auf ein Bein das Becken ganz schief steht, dass sich die Gelenke des Beckens nicht mehr in der Symmetrie befinden und dass die Wirbelsäule versucht, dieses schief stehende Becken auszugleichen, indem sie sich seitlich krümmt (sie bekommt eine Skoliose). Wenn Sie so in Ihrem Leben stehen, haben Sie im wahrsten Sinne des Wortes nicht beide Füße auf dem Boden. Ein solcher Stand ist instabil und man ist leicht umzuwerfen.

Das können Sie in dieser Haltung lernen

- Stabil und von innen her aufgerichtet zu stehen;
- auch in Ihrem Leben fest gegründet zu stehen;
- mehr in sich zu ruhen;
- sich zwischen Erde (die für den Alltag mit seinen Bedürfnissen steht) und Himmel (der für die Welt des Geistes und der Ideen steht) auszurichten.

Wenn Sie einüben, auf beiden Beinen zu stehen, dann werden Sie den Boden sehr intensiv nutzen. Die Böden, auf denen wir normalerweise stehen, sind in der Regel so fest, dass sie unserem Gewicht und dem daraus resultierenden Druck unserer Fußsohlen einen Widerstand entgegensetzen – schließlich sinken wir ja nicht ein. Dieser Widerstand nun lässt sich für die Aufrichtung nutzen. Wenn wir ganz intensiv unsere Fersen in oder gegen den Boden drücken, entsteht daraus die Empfindung, dass sich die Beine strecken, dass sie besonders an den Rückseiten länger werden und vor allem, dass sie enorm an Stabilität gewinnen. Es wird der Eindruck entstehen, dass sie wie zwei solide Säulen unter Ihnen stehen und Sie ganz sicher tragen.
Das innere Bild eines Berges oder auch eines Felsens, der unerschütterlich in der Brandung der vielen Anforderungen unseres täglichen Lebens steht, hilft, diese Stabilität auch von innen heraus zu stärken.

Probieren Sie's aus

› Stellen Sie sich am besten barfuß auf eine warme, nicht zu dicke Unterlage (Teppich, rutschfeste Matte). Richten Sie Ihre Füße so aus, dass sie zueinander parallel

1.

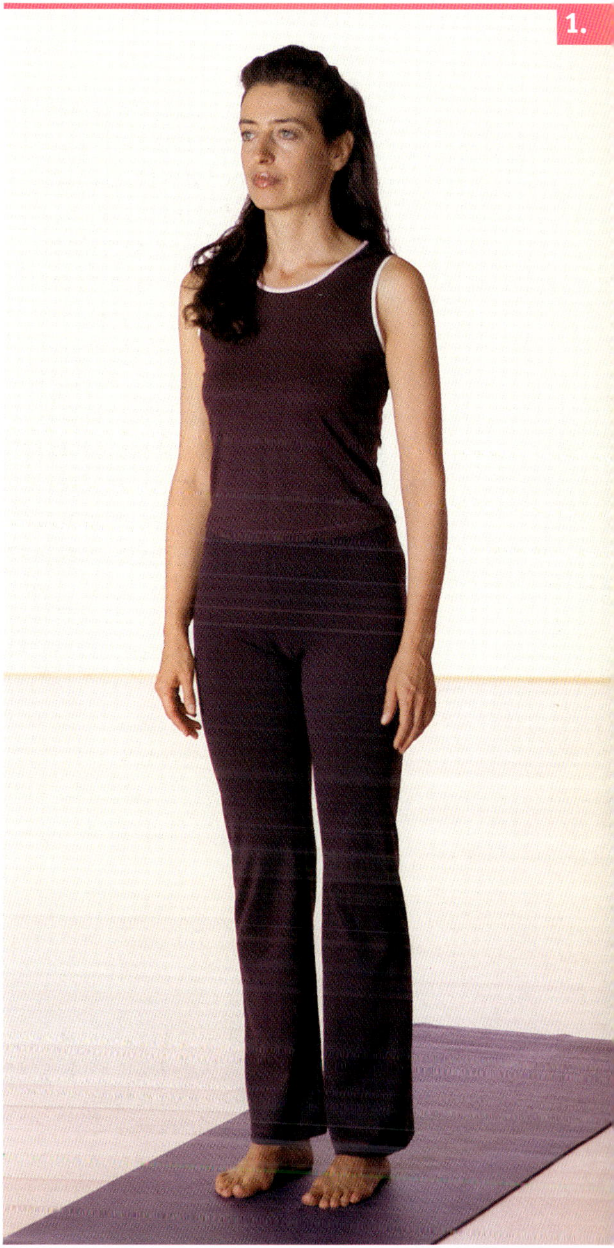

stehen und hüftgelenkbreit voneinander entfernt sind.

› Schmiegen Sie die Großzehenballen an den Boden, und drücken Sie dann kraftvoll mit den Außenkanten der Fersen gegen den Boden (oder in den Boden – wenn Ihnen dieses Bild besser gefällt). Setzen Sie Ihre Fersen so aktiv ein, dass Sie spüren, wie die Beine sich an den Rückseiten strecken, wie sich Ihr Becken aufrichtet, der Unterbauch etwas einzieht und Sie insgesamt ein ganzes Stück aus sich herauswachsen.

› Lassen Sie den Kopf über den Scheitelpunkt nach oben streben und die Arme ganz entspannt seitlich am Körper herunterhängen. Atmen Sie ruhig und tief ein und aus. 1. (Seite 79)

› Werden Sie sich bewusst, wie klar und aktiv Ihre Füße jetzt im Boden gründen und wie Ihre Beine dem Fundament eines Berges gleich solide und kraftvoll stehen.

› Werden Sie sich bewusst, wie Ihr ganzer Körper in der Aufrichtung kraftvoll und standfest ist.

› Stellen Sie sich vor, zu stehen wie ein Berg: ruhig, in sich ruhend, unerschütterlich – auch dann, wenn die Stürme des Lebens an seinen Flanken tosen.

› Verbinden Sie sich spürend immer wieder mit Ihrer soliden Basis – Ihrem Fundament – und wachsen Sie aus dieser Basis in den luftigen und lichten Himmelsraum hinein.

› Versuchen Sie, möglichst lange in dieser Haltung zu verweilen. Bleiben Sie ganz aktiv und kraftvoll in den Füßen und Beinen – und in dieser Aktivität dennoch so gelöst wie möglich. Verbinden Sie sich innerlich immer tiefer mit dem inneren Bild des Berges, Ihres Berges – des Berges, als der Sie in Ihrem Leben stehen …

› Um die Haltung aufzulösen, beginnen Sie sich langsam wieder zu bewegen.

› Nehmen Sie von diesem inneren Bild so viel wie möglich mit in Ihren Alltag. Nutzen Sie jede Gelegenheit, wenn Sie stehen müssen (in einer Warteschlange, wenn Sie auf den Bus warten …), um sich wieder in einen Berg zu verwandeln. Nutzen Sie dieses kraftvolle Bild vor allem immer dann, wenn das Leben von Ihnen verlangt, dass Sie Ihre Frau/Ihren Mann stehen.

Worauf Sie achten sollten

Wenn Sie einen sehr niedrigen Blutdruck haben, sollten Sie Ihre Beine wirklich ganz aktiv und kraftvoll einsetzen. Dadurch stützen Sie die Gefäße in den Beinen und verhindern, dass das Blut in ihnen versackt. Aktives Stehen unterstützt den Blutdruck!

Der Baum (Vrikshasana): Gut verwurzelt weit in den Himmel reichen

Der Baum ist eine Haltung im Einbeinstand. Sie zählt zu den ältesten überlieferten Yogahaltungen, denn sie ist bereits auf einem Relief im südindischen Mahabalipuram aus dem 10. Jahrhundert dargestellt.
Ein Baum muss sich in die Breite und in die Tiefe in der Erde verwurzeln und sich ganz mit ihrer stabilisierenden, tragenden und nährenden Kraft verbinden, um gedeihen zu können. Und nur, wenn er sich ausreichend nach unten verwurzelt, kann er nach oben wachsen und seine Äste und Zweige weit in den Himmel strecken.

Das können Sie in dieser Haltung lernen

- Sich solide zu verwurzeln und mit der nährenden und aufrichtenden Energie der Erde zu verbinden;
- das Bild des blühenden und Früchte tragenden Baumes als Symbol des inneren Erblühens und der eigenen Kreativität in sich zu tragen.

Standhaltungen im Einbeinstand sind zu Beginn oft etwas wackelig. Lassen Sie sich davon nicht stören, denn beim Wackeln trainieren Sie fortwährend Ihren Gleichgewichtssinn. Auch werden Sie merken, dass Sie auf einem Bein sicherer und fester stehen als auf dem anderen. Dieses »gute« Bein ist Ihr Standbein, also das Bein, auf das Sie im Alltag immer spontan das Gewicht verlagern. Um auch das andere Bein so sicher und fest werden zu lassen, beginnen Sie solche Gleichgewichtshaltungen immer auf Ihrem »guten« Bein und stellen sich vor, wie es das andere Bein während des Übens lehrt, dieselben Qualitäten zu entwickeln.
Wie schon im »Berg«, werden Sie auch im »Baum« Ihr Standbein sehr intensiv einsetzen, so dass es dann wirklich wie ein solider, aber dennoch durchlässiger Stamm unter Ihnen steht.
Die Haltung zeigt in den Beinen – den Wurzeln – Erdung, in der Mitte – im Stamm – Solidität und Durchlässigkeit und oben in Kopf und Armen – der Krone des Baumes – Weite, Leichtigkeit und Ausdehnung.

Probieren Sie's aus

› Stellen Sie sich am besten barfuß auf eine warme, nicht zu dicke Unterlage (Teppich, rutschfeste Matte), Ihre Füße parallel zueinander und hüftgelenkbreit voneinander entfernt.

› Verbinden Sie sich innerlich mit dem Bild eines Baumes, der Ihnen gut gefällt und der wirklich *Ihr* Baum ist. Welcher Baum wären Sie gerne: eine Birke, eine Palme, eine Tanne oder lieber eine Buche oder Eiche? Wie sieht Ihr Baum aus und wie geht es ihm? Blüht er? Trägt er Früchte?

› Verlagern Sie nun das Gewicht Ihres Körpers auf das Bein, das Sie spontan wählen.

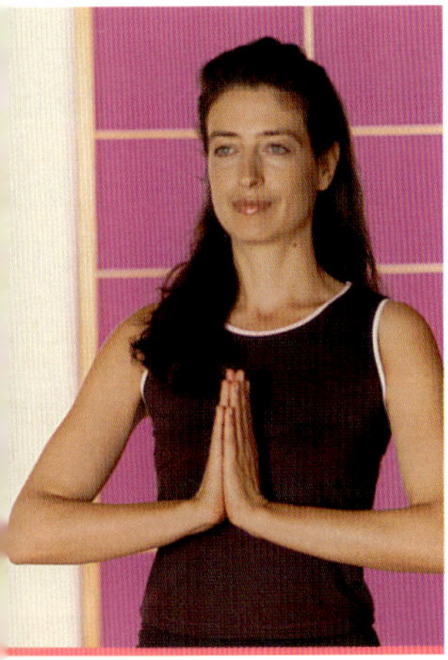

Die Handhaltung Namaste zentriert und hilft so, das Gleichgewicht zu halten.

› Schmiegen Sie den Großzehenballen des Standfußes an den Boden. Drücken Sie dann kraftvoll mit den Außenkanten der Ferse gegen den Boden (oder in den Boden). Setzen Sie Ihre Fersen so aktiv ein, dass Sie spüren, wie sich Ihr Standbein an der Rückseite streckt, wie sich Ihr Becken aufrichtet und ganz in der Mitte einfindet, wie sich der Unterbauch etwas einzieht und wie Sie insgesamt ein ganzes Stück aus sich herauswachsen.

› Erden und verwurzeln Sie sich ganz bewusst und deutlich über dieses Bein.

› Drehen Sie dann Fuß und Knie des anderen Beines zur Seite, und heben Sie das Knie an. Stellen Sie Ihren Fuß an die Innenseite des Standbeinknies oder -oberschenkels. Drücken Sie mit dem Fuß gegen das Standbein und mit dem Standbein gegen den Fuß. So verhindern Sie, dass er rutscht.

› Wenn Sie spüren, dass Sie ganz gut in Wurzeln und Stamm gegründet stehen, dann heben Sie langsam die Arme über die Seiten. Die Schultern bleiben breit und entspannt. Finden Sie die richtige Stellung für »Ihre Äste«. 1.

› Verweilen Sie so ruhig atmend, und versuchen Sie, sich innerlich mehr und mehr in Ihren Baum zu verwandeln, der fest in der Erde verankert, solide und elastisch im Leben steht, der blüht und Früchte trägt ... Sehen Sie Ihren Baum in seiner ganzen Schönheit, spüren Sie seine Kraft, seine Standfestigkeit und sein Durchströmtsein von den Wurzeln bis in die Blätter, Blüten und Früchte.

› Kommen Sie in Ihrer Zeit zurück auf beide Beine.

› Wiederholen Sie den Baum mit dem anderen Bein als Standbein.

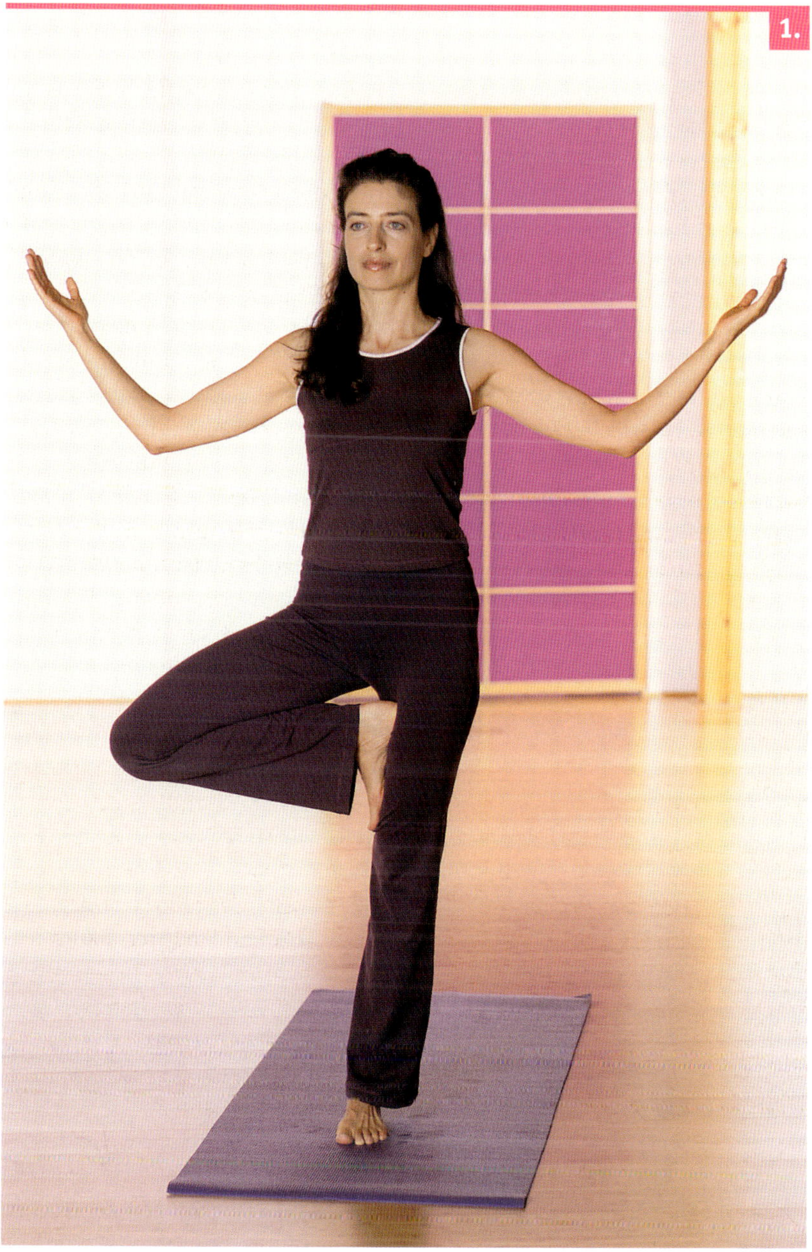
1.

Das zusammengerollte Blatt (Yoga mudra): Zu sich kommen

Diese Haltung hat viele Namen – wie Kindeshaltung, Andachtshaltung und eben das zusammengerollte Blatt. Der Sanskritname »Yoga mudra« macht deutlich, worum es in dieser Haltung geht. Mudra bedeutet Siegel oder das, wodurch man sich kenntlich macht. Die Körperhaltung Yoga mudra ist also die, die den »Zustand des Yoga« ausdrückt: dass man ganz bei sich ist, ganz in sich ruht und dass der Geist ganz still ist.
Wenn wir unseren Körper auf eine solche Weise zusammenfalten, dann ziehen wir uns mit allen unseren Sinnen bewusst von der Welt zurück. Wir halten Einkehr oder nehmen Zuflucht – je nach Situation – in dem, was immer als Ort der Geborgenheit bei uns ist: unser Körper. Seit unserer Kindheit machen wir das automatisch, wenn wir uns nicht gut fühlen oder wenn uns etwas zu viel wird. Wir rollen uns dann auf dem Sofa oder im Bett ganz zusammen, ziehen die Decke über die Ohren und lassen die Welt mit allen ihren Problemen außen vor. Wir begeben uns damit eigentlich wieder zurück in die Haltung eines Embryos, der geschützt und geborgen im Leib seiner Mutter ruht.
Die Haltung des zusammengerollten Blattes unterscheidet sich jedoch von dieser Ursituation dadurch, dass wir sie bewusst wählen und uns ganz bewusst in ihr erfahren. Wir ziehen uns in uns selbst zurück und halten Einkehr, um uns mit der Ruhe zu verbinden, die aus der Sammlung entsteht, in die die Haltung uns führt.
Je nachdem, wie die Arme gelegt werden, öffnen sich auch noch andere Erfahrungsfelder wie Vertrauen oder Hingabe.

Das können Sie in dieser Haltung lernen

- Rücken und Bauch zu entspannen;
- den Kopf ganz und gar abzulegen;
- die Sinne bewusst nach innen zu ziehen;
- sich in Ihrer Mitte zu sammeln;
- durch die Konzentration auf Ihren Atem in dieser Mitte zu verweilen.

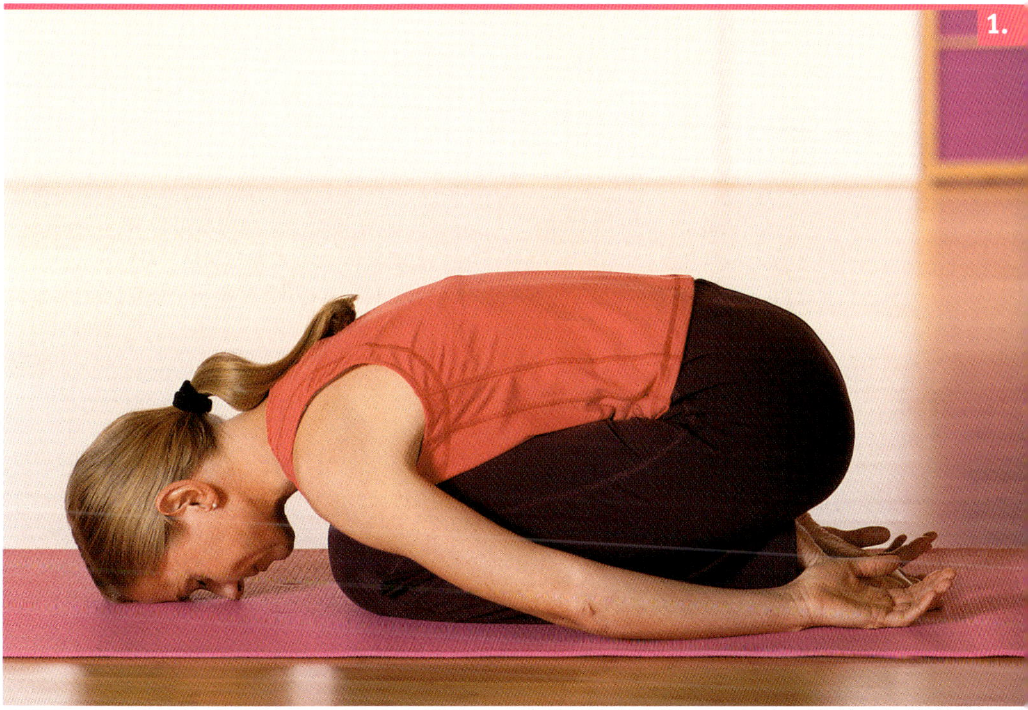

1.

Probieren Sie's aus

› Kommen Sie auf einer weichen Unterlage in den Fersensitz.

› Beugen Sie sich vor und legen Sie den Bauch auf die Oberschenkel oder lassen Sie ihn zwischen die Oberschenkel sinken. Legen Sie die Stirn auf dem Boden ab. Wenn Ihr Kopf nicht bequem so weit hinunterzusinken vermag, dann legen Sie ihn auf ein Kissen.

› Probieren Sie verschiedene Armhaltungen aus:

– Legen Sie die Arme seitlich neben dem Körper ab. 1.

– Strecken Sie die Arme in Verlängerung des Körpers nach vorn aus.

– Ziehen Sie die Ellenbogen an die Knie, legen Sie die Unterarme nebeneinander, die Handflächen nach oben, und legen Sie die Stirn auf die Unterarm-Innenseiten.

– Legen Sie die Hände übereinander und lassen Sie die Stirn auf die Handrücken sinken.

› Verweilen Sie so, und atmen Sie ruhig und tief ein und aus. Ziehen Sie sich ganz bewusst von der Außenwelt zurück und konzentrieren Sie sich auf die Atembewegung im Inneren Ihres Körpers. Lassen Sie sich mit jedem Ausatmen noch etwas mehr in diese zusammengerollte Haltung hineinschmelzen, und versuchen

Sie so, mehr und mehr zu sich zu kommen und in Ihre Mitte zu finden.

› Wenn Sie die Haltung verlassen wollen, richten Sie sich langsam Wirbel für Wirbel auf, und spüren Sie eine Weile in einer Haltung Ihrer Wahl nach.

› Versuchen Sie anschließend, all die Empfindungen, über die Ihnen Ihre Mitte erfahrbar wurde, mit in Ihren Alltag zu nehmen.

Die Schulterbrücke (Dvipada pithamasana): Zum Loslassen finden – aus der Erfahrung der Kraft

Die Schulterbrücke ist eine so vielseitige Haltung, dass sie zahlreiche Lern- und Erfahrungsfelder bietet. Man kann sie einsetzen, wenn man eine leichte Umkehrhaltung üben will, wenn man den Nacken sanft dehnen möchte, wenn es gilt, die Bauchatmung anzuregen, wenn man den unteren Rücken zu stärken sucht und aus vielen weiteren Gründen. Doch ich durfte dieses wunder-volle Asana erst 20 Jahre lang üben, bevor sich mir erschloss, dass es in genialer Weise die Erfahrung ermöglicht, durch einen klaren und entschiedenen Einsatz von körperlicher Kraft

Das können Sie in dieser Haltung lernen

- Die Erfahrung, wie viel Standfestigkeit, Kraft und Durchhaltevermögen in Ihren Beinen steckt;
- wie hilfreich und unterstützend Widerstand sein kann;
- wie wir uns darauf ausrichten können, unsere Kraft dort zu entfalten, wo sie in uns steckt;
- wie sich ein gelöster Schultergürtel und ein wohlig gedehnter Nacken anfühlen;
- wie das Gefühl der richtig platzierten eigenen Kraft – und überhaupt die Erfahrung von Kraft an sich – uns erlaubt (und uns die Sicherheit gibt), uns zu entspannen und loszulassen.

gleichzeitig zu einem tiefen Loslassen zu finden. Die Kraft wird dort eingesetzt, wo uns die Natur mit den stärksten Muskeln ausgestattet hat: an den Beinen und am Becken. Das Loslassen wird dort möglich, wo wir besonders häufig in der Muskulatur angespannt, verkürzt und verhärtet sind: im Schultergürtel und im Nacken. Wenn wir also in der Schulterbrücke mit den Füßen und Beinen fest und nachdrücklich in oder gegen den Boden drücken, dann wird – weil der Boden uns auf hilfreiche Weise Widerstand bietet – eine Kraft durch die langen Knochen der Beine geleitet, die hilft, das schwere Becken zu heben und es gehoben zu halten. Alle Muskeln oberhalb der Taille können dann entspannen und ihre Spannung in den Boden schmelzen lassen.
Dieses Erfahrungsfeld lässt sich auf viele andere Yogahaltungen, vor allem aber auf das Leben übertragen, denn immer dann, wenn wir uns innerlich wirklich stark fühlen – ob nun körperlich, geistig oder seelisch –, werden wir keine Notwendigkeit sehen, angespannt oder auch nur auf der Hut zu sein: Wir werden uns vielmehr entspannen können. Diese Entspannung entfaltet sich gewissermaßen auf dem Rückhalt der Kraft.

Probieren Sie's aus

› Kommen Sie in die Rückenlage und stellen Sie die Beine angebeugt auf. Halten Sie die Füße hüftgelenkbreit und parallel und nehmen Sie sie so dicht ans Gesäß heran, dass Ihre Unterschenkel in etwa senkrecht stehen.
› Schmiegen Sie die Großzehenballen an die Matte und drücken Sie kräftig mit den Außenkanten der Fersen gegen den Boden. Spüren Sie, wie sich durch den Widerstand des Bodens eine Kraft entfaltet, die durch die Beine aufsteigt und Ihnen hilft, nun das Gesäß mühelos hochzuheben. Streben Sie mit den Leisten weit nach oben und mit den Knien weit nach vorn in den Raum. **1.** (Seite 88)
› Lassen Sie den Bauch Richtung Wirbelsäule sinken, damit er sich nicht vorwölbt und kein Hohlkreuz entstehen kann.
› Lassen Sie Nacken und Schultern zum Boden hinunterschmelzen, und finden Sie eine entspannte Haltung für Ihre Arme.
› Atmen Sie ruhig und tief ein und aus und verbinden Sie sich mit der Atemkraft in Ihrem Bauchraum.
› Die ganze Zeit über bleiben die Fersen in einem kraftvollen Kon-

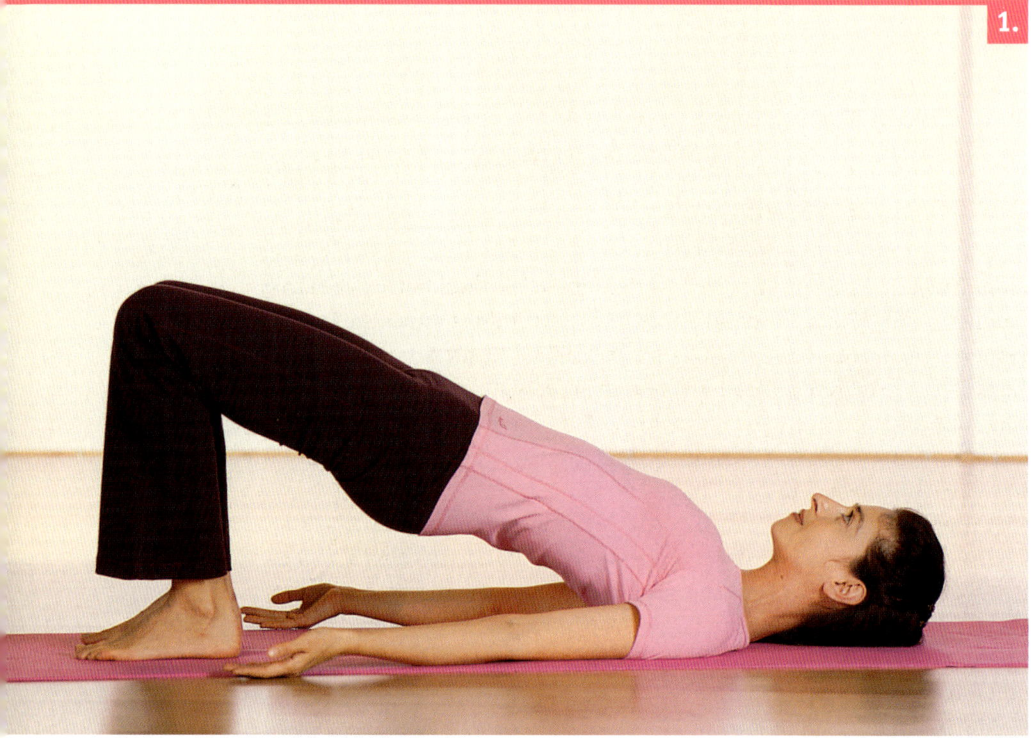

1.

takt mit dem Boden, damit die Kraft für das Halten vor allem aus Ihren Beinen kommt. Achten Sie darauf, dass die Großzehenballen immer am Boden bleiben und Füße, Knie und Oberschenkel parallel zueinander stehen.

› Spüren Sie die beiden Pole Ihres Körpers: unten der Kraftpol und oben der Entspannungspol. Machen Sie sich bewusst, wie gut Ihre sonst oft so beladenen Schultern loslassen können, wenn die starken Beine den Körper tragen.

› Um die Haltung zu verlassen, heben Sie die Fersen und legen den Rücken Wirbel um Wirbel ab. Stellen Sie sich dabei vor, jeden Wirbel einzeln einzuladen, von Ihrer Aufmerksamkeit geleitet zum Boden zurückzukehren.

› Sobald das Becken wieder aufliegt, strecken Sie ein Bein nach dem anderen aus und spüren in der Rückenlage nach. Werden Sie sich bewusst, wie schwer, breit und entspannt Ihre Schultern jetzt aufliegen und als wie belebt und warm Sie jetzt Ihre Beine erfahren. Spüren Sie, wie und in welchem Maße Ihr Atem an Kraft und Tiefe gewonnen hat.

Der halbe Schulterstand (Viparita karani mudra): Die Welt aus einer anderen Perspektive betrachten

Jeder Mensch benötigt von Zeit zu Zeit einen Wechsel der Perspektive. Deshalb reisen die meisten so gerne und verkünden vorher, sie bräuchten einen »Tapetenwechsel«. Wenn wir dieses Bedürfnis verspüren, haben wir vorher festgestellt, dass wir in etwas feststecken: in der Routine, in der Tretmühle unseres Alltags von Beruf und Beziehung, im Karussell der Gedanken und Sorgen, in Verhaltensweisen, die zu schlechten Angewohnheiten geworden sind und so weiter.
Wenn wir unsere Perspektive ändern, ändert sich damit fast automatisch unsere Sichtweise. Wenn wir zum Beispiel auf einen hohen Berg steigen, nehmen wir in der Regel unsere Alltagssorgen nicht mit uns. Auf dem Gipfel stehend, erweitert sich unser Horizont, und die Menschen, die irgendwo dort unten in den Dörfern und Städten ihren Alltagsbeschäftigungen nachgehen, erscheinen uns plötzlich wie Ameisen. Oder wir reisen in ein Land, in dem manches anders läuft als bei uns. Vielleicht ist ein großer Teil der Bevölkerung sehr arm, hat keinen Zugang zu etwas, das uns so selbstverständlich erscheint wie frisches, sauberes Wasser, vielleicht erfahren wir plötzlich, dass Frauen als Menschen zweiter Klasse angesehen werden. Auf einmal kann der Eindruck entstehen, dass unser

Das können Sie in dieser Haltung lernen

- Ihren Körper zur Ruhe kommen zu lassen;
- Ihren Kopf »zu erden« und Ihre Füße »zu lüften«;
- tief in den Bauch zu atmen;
- die Schwerkraft »umzukehren«, indem Sie die Fließrichtung des Blutes vom und zum Herzen »auf den Kopf stellen«;
- dass ein Asana Sie sowohl anzuregen wie zu beruhigen vermag, ganz wie es Ihr Körper und Ihr Geist gerade benötigen;
- die Welt aus einer anderen Perspektive zu betrachten.

Leben zu Hause – das Leben, vor dem wir in die Ferne geflüchtet sind – uns eigentlich sehr gute Lebensbedingungen bietet, nur war uns das in der Tretmühle unseres Alltags nicht mehr bewusst.
Eigentlich aber brauchen wir keinen Ortswechsel, denn wir können lernen, im Hier und Jetzt, dort, wo wir gerade sind und wo wir den Herausforderungen des Lebens begegnen, die Perspektive zu wechseln.
Die Umkehrhaltungen des Yoga helfen uns, so etwas einzuüben. Wenn wir sie immer wieder praktizieren und dabei ganz bewusst wahrnehmen, wie anders alles aussieht, wenn der Kopf unten und die Füße in der Luft sind, dann werden wir uns nach einer Weile in einer konkreten Alltagssituation zumindest daran erinnern können, dass es eine andere Perspektive gibt und folglich unsere momentane Sichtweise nicht die einzig mögliche ist.
Und dann haben wir plötzlich eine Wahl – die Wahl, die Situation aus diesem oder einem anderen Blickwinkel zu betrachten!

Probieren Sie's aus

Tipp: Haben Sie einen empfindlichen Nacken, legen Sie eine Decke unter die Schultern, so dass der Kopf etwas nach hinten sinkt.

› Kommen Sie in die Rückenlage und achten Sie darauf, genug Platz für die Beine hinter sich zu haben.

› Nehmen Sie die Beine angewinkelt an den Bauch und strecken Sie sie dann mit etwas Schwung Richtung Kopf aus, so dass sich Ihr Becken hebt. Stützen Sie sich mit beiden Händen am Beckenkamm oder im Lendenbereich ab. **1.**

› Richten Sie sich so ein, dass sich Rumpf und Beine in der Schräge befinden und beide zueinander in etwa im rechten Winkel sind.

› Sie können die Beine entspannt halten oder über die Fersen dehnen, je nachdem, was Ihnen angenehmer ist.

› Verweilen Sie so ruhig und tief atmend, und betrachten Sie aufmerksam Ihre Umgebung und gegebenenfalls die Menschen um Sie herum. Werden Sie sich dessen bewusst, wie anders alles aussieht, nur weil Sie jetzt »kopfunter« stehen, obwohl es doch nach wie vor dieselben Dinge und Menschen sind.

› Um die Haltung zu verlassen, lassen Sie die Knie Richtung Stirn sinken. Stützen Sie sich mit den Händen am Boden ab, rollen Sie langsam Rücken und Becken zurück, und lassen Sie dabei die Stirn

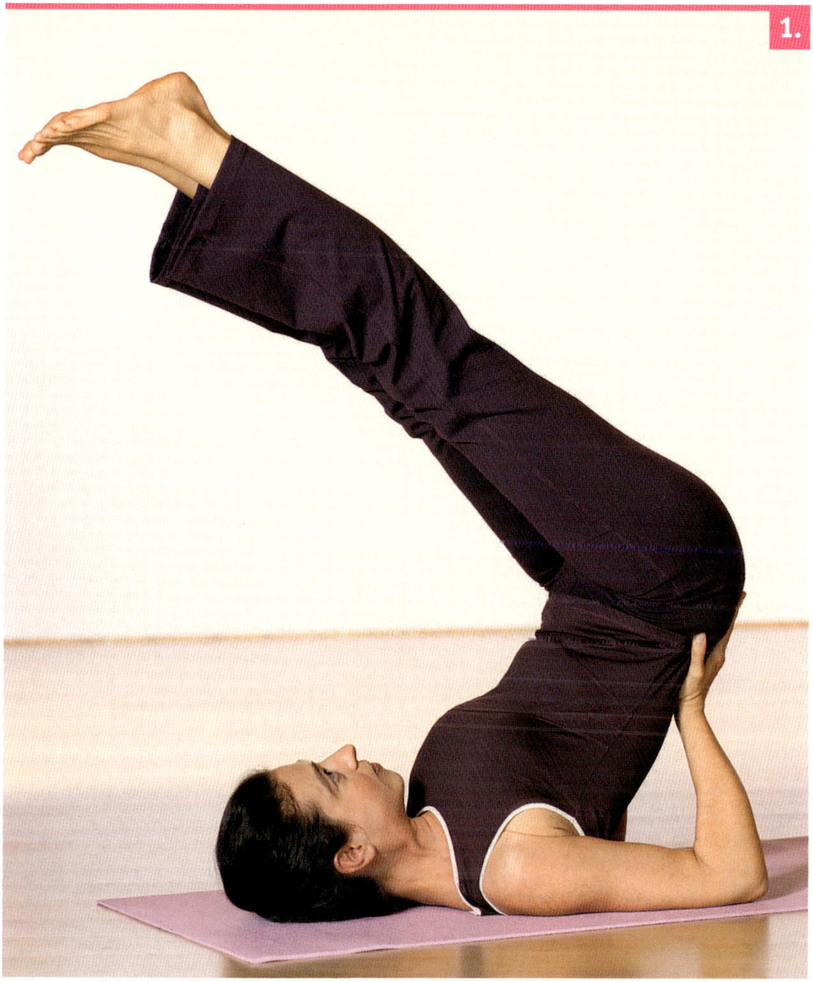

den Knien folgen (so dass Sie den Kopf heben).

› Sobald das Becken aufliegt, nehmen Sie Ihren Kopf in beide Hände und legen ihn mit gedehntem Nacken zum Boden.

› Schließen Sie als Ausgleichshaltung gleich die Schulterbrücke an (Seite 86) und halten Sie sie einige Atemzüge lang.

› Spüren Sie anschließend in der Rückenlage (eventuell mit aufgestellten Beinen) nach.

› Wenn Sie sich wieder aufrichten, versuchen Sie, Ihre veränderte Sichtweise beizubehalten und die Welt und die Menschen um Sie herum mit »ganz neuen Augen« zu sehen!

Das Konzept der Umkehr im Yoga

Ähnlich wie der Lotossitz, ist der Kopfstand eine der Haltungen, die man als Erstes mit dem Yoga in Verbindung bringt. Der Kopfstand zählt zu den Mudras, also zu den Schlüsselhaltungen des Yoga. Der berühmte Yogalehrer B. K. S. Iyengar bezeichnet den Kopfstand als »Vater aller Asanas« und den Schulterstand, die zweite wichtige Umkehrhaltung, als »die Mutter aller Asanas«.

In den alten Grundlagentexten heißen diese Haltungen »Viparita karani«, was »die Aktion/die Handlung der Umkehr« bedeutet. Im Alltag strömen alle unsere Energien normalerweise nach außen ins Tun, und handelnd bewegen wir uns durch den Tag. Da die meisten unserer Handlungen fremdbestimmt sind – wenn wir zum Beispiel im Beruf den zeitlichen, quantitativen und qualitativen Vorgaben unseres Arbeitgebers folgen –, wird jede dieser alltäglichen Handlungen uns weiter von uns selbst entfernen, bis wir vielleicht gar nicht mehr wissen, wie unser eigener Rhythmus wäre und wie viel und was wir eigentlich leisten können.
Oft wissen wir vor lauter Alltagsbewältigung gar nicht mehr wirklich, wer wir sind und was unsere wahren Bedürfnisse sind. Wir funktionieren möglichst reibungslos und leben von Wochenende zu Wochenende oder erwarten sehnsüchtig die nächsten Ferien.
Auf diese Weise werden wir uns selbst fremd, und das ist für die Yogis gleichbedeutend damit, sich von seiner Quelle zu entfernen. Die Quelle wird im Yoga »Selbst« genannt und meint unser innerstes Wesen, unseren Wesenskern. Wenn wir also eine Umkehrhaltung üben, signalisieren wir uns selbst und der Welt um uns, dass wir nicht herumlaufen, nicht unseren Alltagsgeschäften nachgehen und auch nicht wie sonst die Füße auf dem Boden und den Kopf in der Luft halten. Alles ist umgekehrt, der Kopf am Boden und die Füße in der Luft, und so üben wir die Umkehr – das Umkehren – ein.

Die Lebenskraft erhalten

In den Grundlagentexten des Hatha-Yoga findet sich noch ein weiteres symbolisches Bild. Es heißt dort, dass jeder Mensch mit der Geburt eine bestimmte Menge an Lebenselixier (Amrita) mit auf den Weg bekommt, die für sein ganzes Leben ausreichen muss. Sie befindet sich in einer Schale, die einer Mondsichel gleicht – oberhalb der Augenbrauen. Der Gegenspieler dieses Nektars ist das »Verdauungsfeuer« (Agni) im Bauchraum. Solange wir in der Welt aktiv sind, sagen die Texte, tropft der Nektar unablässig herab und fällt in das Feuer, in dem er vergeht. So brauchen wir laufend die Substanz auf, die uns am Leben erhält.

Begeben wir uns jedoch in eine Haltung der Umkehr, dann wird dadurch das Lebenselixier zurückgehalten und gewissermaßen aufgespart. Die Texte sagen, dass damit das Alter und sogar der Tod aufgeschoben werden können.

Übertragen auf unser Leben haben diese Aussagen durchaus eine wichtige Bedeutung. Sie zeigen uns, dass wir unsere Lebenskraft verlieren, wenn wir pausenlos tätig sind, herumeilen und mit allen unseren Sinnen draußen in der Welt unterwegs sind. Jeder kennt diesen Effekt: An Tagen, an denen »es rund geht«, ist man abends nicht nur körperlich, sondern auch psychisch erschöpft.

Umkehr heißt hier, sich von all

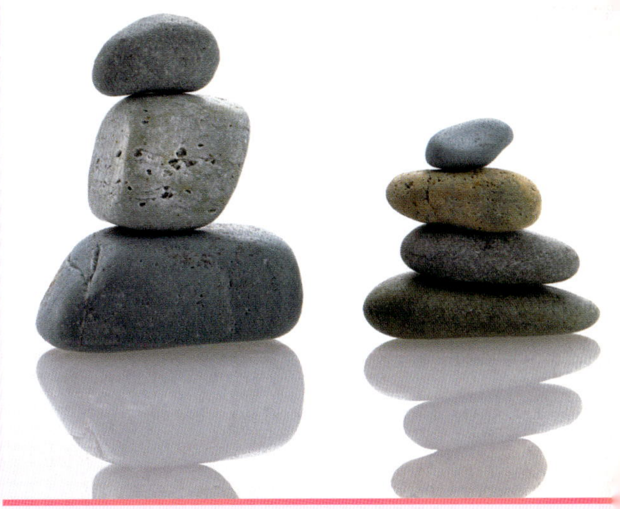

Unsere Perspektive regelmäßig zu wechseln, »alles auf den Kopf zu stellen«, verhilft uns zu einer neuen Sichtweise, in der sich manches Problem ganz von alleine löst …

seinen Aktivitäten zurückzuziehen, eine echte Auszeit zu nehmen und so Körper und Geist die Möglichkeit zu geben, wieder zu sich zu kommen, sich zu regenerieren und vor allem den inneren, spürenden Kontakt zu sich zu bewahren. Durch ihn können wir unserem innersten Wesenskern nahe kommen und – einmal gewonnen – die Nähe bewahren. So »bleiben wir bei uns« und sind nicht mehr (so oft) »außer uns«. Ein ausgeglichenes Verhältnis von Aktivitäten in der Außenwelt und Einkehr und Verinnerlichung sind die wesentlichen Faktoren fur unsere körperliche, geistige und seelische Gesundheit. Umkehrhaltungen erinnern uns daran und geben uns gleichzeitig die Möglichkeit, Umkehr zu praktizieren.

Wege ins Leid – Wege aus dem Leid

Im Yoga gibt es eine sehr hilfreiche Beschreibung für das, was uns Leid bereitet. Der Begriff dafür ist »Duhkha« und meint das, was uns innerlich verengt, oder einen engen, dunklen Raum. Das Bild, das in mir entsteht, ist das einer Sackgasse. Dort ist es eng und dunkel, dort geht es nicht mehr weiter, dort stecke ich fest.

Allein diese Vorstellung macht, dass ich mich – wenn ich nicht aufpasse – innerlich eng und unwohl fühle. Wenn ich mich ihr überließe, dann würde sie mich wahrscheinlich schnell lähmen und mit dem Gefühl zurücklassen, dass ich ja doch nichts tun kann, nichts ändern kann, zu schwach, zu ungeschickt, zu dumm … bin, um je wieder aus dieser Dunkelheit und Enge hinauszufinden.
Dadurch verengt und verdunkelt sich der psychische Raum immer weiter, und die Erfahrung der zunehmenden Enge lässt wiederum das Gefühl des Gelähmtseins wachsen. Ich wäre in einem Teufelskreis gefangen, in dem ich immer nur noch unglücklicher werden kann.
Aber was kann man tun, wenn man sich in eine solche Sackgasse verrannt hat oder der Teufelskreis einen gefangen zu halten scheint?
Die erste Antwort, die mir spontan einfällt ist: Dreh dich um und lauf aus der Sackgasse wieder hinaus! Wende dich dorthin, wo wieder Raum und Licht ist!
Das klingt wunderbar, nur ist man ja vielleicht schon so lange in der Sackgasse, in der Enge und der Dunkelheit, vielleicht hat man sich dort schon so eingerichtet, dass einem Weite und Licht eher unheimlich geworden sind.
Menschen, die lange eingesperrt waren, laufen auch nicht gleich aus ihrem Gefängnis raus, sondern wagen eher zögernd und vorsichtig neue Schritte zurück in die Freiheit.
Die leidvolle Situation hat ja in der Regel eine überschaubare Struktur. Man kennt seinen Kummer irgendwann in- und auswendig, denn schließlich kreist der Geist ständig darum. Man hat immer etwas, worüber man mit anderen reden kann. Man kann meist mit dem Mitgefühl der anderen rechnen oder aber zumindest mit ihrer Zuwendung.

Oft kann man sich gar nicht mehr vorstellen, ohne eine bestimmte Sorge, ein bestimmtes Minderwertigkeitsgefühl oder ein altbekanntes Schuldgefühl zu leben – und nur aus der Gesamtheit all dieser negativen Emotionen erwächst der Leidensdruck, der zu der Einsicht führt: »Ich kann mich kaum noch regen, ich weiß nicht mehr weiter, ich muss hier raus! Etwas muss sich ändern – und zwar *jetzt!*«

Der Schritt aus der Lähmung

In solch einer Situation beginnt man zum Beispiel mit dem Yoga, sucht sich einen Therapeuten, macht einen Selbsterfahrungskurs. Man beginnt dort, neue Verhaltensweisen einzuüben, und macht sich damit auf den Weg aus Enge und Dunkelheit. Mit der Hilfe der Einsichten, die man gewonnen hat, und der Techniken, die man eingeübt hat, beginnt man, sich selbst gewissermaßen wieder »auszuwildern« und ein neues Leben ohne Duhkha zu proben.
Das Wichtigste dabei sind die Einsicht und die Entscheidung, etwas zu ändern. Das ist der Schritt aus der Lähmung! Man beginnt, wieder aktiv zu werden und zu handeln – und oft fühlt man sich allein dadurch sofort etwas besser. Interessanterweise müssen die meisten von uns erst einmal ganz

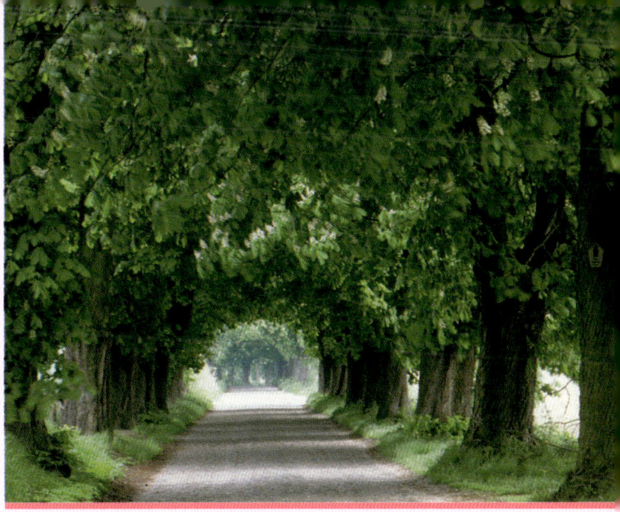

Es ist gut zu wissen, dass es zur Natur eines Tunnels gehört, sich an seinem Ende ins Licht zu öffnen. Aber wir müssen dem Tunnel bis dorthin folgen, wenn wir es erreichen wollen.

am Boden sein, um die Kraft für den Entschluss zu finden, sich vom Boden zu erheben und einen Neustart in ein fast schon vergessenes oder nie gekanntes Lebensgefühl zu wagen.

Aus dem Sumpf zurück ins Licht

Auch im Yoga ist dieser Prozess gut bekannt. Da Yoga-Üben immer auch bewusstes Tun meint, heißt das, dass man bewusst und offenen Auges bis zum Boden hinuntergeht und dann nachspürt, ob sich dieser Platz am Boden angemessen und richtig anfühlt. Antwortet die innere Stimme mit einem klaren, deutlichen »Nein«, dann wächst daraus die Fähigkeit, sich aus eigener Kraft wieder aufzurichten und den Weg zurück ins Licht anzutreten.

Die Kobra (Bhujangasana): Sich aus eigener Kraft erheben

Kobras sind in Indien heilige Tiere, die nicht gefürchtet, sondern geschützt, genährt und in einigen Regionen sogar angebetet werden.
In der Haltung der Kobra liegt man auf dem Bauch und richtet Oberkörper und Kopf auf. Dabei versucht man – so, wie es die Schlange macht –, sich nur aus der Kraft der Rückenmuskulatur zu erheben, also nicht die Arme einzusetzen. Wieder erweist sich der Widerstand des Bodens als hilfreich: Der Schlange gleich, drückt man sich mit dem unteren Teil seines Körpers vom Boden ab und erfährt so gewissermaßen »Auftrieb«.
Aus diesem Grund kann das Üben der Kobra auch in einem erweiterten seelischen Zusammenhang erfahren werden. Auf dem Bauch liegend, wird der Körper schnell als schwer erfahren – und wer sich dann auch noch gerade belastet oder niedergeschlagen (!) fühlt, mag sich fragen, wie er sich aus dieser Schwere wieder erheben soll.
Die Übung ermöglicht es Ihnen nun zu spüren, wo Sie Ihre Kraft einsetzen müssen, um sich mit zunehmender Leichtigkeit gegen die Schwer-Kraft zu erheben. Immer wieder können Sie in der Kobra erfahren, dass Sie das, was Sie nach unten zieht oder am Boden hält und schwer macht, mit den geeigneten Mittel wirklich überwinden können. Je öfter Sie die Kobra üben, desto selbstverständlicher und leichter wird es Ihnen fallen, sich (wieder) vom Boden zu erheben. Die Kobra, die sich aufrichtet, schaut zudem klar und gerade nach vorn auf das, was vor ihr liegt, und begegnet ihm mit der Kraft ihrer Aufrichtung.

Das können Sie in dieser Haltung lernen

- Sich selbst den Rücken zu stärken;
- kraftvolle Weite im Brustraum zu erfahren;
- Ausrichtung und Klarheit im Körper einzurichten;
- mal nicht die Arme und Schultern zu benutzen, um sich zu erheben;
- die reinigende Kraft der Ausscheidung zu aktivieren.

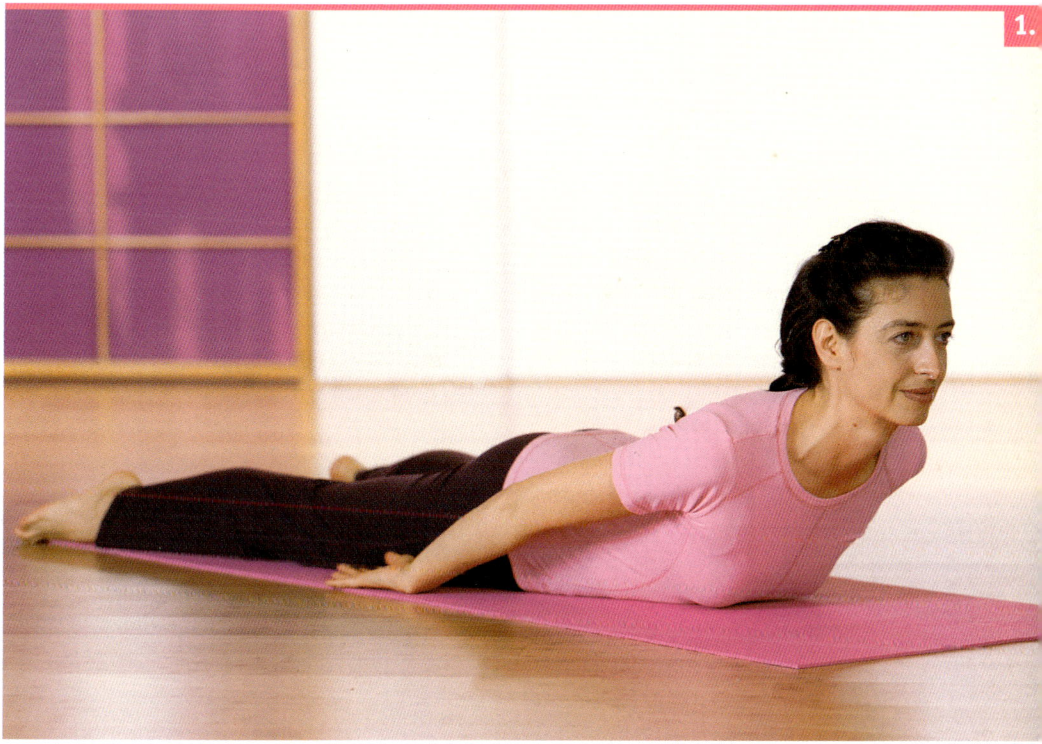
1.

Probieren Sie's aus

› Kommen Sie auf einer weichen Yogamatte in die Bauchlage.

› Nehmen Sie die Beine in eine leichte Grätsche, und finden Sie eine bequeme Stellung für Ihre Füße.

› Legen Sie Ihre Arme seitlich neben dem Körper ab, so dass die Finger fußwärts weisen.

› Schmiegen Sie die Innenseiten Ihrer Oberschenkel, die Leisten und den Unterleib in den Flor der Matte, und dehnen Sie Ihre Beine ganz weit nach hinten und unten.

› Heben Sie mit Ihrem nächsten Ein- oder Ausatem langsam und in einer fließenden Bewegung Oberkörper und Kopf, und streben Sie weit über Ihren Scheitelpunkt nach vorn und oben. 1.

› Lassen Sie die Arme ganz entspannt. Sie werden etwas mit gehoben, die Hände jedoch werden wahrscheinlich auf dem Boden bleiben.

› Kehren Sie aus- oder einatmend zum Boden zurück, und entspannen Sie die Beine.

› Fahren Sie mit dieser Bewegung im Rhythmus Ihres Atems fort.

› Jedes Mal, bevor Sie den Oberkörper heben, strecken Sie die Beine weit weg. Nutzen Sie die Auflageflächen Ihres Unterkörpers, um sich damit vom Boden wegzudrücken (oder den Boden unter sich wegzudrücken).

› Jedes Mal, wenn Sie zur Erde zurückkehren, lösen Sie alle Muskelanspannungen völlig auf.

› Beobachten Sie, wie durch das Wegschieben der Beine Kraft im Beckenboden entsteht und wie diese Kraft der Beine und des Beckens sich in den Rücken fortsetzt, so dass Sie sich nach und nach mit immer mehr Leichtigkeit von der Erde erheben können.

› Wenn Sie mögen, können Sie auch einige Atemzüge in der Haltung der aufgerichteten Kobra verweilen und beobachten, wie weit die Kraft bei Ihnen bleibt und wie sie Sie trägt.

› Wenn Sie merken, dass es Ihnen reicht, halten Sie inne. Spüren Sie in der Bauchlage, im zusammengerollten Blatt (Seite 84) oder im Sitz (Seite 74) nach.

Die Schwalbe (Shalabhasana): Sich selbst den Rücken stärken

Die Übung, die ich hier Schwalbe nenne, kombiniert zwei klassische Yoga-Asanas: Sie verbindet die Kobra mit einer Haltung, die Heuschrecke genannt wird. Bei der Kobra werden Oberkörper und Kopf gehoben, bei der Heuschrecke die Beine. In der Schwalbe nun werden alle Gliedmaßen und der Kopf gehoben, und es entsteht der Eindruck einer Schwalbe, die sich ins Blau des Himmels schwingt.

Dieses Asana ist – egal, ob man es dynamisch übt oder in der Haltung verweilt – hervorragend geeignet, die rumpfaufrichtende Muskulatur des Rückens zu stärken. Das Anheben der Beine geschieht aus der Kraft des Gesäßes und des unteren Rückens, das Anheben von Kopf und Oberkörper aus der Kraft des Nackens und des oberen Rückens.

Regelmäßig geübt, wird schnell spürbar, dass tatsächlich mehr »Rückhalt« für die Aufrichtung im Sitz und im Stand entsteht und dadurch eine zunehmende Mühelosigkeit, sich aufrecht zu halten und nicht mehr so sehr in sich zusammenzusacken. Wenn wir uns mühelos und aus unserer tiefen Muskelkraft heraus aufzurichten vermögen, dann schaffen

wir dadurch auch ausreichend Raum für den Atem, so dass er tief und nährend sein kann.
Die Erfahrung, dass wir uns selbst den Rücken stärken können, ist sehr hilfreich, denn sie bedeutet, dass wir keinen anderen dafür brauchen.
Es ist zwar sehr angenehm und wohltuend, wenn wir merken, dass »uns jemand den Rücken stärkt«, aber es kann uns auch abhängig machen – denn dann geschieht es leicht, dass wir uns plötzlich wieder schwach und hilflos fühlen, wenn niemand verfügbar ist, um diese Aufgabe zu übernehmen. Sich selbst den Rücken stärken zu können heißt deshalb, wieder unabhängig und selbstständig zu werden und für sich selbst verantwortlich zu sein.
In der Haltung der Schwalbe ist die Muskulatur an der Rückseite des Körpers sehr gefordert, da Rumpf und Beine mit ihrem Gewicht gegen die Schwerkraft gehoben werden. Das Bild der Schwalbe hilft uns, dabei erst gar keine Anstrengung aufkommen zu lassen, denn es vermittelt die Leichtigkeit und Mühelosigkeit, mit der sich dieser kleine Vogel in die Luft schwingt.
Je intensiver wir die Muskulatur an der Rückseite unseres Körpers benutzen, desto mehr Weite und Dehnung wird an der Vorderseite möglich. Davon profitieren vor allem die Leisten, die das gut brauchen können, da sie durch das ständige Sitzen chronisch verkürzt sind.
Sollte Ihnen die empfohlene Armhaltung nicht angenehm sein, finden Sie einfach eine, die sich für Sie besser anfühlt.

Das können Sie in dieser Haltung lernen

- Den Widerstand, den der Boden bietet, sinnvoll einzusetzen, um Ihre Kraft zu entfalten;
- ob Ihnen eher Ihr Einatem oder Ihr Ausatem hilft, an Ihre Kraft zu kommen;
- die Atemkraft so zu vertiefen, dass sie den unteren Rücken beziehungsweise das Becken durchströmt;
- Leichtigkeit in der Kraft zu bewahren;
- in der Anstrengung entspannt zu bleiben.

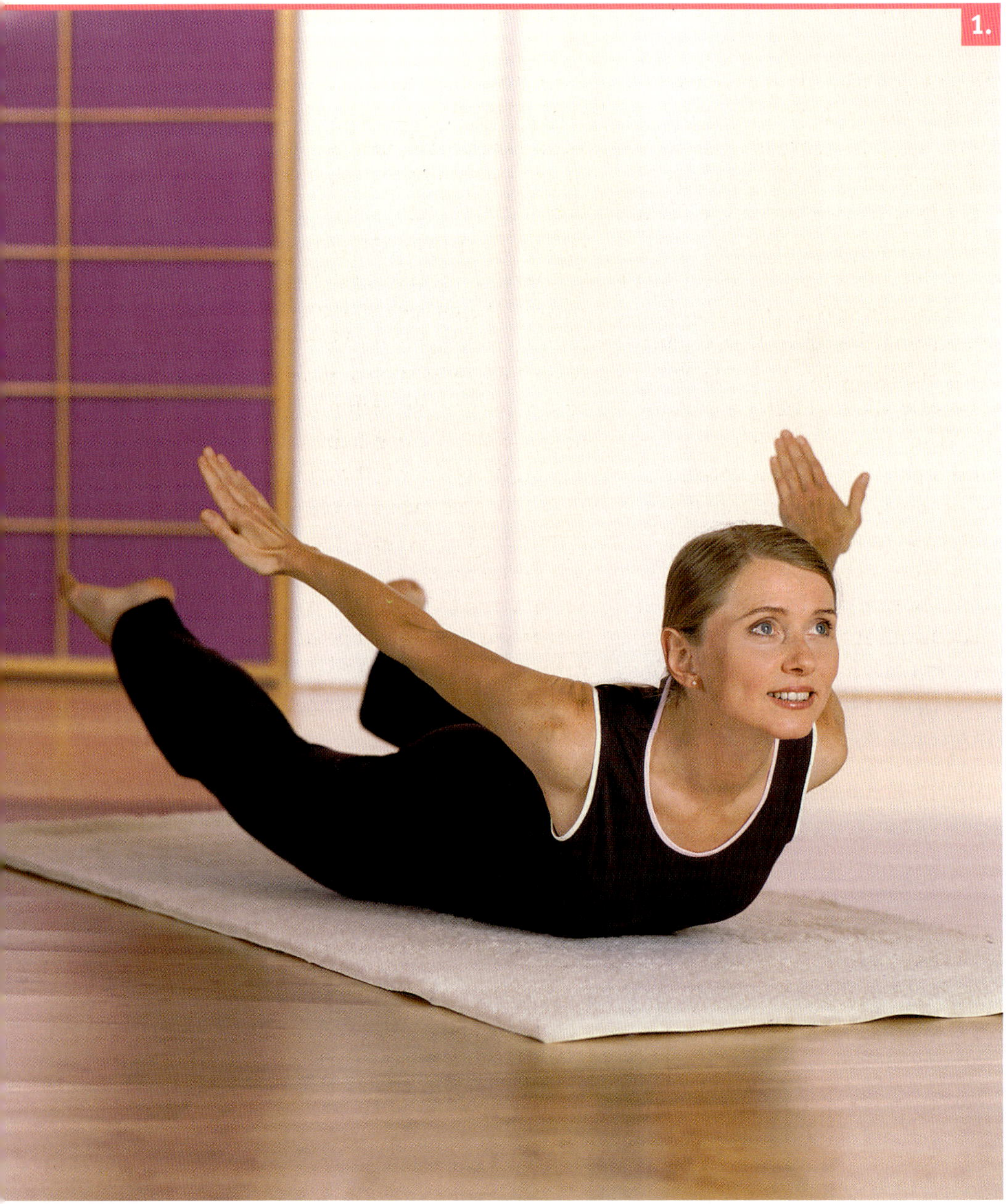

1.

Probieren Sie's aus

Tipp: Üben Sie auf einer weichen Yogamatte. Und wenn Sie sehr dünn sind, dann legen Sie sich eine zusammengefaltete Decke oder ein flaches Kissen unter den Unterbauch.

› Legen Sie sich auf den Bauch, die Arme neben dem Körper. Nehmen Sie die Beine in eine leichte Grätsche, die es Ihnen erlaubt, die Innenseiten der Oberschenkel und die Leisten an den Boden zu schmiegen. Finden Sie eine bequeme Haltung für Ihren Kopf.
› Lassen Sie nun zuerst einmal die Vorderseite Ihres Körpers Kontakt zum Boden aufnehmen.
› Wenn Sie sich richtig wohlig in die Matte geschmiegt haben, beginnen Sie, sehr tief und kraftvoll zu atmen. Versuchen Sie in Ihrer Vorstellung, den Boden mit Ihrer Bauchdecke nach unten wegzudrücken. Beobachten Sie, wie dadurch – weil der Boden nicht nachgibt – eine starke Atembewegung an der Rückseite der Taille oder in der Weite des Beckenraumes entsteht.
› Konzentrieren Sie sich dann auf Ihren Nabel als das Zentrum Ihres Körpers. Stellen Sie sich vor, dass Ihre Beine sowie der Oberkörper und Kopf durch »Energielinien« mit dem Nabel verbunden sind.
› Dehnen Sie mit Ihrem nächsten Ein- oder Ausatem, ausgehend vom Nabel, die Beine weit nach hinten und den Scheitelpunkt weit nach vorn in den Raum – und heben Sie die langen Beine, den Oberkörper, den Kopf und die Arme. Streben Sie aus Ihrer Mitte heraus nach vorn- und hinten-oben. Stellen Sie sich vor, Sie seien eine Schwalbe, die sich mit Leichtigkeit in die Lüfte erhebt. **1.**
› Kommen Sie mit Ihren Aus oder Einatem zum Boden zurück, und sammeln Sie sich wieder ganz im Nabelzentrum.
› Fahren Sie damit fort, sich immer in die Weite zu dehnen und ganz leicht zu werden, wenn Sie sich vom Boden erheben – und wieder ganz in Ihre Mitte zurückzukehren und alle Anspannung zu lösen, wenn Sie zu ihm zurücksinken.
› Wenn Sie merken, dass es Ihnen reicht, halten Sie inne. Spüren Sie zuerst in der Bauchlage nach, in welchem Maße sich Ihr Atem in Rücken und Becken vertieft hat.
› Anschließend kommen Sie in einen aufrechten Sitz Ihrer Wahl (Seite 74), und werden Sie sich dessen bewusst, wie viel Rückhalt Sie nun aus Ihrer eigenen (inneren Muskel-)Kraft erfahren.

Schweres mit Leichtigkeit bewegen

Jeder Mensch kennt Tätigkeiten, die ihm leicht fallen, und andere, die ihm nicht leicht fallen. Das zeigt sich schon ganz deutlich in unserer Kindheit, zum Beispiel in der Schule, wo wir einige Fächer »mit links« bewältigten und mit anderen nicht nur Mühe hatten, sondern im Laufe der Zeit zu der Einschätzung kamen, dass sie uns nicht liegen, dass wir nicht begabt dafür sind und so weiter. Diese Einschätzung wurde oft von unseren Lehrern und Eltern noch verstärkt.

Mir selbst ging es so mit Mathematik. In diesem Fach war ich nicht dumm, aber »langsam von Begriff«. So wurde ich bald abgehängt und verstand nichts mehr von all der Vektoren- und Differenzialrechnerei. Ich begann, mich für dumm zu halten, für unbegabt, und meine Mitschüler und meine Lehrerin bestätigten mir das. Noch heute werde ich jedes Mal ganz nervös, wenn ich etwas rechnen muss. Ich fürchte, es nicht zu schaffen und zu versagen – und so erscheint mir oft die einfachste Rechenaufgabe unlösbar schwer. Das eigentliche Problem ist jedoch eine Meinung über mich, die sich aus einer Reihe negativer Erfahrungen in der Vergangenheit erschaffen hat. Sie scheint unveränderlich zu sein und mich für immer abzustempeln.
Nun fragt das Leben aber überhaupt nicht danach, ob ich mich für zahlenbegabt halte oder nicht, sondern stellt mir ständig munter Rechenaufgaben. Bevor ich jetzt jedes Mal in dieselbe alte Resignation versinke, habe ich mir diverse Tricks angewöhnt. So steht auf meinem Schreibtisch immer ein kleines Schülerhandbuch mit mathematischem Grundwissen griffbereit, in dem ich schnell nachschlagen kann. Meine Steuerberaterin weiß inzwischen, dass sie mir alles auf Grundschulniveau erklären muss – aber dann verstehe ich es auch und kann angemessen handeln. Für Kalkulationen bietet mein Computer gute Programme an, und ich frage dazu versierte Menschen um Hilfe. So verlieren allmählich die Zahlen ihren Schrecken, denn ich tue alles, um etwas, das mir schwer fällt, leicht und verständlich werden zu lassen.
Mein Leben ist – wie jedes andere auch – voll mit solchen Beispielen.

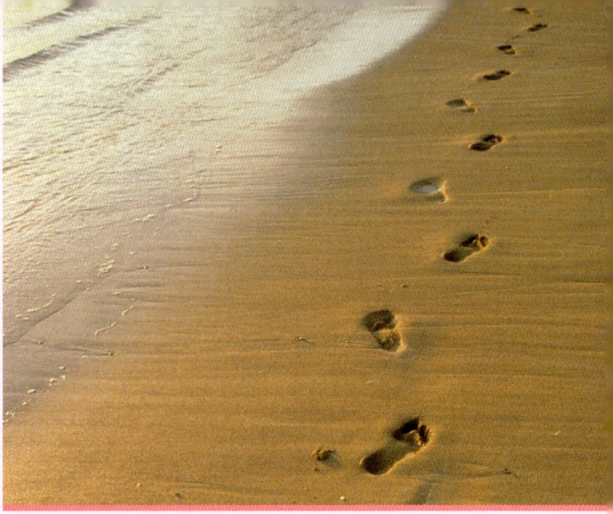

Auch ein weiter und anspruchsvoller Weg beginnt immer mit dem ersten Schritt. Indem wir bewusst Schritt für Schritt gehen, können wir fast jedes Ziel erreichen.

Die Macht der kleinen Schritte

Ein Minderwertigkeitsgefühl, mit dem wir uns rumschlagen, bewirkt, dass uns Dinge schwer fallen. So geschieht es oft, dass wir denken, wir seien schwach, und deshalb vor anstrengenden Yoga-Asanas oder anderen körperlichen Anstrengungen zurückscheuen. Dabei könnten wir das Schwere doch in kleine, einfache Schritte zerlegen, die mit Leichtigkeit auszuführen sind, so dass das Zutrauen in die eigenen Fähigkeiten wächst. Das Üben vieler kleiner Kraftübungen wird dazu führen, dass Kraft wächst und irgendwann – zu seiner Zeit – das wirklich Anstrengende auch mit Leichtigkeit getan werden kann.

Ich glaube, alles, was uns schwer fällt, lässt sich durch beharrliches Üben kleiner Schritte eines Tages meistern, denn das Wundervolle an uns Menschen ist, dass wir unbegrenzt lernfähig sind. Die Fähigkeit, in dieser Weise umzulernen, ist eine, die mit zunehmendem Alter sogar wächst, da das Leben uns gelehrt hat, besser mit unseren Kräften hauszuhalten und sie gezielter einzusetzen.

Hilfreich ist es, wenn die Motivation stark ist. Wenn ich wirklich lernen möchte, meine Schüchternheit zu überwinden und auf Menschen zuzugehen, dann werde ich Lehrer finden, die mir helfen, die Fähigkeit in meinem Tempo zu erlangen. Wenn ich mich mit dem Auto im Großstadtverkehr unsicher fühle, dann werde ich in den nächsten Ferien ganz viel Fahrpraxis auf dem Land und in kleinen Städten sammeln, bis ich sicher und mit Freude hinterm Lenkrad sitze und dann auch mal sonntags oder abends in meiner großen Stadt unterwegs sein mag.

Manchmal werde ich allerdings auch erkennen, dass etwas, das mir schwer fällt, wirklich nicht mein Ding ist. Ich habe es zum Beispiel eines Tages aufgegeben, mich elegant am Rand des Schwimmbeckens hochstemmen zu wollen, und nehme schlicht die Treppe. So einfach ist das!

Der Bogen (Dhanurasana): Die Energie im Bauchraum bündeln

In der Bogenhaltung wird der Körper aus der Bauchlage heraus gespannt wie ein Bogen. Das geschieht dadurch, dass die Hände die Füße fassen, die nach hinten und oben streben, und so der Oberkörper über die Arme hochgezogen wird.

Der Bogen ist eine kraftvolle Haltung, die an den mythischen Krieger Arjuna aus der Bhagavadgita erinnert. Diese berühmte Geschichte ist in Indien allen Menschen so geläufig wie uns das Neue Testament.

Arjuna steht am Beginn einer Schlacht dem feindlichen Heer gegenüber und fühlt sich plötzlich unfähig, seinen Bogen anzulegen. Er ist von Zweifeln überwältigt und dadurch handlungsunfähig – obwohl er gewiss sein kann, für die richtige Sache zu kämpfen, und obwohl er weiß, dass dieser Kampf unvermeidlich ist. Etwas in seiner inneren Befindlichkeit bewirkt, dass ihn jeder Mut verlässt und er bereit ist, den Dingen einfach ihren Lauf zu lassen, selbst wenn dies großes Unheil für ihn und andere nach sich zieht.

Der Kampf, der in der Bhagavadgita geschildert wird, steht symbolisch für die inneren Konflikte, denen jeder Mensch begegnet, wenn es darum geht, überkommenen Verhaltensweisen, Denkmustern und Sichtweisen, die sich als schädlich für die seelische und geistige Gesundheit erwiesen haben, mit Entschiedenheit entgegenzutreten. Den Bogen zu spannen heißt, aktiv zu werden und sich und der Umwelt deutlich zu machen, dass man gewillt ist, dem Unheil nicht weiter seinen Lauf zu lassen, sondern ihm entschlossen gegenzusteuern.

Die Kraft dazu kommt nach Sichtweise der Yogis aus dem Bauch, und sie wird in der Bogenhaltung durch die Intensivierung der Bauchatmung gestärkt. Der Bauch ist der Sitz der Tatkraft, der Ort, aus dem heraus wir unsere Entscheidungen treffen. Der Bauch ist der Ort des Verdauungsfeuers, das uns, wenn es gut brennt, die Energie gibt, unsere Vorsätze auch wirklich in die Tat umzusetzen.

Die Bogenhaltung stabilisiert bei regelmäßiger Übung den Bauchraum und vermittelt uns dadurch das Gefühl, uns um ein stabiles Zentrum ordnen zu können, das uns Entscheidungs- und Handlungsfähigkeit schenkt. Dadurch können wir das Zögern und Zweifeln, das unsere innere Entwicklung zu behindern droht, besiegen.

Der Bauch ist in der Bogenhaltung ganz der Erde verbunden, die ihn trägt und die durch den Widerstand, die sie seinem Gewicht entgegensetzt, die Bauchatmung überhaupt erst in diesem Maß intensiviert und als stete Kraft zu entwickeln hilft.
Der bewusste Kontakt zum Boden ist es auch, der verhindert, dass wir uns in irgendwelche Ideen »versteigen«. Vielmehr bleiben wir mit dem Bauch (analog zu beiden Füßen) fest auf dem Boden der Tatsachen und neigen deshalb zu vernünftigen und pragmatischen Entscheidungen.
Der Bogen ist aber auch eine Haltung, in der uns »ganz weit ums Herz« wird, da der Brustkorb vorn – durch den Armzug nach hinten – intensiv gedehnt wird. So viel Weite und Raum rund ums Herz zuzulassen, erfordert Mut und Kraft, denn eine solche Körperhaltung schenkt uns – wie auch die innere Haltung der Weitherzigkeit – eine große Präsenz, die uns sichtbar und angreifbar macht.
Darum weiß »der spirituelle Krieger« sehr wohl und nimmt in Kauf, für seine Überzeugung und das, was ihm innerlich – aus dem Bauch heraus und mit den Augen des Herzens betrachtet – richtig und wichtig erscheint, nicht nur Zustimmung und Unterstützung zu finden. Indem er dem Weg seines Herzens folgt, steht er für sich ein und findet die Kraft, sich nicht von den Zweifeln und den Widerständen anderer Menschen beirren zu lassen, sondern bei sich zu bleiben.
Eine solche innere Haltung, in uns ruhend und fokussiert auf unser Ziel, kann sehr hilfreich für Partner, Familie oder KollegInnen sein, denn unser klarer »Herz-Standpunkt« vermittelt Orientierung und Sicherheit.

Das können Sie in dieser Haltung lernen

- Sich mit der eigenen inneren Kraft zu verbinden;
- den Bauchraum als Kraftraum zu erfahren;
- »weitherzig« zu werden;
- die verkürzte Brustmuskulatur zu dehnen;
- die Atemkraft insgesamt zu stärken;
- die verkürzten Bänder an den Leisten zu dehnen;
- Rücken-, Gesäß- und Oberschenkelmuskulatur zu stärken.

1.

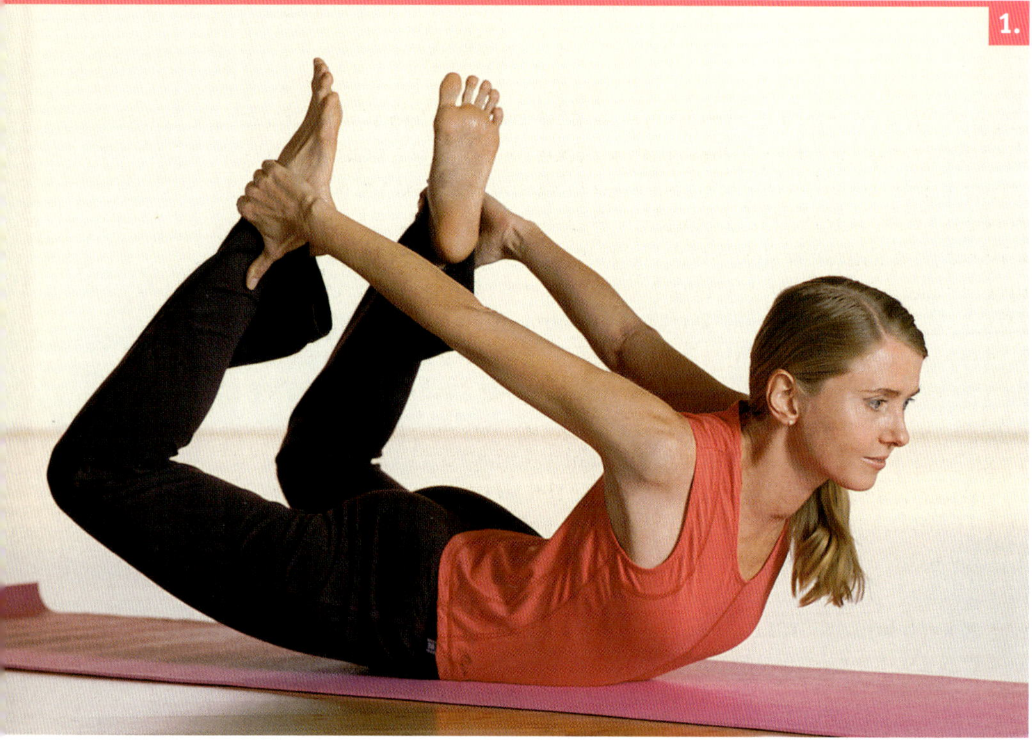

Probieren Sie's aus

Tipp: Um den Körper auf die intensive Bogenhaltung vorzubereiten, üben Sie vorher vermehrt die Schwalbe (Seite 98) und die Kobra (Seite 96).
Wenn Sie sehr dünn sind, dann legen Sie sich eine zusammengefaltete weiche Decke unter das Becken.

› Kommen Sie in die Bauchlage. Nehmen Sie die Beine in eine leichte Grätsche, und legen Sie den Kopf mit der Stirn auf.

› Winkeln Sie die Beine an und umfassen Sie mit den Händen die Füße oder Fußgelenke.

› Spannen Sie Ihre Schultern in die Breite und dehnen Sie sie ganz weit weg von den Ohren, so dass der Nacken lang und gestreckt bleiben kann.

› Schmiegen Sie die Leisten kraftvoll an den Boden, und heben Sie dann langsam die Unterschenkel nach hinten und oben. Der Oberkörper wird nun über die Armschlaufe gehoben. 1.

› Kommen Sie nur so weit hoch, wie es Ihnen im unterem Rücken angenehm ist. Stellen Sie sich vor, die beiden Bogenlinien an der Vorder- und Rückseite Ihres Körpers ganz lang zu dehnen, so dass nirgends ein Knick entsteht, der den Fluss entlang dieser energetischen Linien unterbrechen könnte.

› Atmen Sie ganz ruhig und tief weiter ein und aus, wodurch Ihr Körper beginnen wird, leicht zu schaukeln.

› Spannen Sie eventuell nach einigen Atemzügen Ihren Bogen noch etwas nach, indem Sie mit den Unterschenkeln noch etwas weiter nach hinten streben. Finden Sie die Form, in der Sie möglichst entspannt verweilen und weiter atmen können.

› Wenn Sie merken, dass Sie die Haltung verlassen möchten, senken Sie langsam die Unterschenkel und damit den Oberkörper und legen die Stirn wieder auf. 2.

› Ziehen Sie dann zum Ausgleich die Fersen herunter, so dass sie in die Gesäßmuskulatur drücken, und ziehen Sie gleichzeitig kraftvoll den Nabel Richtung Wirbelsäule. Verweilen Sie so 3 bis 4 Atemzüge.

› Dann lassen Sie die Füße los. Spüren Sie kurz in der Bauchlage nach. Verbinden Sie sich mit der Kraft Ihrer Bauchatmung und der Anregung und Wärme, die Ihnen dieses Asana geschenkt hat.

› Kommen Sie dann in einen aufrechten Sitz Ihrer Wahl, und spüren Sie in Ihrem Bauch- und Brustraum nach. Werden Sie sich bewusst, wie die Kraft des Bauches und die Weite des Herzraums sich miteinander verbinden. Bleiben Sie noch eine Weile in einer betrachtenden Wahrnehmung dieser ganz eigenen Mischung von Entschlossenheit und Hingabe, die Sie auf Ihrem inneren Weg unterstützen und begleiten möge.

Tipp: Wenn diese Bogenhaltung zu anstrengend für Sie ist, können Sie auch den »halben Bogen« üben: Stützen Sie sich mit dem linken Unterarm am Boden ab, fassen Sie mit der rechten Hand den linken Fuß, und lassen Sie das rechte Bein ausgestreckt. So spannen Sie Ihren Bogen nun in der Diagonalen.

2.

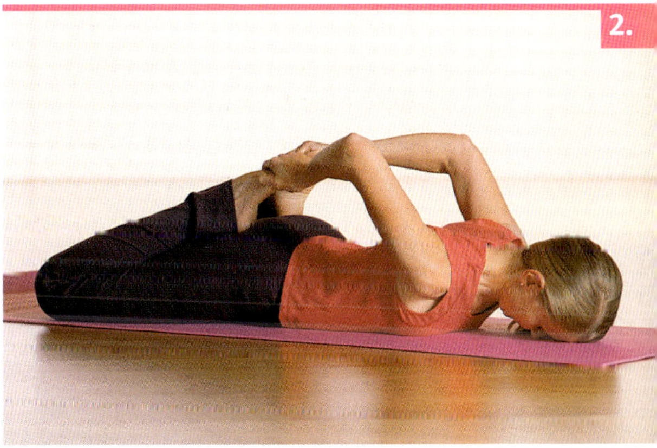

Der Ausstellschritt: Sich dem Leben wieder öffnen

Der Ausstellschritt ist ein ganz weiter Schritt nach vorn oder auch nach hinten. Er ist die Grundhaltung für viele andere Yoga-Asanas, zum Beispiel für die Haltung des Helden (Seite 112).
Ausgangshaltung für den Ausstellschritt ist der aufrechte Stand (Berghaltung, Seite 78). Aus diesem stabilen Zweibeinstand hebt man ein Bein und führt es langsam und in einer geraden Linie ganz weit nach vorn – oder ganz weit nach hinten, in den Raum, den man nicht sieht.
Stellt man ein Bein nach vorn aus, so ist die Bewegung wirklich raumgreifend, wie ein Schritt mit Siebenmeilenstiefeln. Führt man die Bewegung nach hinten aus, so hilft sie, das Vertrauen zu stärken, denn man setzt ja den Fuß hinter sich ins Unbekannte und muss darauf vertrauen, dass man dort gut landen wird.
Im Ausstellschritt soll das Becken ganz weit zum Boden hinuntersinken – mindestens so weit, dass sich der vordere Oberschenkel parallel zum Boden befindet. Dadurch werden Leisten und Beckenboden stark gedehnt und der Beckenraum (der Wurzelraum) geweitet.
Das Knie des hinteren Beines kann auf dem Boden ruhen oder in der Linie des Beines gehalten werden. Sinkt das Knie hinunter, dann kann sich der Ausstellschritt allmählich bis zum Spagat öffnen; hier steht das Weitwerden an der Basis des Körpers im Mittelpunkt. Bleibt das Knie gehoben und wird das hintere Bein kraftvoll gestreckt, so entsteht eine äußerst intensive und kraftvolle Standhaltung; sie stärkt die Muskeln der Beine und des Beckens und hilft, Stabilität und Standfestigkeit zu entwickeln. Beide Varianten sind jedoch gleichermaßen aktive und raumgreifende Haltungen.
Über diesem großen Schritt werden das Becken und der Oberkörper so weit aufgerichtet, wie es der untere Rücken erlaubt.
Die Aufrichtung des Oberkörpers gibt uns das Gefühl von Präsenz, Offenheit dem Leben gegenüber, Aufnahmebereitschaft und Weite des Herzraums. Eine entsprechende Armhaltung (Seite 110) kann dieses Erleben noch unterstützen und verstärken. Üben Sie den Ausstellschritt also zum Beispiel, indem Sie die Arme zur Seite ausbreiten oder nach vorn-oben in Verlängerung des Oberkörpers heben. Wählen Sie die Version, die sich »von innen heraus« am besten anfühlt.

Das können Sie in dieser Haltung lernen

- Ganz bewusst und aktiv einen großen Schritt nach vorn zu machen;
- sich ganz viel Raum zu nehmen;
- in der Aufrichtung die Erfahrung zu machen, sich aktiv und bewusst dem Leben zu öffnen;
- die Kraft für die Aufrichtung aus Ihrem Rücken entstehen zu lassen;
- Kraft und Weite im Beckenraum zu erfahren;
- Kraft und Stabilität in den Beinen zu erfahren.

Probieren Sie's aus

Tipp: Üben Sie am besten auf einer rutschfesten Matte, und legen Sie sich ein Kissen oder eine zusammengefaltete Decke für das hintere Knie bereit.

› Kommen Sie in der Mitte der Matte in die Berghaltung, Ihre Füße hüftgelenkbreit und parallel zueinander (Seite 78).
› Machen Sie mit Ihrem linken Bein auf einer geraden Linie einen beherzt großen Schritt nach vorn, mit dem rechten Bein einen etwa halb so großen Schritt nach hinten.
› Beugen Sie das linke Bein und lassen Sie das rechte Knie zum Boden sinken. Legen Sie den rechten Fußrücken auf.
› Beugen Sie den Oberkörper vor und stellen Sie die Fingerspitzen neben dem Fuß auf. Achten Sie darauf, dass der linke Unterschenkel senkrecht steht und dass sich der Oberschenkel parallel zum Boden befindet. **1.** (Seite 110)
› Vergrößern Sie eventuell den Schritt noch etwas, indem Sie das hintere Bein weiter nach hinten schieben. Legen Sie bei Bedarf ein Polster unter das hintere Knie.
› Wenn Sie das Gefühl haben, sich wirklich in einer weiten Schritthaltung zu befinden, lassen Sie das Becken nach unten und vorn sinken. Richten Sie es aus, indem Sie Ihre rechte Hüfte etwas mehr nach vorn und die linke etwas mehr nach hinten führen.
› Drücken Sie nun kraftvoll mit der Außenkante der linken Ferse gegen den Boden, und richten Sie sich ganz langsam auf. Bringen Sie die Arme in die Haltung Ihrer Wahl und entspannen Sie die Schultern. **2.** (Seite 110)

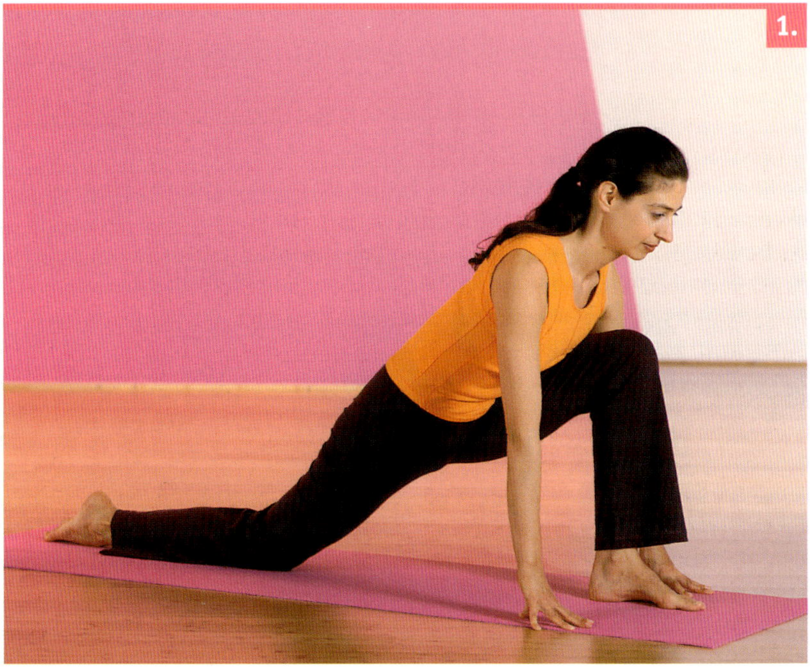
1.

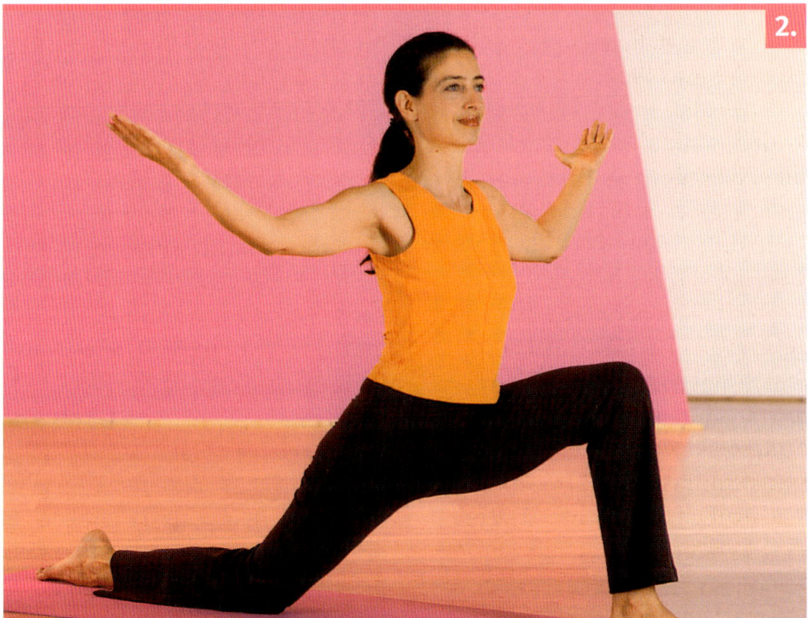
2.

› Erspüren Sie einerseits, wie viel Aufrichtung Ihnen die Beweglichkeit und Kraft Ihres unteren Rückens erlauben. Andererseits versuchen Sie ganz bewusst, in der Aufrichtung die Geste der Öffnung zum Leben, zum Jetzt, aber auch zu all dem, was vor Ihnen liegt, zu erspüren.

› Beugen Sie sich langsam wieder vor, senken Sie Ihre Stirn Richtung vorderes Knie, und stellen Sie die Fingerspitzen auf.

› Wiederholen Sie diese Bewegung einige Male im Rhythmus Ihres Atems, und sagen Sie sich jedes Mal, wenn Sie sich aufrichten, innerlich: »Ja!« oder »Hier bin ich!« oder »Hallo, mein Leben!« oder das, was Ihnen dazu einfällt.

› Jedes Mal, wenn Sie den Oberkörper wieder beugen, lassen Sie diese Bewegung zu einer Verbeugung vor der Kraft des Lebens (und damit auch vor Ihrer eigenen Lebenskraft) werden.

› Schließlich verweilen Sie einige Atemzüge in der Aufrichtung. Legen Sie die Hände vor der Brust aneinander in die Geste Namaste. Spüren Sie die gesammelte Kraft und Schönheit dieser Haltung, und grüßen Sie mit ihr das Wunder des Lebens, Ihres Lebens! 3.

› Um die Haltung zu verlassen, beugen Sie sich vor und stellen die Fingerspitzen neben dem linken Fuß auf. Stellen Sie die Zehen des rechten Fußes auf, stoßen Sie sich mit ihnen vom Boden weg und stellen Sie den rechten Fuß neben den linken.

› Beugen Sie die Beine an, schwingen Sie die Arme über hinten, unten und vorn nach oben und lassen Sie sich von diesem Schwung hoch tragen in die Standhaltung.

› Lassen Sie die Arme langsam sinken, und spüren Sie in der Haltung des Berges nach.

› Wiederholen Sie dann den Ausstellschritt, indem Sie mit dem rechten Bein einen großen Schritt nach vorn und mit dem linken einen nach hinten machen.

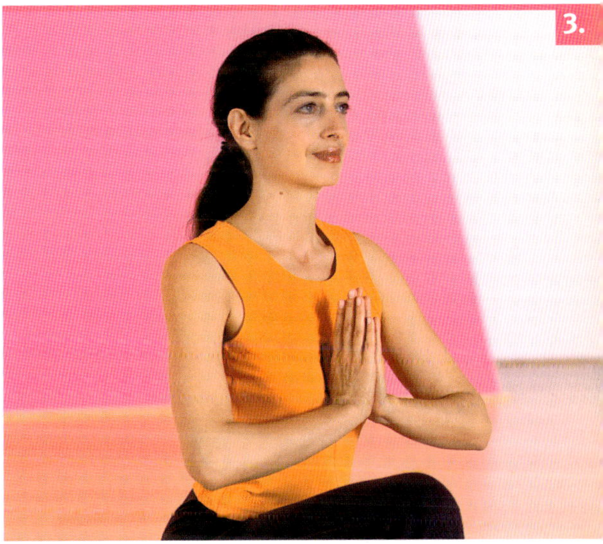

Die Heldenhaltung (Virabhadrasana): Werden Sie Held Ihres Alltags

Die Heldenhaltung ist eine Standhaltung, die in verschiedenen Variationen geübt wird. Ihre Sanskrit-Bezeichnung verweist auf Vira-bhadra, einen Aspekt des hinduistischen Gottes Shiva, der dafür zuständig ist, die rechte Ordnung in der Welt und in der Gesellschaft – den Dharma – zu erhalten und zu schützen.
Um das zu tun, tritt er in der Gestalt des Helden oder spirituellen Kriegers auf und zeigt damit, welcher innerer Verfassung und Geisteshaltung es bedarf, um dem Alltag die Stirn zu bieten.
Wenn man den Dingen ihren Gang lässt und nicht strukturierend, lenkend und überlegt in den Strom der Ereignisse eingreift, entsteht Chaos. Jede/r kennt so etwas: Vielleicht waren Sie (und Ihre Familie) mal einige Wochen richtig krank und konnten sich um nichts mehr kümmern. Nach kurzer Zeit schon brach die gewohnte Ordnung zusammen, die aus Aufräumen, Putzen, Waschen, Einkaufen, Wegwerfen, Rechnungen-Zahlen, Termine-Einhalten und vielem anderem mehr besteht. Die vielfältigen Anforderungen des Alltags sind wie die Pflanzen im Dschungel, die kaum, dass man sie nicht mehr bändigt, alles zu überwuchern drohen. Aber auch, wenn wir gesund sind, drohen die Anforderungen uns manchmal zu überwältigen: Die Steuer muss abgegeben werden, der Hund zum Impfen, die Kinder brauchen Nachhilfe, der Geschirrspüler gibt seinen Geist auf, und nun kommt auch noch der Chef mit einer Extra-Arbeit daher, die er aber am liebsten schon gestern erledigt gehabt hätte … In solchen Situationen kann uns so der Mut verlassen, dass wir uns am liebsten in einen stillen Winkel verziehen würden, um endlich mal wieder unsere Ruhe zu haben. Aber das Leben kennt keinen Verzug und keine Entschuldigung: Es stürmt voran, und was man heute nicht erledigt, wird einfach den Aufgaben des nächsten Tages zugeschlagen. Held zu sein heißt in diesem Zusammenhang, sich immer wieder diesen Aufgaben zu stellen, die anfallen, immer wieder zuzupacken, immer wieder neu zu beginnen und von vorn anzufangen – unerschütterlich und unaufhaltsam, egal welche und wie viele Hindernisse sich einem in den Weg stellen mögen.
Das gilt auch für unsere Yogapraxis. Wahrscheinlich werden Sie schon sehr bald feststellen, dass Ihnen die Übungen und Reflexionen gut tun,

die Sie in diesem Buch oder im Yogaunterricht kennen lernen, und Sie werden sich vornehmen, täglich zu üben. Eine gewisse Weile wird es Ihnen möglich sein, dieses Vorhaben in die Tat umzusetzen. Doch dann kommt so ein verregneter Sonntag, es ist so gemütlich im Bett/auf dem Sofa, und plötzlich bleiben die guten Vorsätze auf der Strecke. Dann häufen sich Termine oder eine Reise steht an, und immer muss die Zeit für die Übungspraxis geopfert werden. Ein Held/eine Heldin ist, wer bei der nächstbesten Gelegenheit wieder auf seine Yogamatte geht – so, als hätte keine Unterbrechung stattgefunden. Immer wieder. Immer von Neuem: unerschütterlich und beständig.

Dasselbe gilt für die Meditation. An einem Tag gelingt es uns, unseren Geist still werden zu lassen, an den anderen fünf Tagen vielleicht nicht. Als heldenhaft gilt es im Yoga, sich auch am siebten Tag wieder hinzusetzen und es erneut zu versuchen. Dadurch bekommt die Übungspraxis Struktur und Ausrichtung. Die Dinge ordnen sich, der Geist wird sich klären, Zuversicht und Selbstvertrauen werden zunehmen.

Und das, was Sie auf Ihrer Yogamatte ausprobieren, werden Sie in Ihren Alltag übertragen können. So lernen Sie, ihm wirklich die Stirn zu bieten, standzuhalten, ausdauernd zu werden und sich nicht so schnell entmutigen zu lassen.

Das können Sie in dieser Haltung lernen

- Die Muskeln der Füße zu kräftigen und Ihre Fußgewölbe wieder aufzubauen;
- das muskuläre Gleichgewicht der Beine wiederherzustellen, so dass Sie besser stehen können;
- mehr Halt in den Hüft- und Kniegelenken zu bekommen, wodurch Ihr Gehen eine bessere Ausrichtung bekommt und Sie beginnen werden, wirklich vorwärts zu schreiten;
- Vertrauen in die Standfestigkeit Ihrer Beine zu erlangen;
- die Kraft der Erde in den Rücken aufsteigen zu lassen, so dass sie Sie stützt und aufrecht hält;
- aus diesem »Rückhalt« heraus Weite und Offenheit im Brustraum entstehen zu lassen.

Die Heldenhaltungen im Yoga sind stabile, kraftvolle Standhaltungen, in denen der Rumpf sich über den Beinen, die in einem großen Schritt stehen, aufrichtet. Die Arme, die seitlich gehalten oder gehoben werden, unterstützen und verstärken eine Körperhaltung, die Offenheit, Bereitschaft, Kraft und Stabilität ausdrückt und diese Qualitäten im Üben erfahrbar werden lässt.
Ich persönlich übe die Heldenhaltungen am liebsten, wenn ich mich verwirrt, geschwächt, verunsichert oder instabil fühle, also immer dann, wenn ich mich den Anforderungen meines Lebens nicht so richtig gewachsen fühle. Sie helfen mir, zu meiner Kraft zurückzufinden, mich zu erden und mich dem zu stellen, was gerade anliegt: meinem Leben und meinem Alltag! Obwohl sie anstrengend sind, versuche ich doch immer, möglichst lange regungslos in ihnen zu verweilen. Das gibt mir ein Gefühl von Standfestigkeit und Stabilität, Qualitäten, die ich zu diesem Zeitpunkt besonders benötige – nur vergesse ich manchmal, dass sie mir zur Verfügung stehen.

Probieren Sie's aus

Tipp: Üben Sie barfuß auf einer rutschfesten Matte.

› Kommen Sie am vorderen Rand ihrer Matte in die Berghaltung (Seite 78), so dass Ihre Füße hüftgelenkbreit und parallel zueinander stehen.

› Machen Sie ganz langsam und bewusst mit dem linken Bein einen großen Schritt nach hinten. Achten Sie dabei darauf, dass Sie das Bein ganz gerade – wie auf einer Linie – nach hinten führen, so dass die Füße auch in der Schrittstellung immer noch hüftgelenkbreit bleiben.

› Stellen Sie den linken Fuß so auf, dass seine Fußspitze leicht nach außen gedreht ist, und drücken Sie kraftvoll mit der Außenkante der linken Ferse in oder gegen den Boden. Das hintere Bein sollte ganz gestreckt sein.

› Beugen Sie das rechte Bein so weit wie möglich an – jedoch maximal so weit, dass sich der Oberschenkel parallel zum Boden befindet. Führen Sie dabei das rechte Knie über die Mitte des Fußrückens, und drücken Sie auch die Außenkante dieser Ferse kraftvoll in oder gegen den Boden.

› Stellen Sie sich vor, dass Sie Ihre Sitzbeine unter Ihr Becken ziehen, und helfen Sie dadurch Ihrem

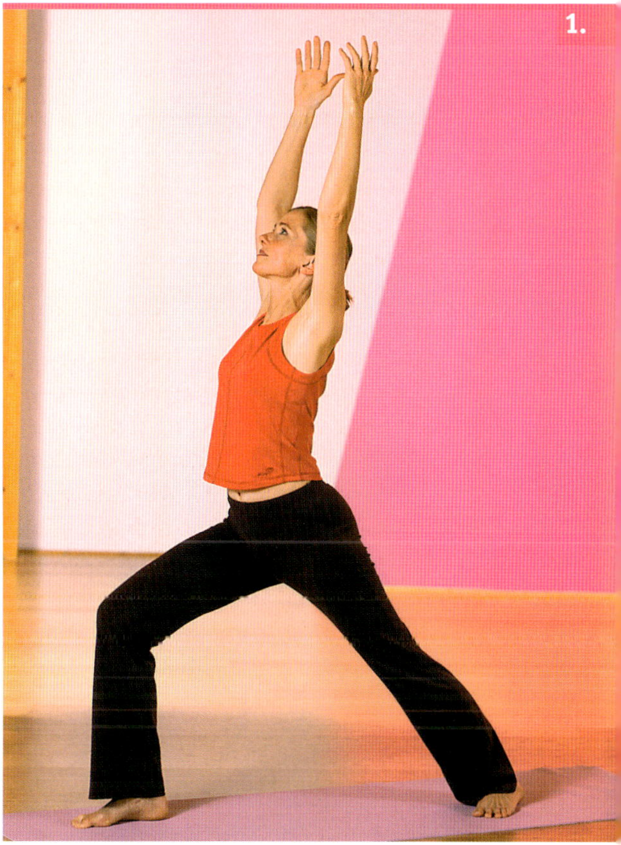

Becken, sich aufzurichten und nach vorn auszurichten.

› Wenn Ihre Basis »steht«, dann stellen Sie sich vor, wie die Kraft der Erde über das hintere Bein in Ihren Rücken aufsteigt, und richten Sie den Oberkörper so auf, dass im Brustraum ein Gefühl von Weite und Offenheit entsteht.

› Probieren Sie jedes Mal aus, welche Armhaltung sich am besten anfühlt: seitlich oder in Schulterhöhe ausgebreitet in einer Geste des Empfangens; oder mit nach oben gestreckten Armen 1., gefalteten Händen und Zeigefingern, die weit in den Himmel streben.

› Verweilen Sie so, und atmen Sie ruhig und tief ein und aus.

› Überprüfen Sie immer wieder alle Details Ihrer Standhaltung: Füße, Knie und Becken. Erst die äußerst präzise Ausführung dieses Asanas lässt wirklich das Gefühl von Erdung, Kraft und »Unverrückbarkeit« entstehen.

› Erspüren Sie, wie sich Ihr Oberkörper über dieser soliden Basis in den Luftraum hinein öffnet. Verbinden Sie sich mit der Leichtigkeit und dem Licht dieses Raumes. Verbinden Sie sich mehr und mehr mit dem, was diese Haltung für Sie ausdrückt, und meditieren Sie über diese Empfindungen, so dass sie sich ganz tief in Sie einprägen und Ihnen als verlässliche Erfahrung in schwierigen Zeiten zur Verfügung stehen.

› Wenn Sie die Haltung verlassen wollen, holen Sie den linken Fuß nach vorn, stellen ihn wieder neben den rechten und lassen gegebenenfalls die Arme sinken.

› Verweilen Sie einige Atemzüge in der Berghaltung.

› Wiederholen Sie dann die Heldenhaltung, indem Sie mit dem rechten Bein einen großen Schritt nach hinten machen und das linke Bein beugen.

EXKURS

Der Mythos von der Reise des Helden

So lange sich die Menschen Geschichten erzählen, so lange gibt es schon die Figur des Helden. Die Spannbreite reicht von den mythischen Helden der Vorzeit bis zu den Helden und Heldinnen heutiger Romane und Filme.

Der Held, der in den Mythen der Menschheit die Jahrhunderte und oft sogar Jahrtausende überlebt hat – wie Gilgamesch oder Odysseus –, beginnt seine Reise, weil er feststellt, dass in seinem Leben oder im Leben seiner Gemeinschaft etwas nicht stimmt. Ein schönes symbolisches Bild dafür ist der Drachen, der die Jungfrauen frisst. Der Held zieht aus, um diesen Zustand zu beenden, und erlebt dabei in der Regel die vielfältigsten Abenteuer. Er stößt auf mehr oder weniger unüberwindlich scheinende Hindernisse, muss Prüfungen bestehen und erfährt oft von Personen oder Wesen (Tieren) Hilfe, wenn er es am wenigsten vermutet oder dann, wenn er sich geleitet von seiner Menschlichkeit und seinem Mitgefühl für ein anderes Lebewesen einsetzt.
Der Held ist immer dann erfolgreich, wenn er gleichermaßen mutig wie demütig ist, wenn er sich nicht beirren lässt, sondern *trotz* aller Zweifel und Unwägbarkeiten seiner inneren Spur folgt.
Oft muss der Held sich auf seine Intuition verlassen und auf seine innere Stimme hören, denn die Ereignisse auf seiner Reise sind häufig nicht von der Vernunft zu deuten und sein Verstand ist nicht in der Lage, die Rätsel zu lösen, um das Wasser des Lebens – oder die Prinzessin – zu erlangen.

Symbol für die Lebensreise

Das Thema der Reise des Helden ist ein fester Bestandteil aller Kulturen, da sich in ihm die Reise der menschlichen Seele widerspiegelt. Jeder Mensch ist der Held seines Lebens. Die Reise führt uns von der Kindheit durch die Abenteuer der Jugend in das Leben der Erwachsenen. Viele Abenteuer wollen hier bestanden werden: der Weg in den Beruf, das Abenteuer der Elternschaft, das Abenteuer, die Eltern zu verlieren und plötzlich Waise (weise?) und allein in der Welt zu sein. Auch Älterwerden ist so eine Heldenreise, reich an Abenteuern, Begegnungen mit Drachen jeder Größe und Form – mit dem lohnenden Ziel, dieses Erdendasein erfüllt und friedlich abzuschließen.

Welche Art Held oder Heldin sind Sie?

Die meisten Menschen haben ein Lieblingsmärchen oder einen Mythos, der sie besonders anspricht, in dem sich häufig ein eigenes Lebensthema widerspiegelt. Sollte das auch für Sie zutreffen, dann lesen Sie sich das Märchen oder die Geschichte noch einmal aufmerksam durch und werden Sie sich bewusst, wo Sie sich darin wiederfinden und in welchem Maße der Held/die Heldin der Geschichte Ihnen Lösungsvorschläge anbietet oder Wegweisungen gibt. Werden Sie sich bewusst, dass auch Ihr Leben eine solche Heldenreise ist, und beginnen Sie sie als eine solche umzudeuten. Versuchen Sie so in Erfahrung zu bringen, welcher Art Ihre Rolle als Held/Heldin in Ihrem Leben ist:

› Sind Sie ein Held, der die Widerstände durch Klugheit überwindet?

› Sind Sie ein Held, der mit seiner Bescheidenheit, Freundlichkeit und Demut die »Drachen« so aus dem Konzept bringt, dass sie ganz vergessen, böse und furchterregend zu sein?

› Sind Sie vielleicht mit großer Intuition ausgestattet und wissen in Ihrem Inneren eigentlich immer ganz genau, worum es geht und was zu tun und zu lassen ist?

› Sind Sie ein Held, der sich vor allem durch seine Unbeirrbarkeit auszeichnet und dadurch, dass er für seine Werte unter allen Umständen einsteht?

Wenn Ihnen bewusst wird, wie Sie die Heldenreise Ihres Lebens gestalten, werden Sie neben den Widerständen und Hindernissen plötzlich auch überall Hilfe und Unterstützung entdecken können, und das Leben wird viel einfacher werden.

In jedem Leben das Heldenhafte entdecken

Interessanterweise kennt der Mythos keine Helden, die scheitern. Selbst wenn der Held stirbt, hinterlässt sein Tod doch den Zurückbleibenden noch eine wichtige Botschaft, eine Vision oder Hoffnung. Er zeigt uns, dass jedes Leben wichtig ist.

Die Mythen der Welt laden uns ein, in jedem Leben das Heldenhafte zu entdecken und zu würdigen, als das, was uns selbst und schließlich die ganze Menschheit auf ihrem Weg voranbringt.

EXKURS

Die Kraft des JA!

Wenn Sie das nächste Mal mit einer Freundin oder einem Kollegen zusammensitzen und sich über Ihr Befinden, Ihre Familie oder Partnerschaft, Ihre Arbeit und Pläne austauschen, dann achten Sie doch mal ganz genau darauf, wie Sie sich ausdrücken und welche Formulierungen Sie wählen.

Gehören Sie vielleicht auch zu den Menschen, die auf die Frage »Wie geht es dir?« antworten, »Gar nicht so schlecht« oder »Ich kann nicht klagen« oder »Eigentlich ganz gut« und die damit ausdrücken wollen, »Es geht mir gut«?
Gehören Sie auch zu den Menschen, die immer zuerst ausdrücken, was sie alles *nicht* wollen oder wünschen, um damit zu umschreiben, was sie sich wünschen oder was sie gerne hätten?
Könnten Sie es sein, die auf die Frage »Wie würden Sie gerne Ihre Yogapraxis gestalten?« antworten, »Sie sollte nicht zu lange dauern und nicht zu anstrengend sein«?

Die Macht des Negativen

Auch wenn Sie selbst nicht zu einer solchen Ausdrucksweise neigen, werden Sie merken, wenn Sie Ihren Mitmenschen bewusst zuhören, dass die Mehrzahl von ihnen immer wieder sagt, was sie *nicht* haben, machen, empfangen und geben wollen. Und damit geben sie sich ganz der Kraft des »Nein!« hin!
Ein anderes Beispiel: Wie oft haben Sie schon erlebt, dass Sie einer Freundin gesagt haben: »Dieser Mantel, diese Hose, dieses Kleid … kleidet dich aber wirklich gut!« und sie darauf erwiderte: »Ja, das habe ich aber ganz billig im Ausverkauf erstanden!« oder so ähnlich, womit das schöne Kompliment, das aufwerten und erfreuen wollte, verpuffte? Wie anders wäre es, wenn die Freundin in einem solchen Fall antworten würde: »Ja! Ich finde mein Kleid auch wunderschön, besonders seine Farbe/sein Muster/seinen Schnitt! Ich freue mich, dass auch du findest, dass es mir gut steht! Danke!«. Dadurch würden sich beide Gesprächspartnerinnen aufgewertet und erfreut fühlen.
Überhaupt Komplimente! Können Sie es besser ertragen, wenn man Ihnen erzählt, wie gut Sie ausse-

hen, wie klug Sie sind, wie gut Ihnen Ihre Arbeit oder was auch immer gelungen ist? Können Sie diese Komplimente einfach so stehen lassen und sich an ihnen erfreuen oder müssen Sie sie innerlich relativieren (zum Beispiel »Ein blindes Huhn findet auch mal ein Korn«, »Ich muss wohl mal einen guten Tag gehabt haben«) oder abwerten (zum Beispiel »Sicher will XY mir nur schmeicheln. Mal sehen, nach welcher Gefälligkeit er/sie gleich fragt«). Vielleicht fühlen Sie sich ja überhaupt wohler und sicherer, wenn man ein bisschen an Ihnen rummäkelt? Einfach weil Ihnen Mäkeln schon seit Ihrer Kinderzeit vertraut ist.
Wenn eines oder mehrere der Beispiele auf Sie zutreffen, dann wagen Sie einen radikalen Schnitt: Sagen Sie einfach mal zu allem JA! Osho (der ehemalige Baghwan Sri Rajneesh), der ein großartiger »geistiger Entwicklungshelfer« war, empfiehlt dazu folgende Meditation:

Sagen Sie einen Monat lang zu allem innerlich JA!

- Sagen Sie JA zu diesem Tag, wenn Sie am morgen die Augen aufschlagen.
- Sagen Sie JA zu Ihrem Gesicht, das Sie in der Früh aus dem Spiegel anblickt (inklusive jeder Falte, jeden grauen Haars oder was immer Ihnen sonst auffällt).
- Sagen Sie JA zu den Kleidern, in denen Sie den Tag verbringen wollen.
- Sagen Sie JA zu Ihrem Partner/Ihrer Familie/Ihrem Haustier/Ihrem Singledasein am Beginn dieses Tages.
- Sagen Sie JA zu Ihrer Arbeit/Ihrer Beschäftigung oder Ihrer Freizeit.
- Sagen Sie JA zu Ihrem Chef und Ihren KollegInnen.
- Sagen Sie JA zu allen Menschen, die Ihnen während des Tages begegnen, egal, ob Sie Ihnen normalerweise sympathisch oder unsympathisch sind.
- Sagen Sie JA zu allen Situationen, egal, ob Sie Ihnen angenehm oder unangenehm sind.
- Sagen Sie JA zu Ihrer gesamten Umgebung, zu Ihrer Nachbarschaft, Ihrer Stadt, Ihrem Land, Ihrer Sprache.

Sagen Sie einfach zu allem (ohne Wenn und Aber) JA und beobachten Sie, was mit Ihnen – und Ihrer Umgebung – im Laufe dieses Monats geschieht! Lassen Sie sich überraschen: Sie werden kaum glauben können, wie kraftvoll diese einfache kleine Übung ist!

Die Taube (Eka pada kapotasana): Öffnen Sie Ihr Herz dem Leben

Die Taube ist eine Haltung, in der der Oberkörper aus einer speziellen Sitzhaltung heraus aufgerichtet wird, wobei der Brustkorb sich wie bei einem Täuberich vorwölben soll.

Die Taube – und ihr Täuberich – sind schon seit der Antike ein Symbol der hingebungsvollen Liebe, der Sanftheit und der liebevollen und mitfühlenden Zuwendung. Daneben kennt der christliche Glaube die Taube auch noch als Sinnbild für den Heiligen Geist, den Spiritus sanctus, eben diesen göttlichen Funken, der in jedem Menschen offen oder verdeckt glimmt.

Dieses Asana spricht also ganz wesentliche Gefühlsqualitäten des Menschen an und lädt uns ein, diese übend in uns wiederzufinden und ihnen Raum und Wirkkraft in unserem Leben zu verschaffen.

Die Haltung der Beine, die bewirkt, dass ein großer Teil der inneren und äußeren Muskulatur des Beckens intensiv gedehnt wird, gibt dem Asana Erdung und Substanz. Oft werden dabei Muskeln und andere Gewebe angesprochen, die im Alltag so gut wie nie gedehnt werden, weshalb die Sitzhaltung zu Beginn des Übens etwas schmerzhaft sein kann.

Je mehr Sie aber lernen werden, sich wirklich in der Dehnung niederzulassen und in ihr zu entspannen, desto wohltuender und wirkungsvoller wird die Haltung.

Die Aufrichtung des Oberkörpers über dem leicht vorgekippten Becken soll mit großer Achtsamkeit geschehen, denn der Körper weiß selbst am besten, wie viel Rückbeuge er in der Lendenwirbelsäule tolerieren kann und wie viel Weite im Brust- und Herzraum er erträgt.

Sobald Sie gelernt haben, sich in der Haltung der Taube einzurichten, können Sie beginnen, über die Themen dieses Asanas zu meditieren. Versuchen Sie, in ihr all Ihre Sanftheit und Zartheit auszudrücken. Erfahren Sie, wie die kraftvolle Kontraktion Ihrer Rückenmuskulatur, wie dieser starke Rücken Ihnen erlaubt, weit ums Herz zu werden und sich mit Ihrer Herzenergie der Welt zuzuwenden. Die Erfahrung einer soliden Basis und der Kraft des Rückens ermöglicht es uns, zu wagen, uns in diesem sensiblen, verletzlichen und oft schon so verletzten Bereich unserer Psyche wieder zu öffnen. So können wir die lebensfeindlichen Körperpanzerungen – die sich in Bindungsangst ausdrücken, in Angst vor

Nähe und Intimität und in der Angst, wieder ausgenutzt und verletzt zu werden – langsam ablegen.
Keine Taube kann und mag alleine leben. Genau wie wir Menschen ist sie ein soziales Wesen, das in der Regel lebenslange Partnerschaften eingeht. Von den Brieftauben weiß man, dass sie ganze Kontinente durchqueren, nur um zu ihrem Partner und zu ihrem Nest zurückzukehren. Die Kraft und den Mut dazu kann die Haltung der Taube in uns beleben.

Das können Sie in dieser Haltung lernen

- Raum und Weite im Becken entstehen zu lassen;
- aus der Kraft der tiefen Beckenmuskulatur das Becken aufzurichten;
- für diese Aufrichtung den Widerstand zu nutzen, den Ihnen der Boden anbietet;
- die kraftvolle Aufrichtung des Oberkörpers mit einer anmutigen Geste – einer weißen Turteltaube gleich – zu verbinden;
- die Verbindung von Kraft und Hingabe zu erfahren;
- Geduld mit sich zu haben, denn es braucht in der Regel einige Zeit, bis ein normales westliches, »sitzgeschädigtes« Becken beweglich genug ist;
- in den Dehnschmerz »hinein zu entspannen«, also loszulassen, sich sinken zu lassen und sich der Haltung hinzugeben.

Probieren Sie's aus

Tipp: Legen Sie sich ein Kissen oder eine kleine zusammengefaltete Decke griffbereit.

- Kommen Sie am vorderen Ende Ihrer Matte in den Vierfüßlerstand und stellen Sie die Hände etwas mehr als schultergelenkbreit auf.
- Stellen Sie das rechte Knie zwischen die beiden Hände.
- Halten Sie die Hände weiterhin am Boden, und lassen Sie die rechte Gesäßhälfte Richtung Boden sinken.
- Strecken Sie Ihr linkes Bein ganz gerade so weit wie möglich nach hinten, so dass das Schienbein und der Fußrücken aufliegen.

› Versuchen Sie nun, Ihren rechten Fuß nach vorn in Richtung der rechten Hand zu schieben. **1.**

› Auch wenn Sie bei den ersten Versuchen nicht so weit kommen und überall heftiges Dehnen in der Muskulatur spüren, lassen Sie rechts das Becken und links die Leiste mehr und mehr sinken. Sollte Ihre rechte Gesäßhälfte sehr weit oben in der Luft hängen, dann schieben Sie das Kissen oder die Decke darunter und versuchen Sie, zu diesem unterstützenden Halt hinunterzusinken.

› Wenn Sie das Gefühl haben, dass Ihre Basis stabil ist und dort alles stimmt, dann beugen Sie sich vor, wie eine Taube, die ein Korn aufpicken möchte.

› Dann drücken Sie kraftvoll mit der Außenseite des rechten und der Vorderseite des linken Beines gegen den Boden und beginnen Sie, sich ganz langsam von unten nach oben aufzurichten, und zwar so weit, wie es sich gut und richtig im Rücken anfühlt.

› Stellen Sie die Hände mit den Fingerkuppen seitlich neben dem Becken auf, und lassen Sie Ihre Schultern nach hinten, unten und außen sinken, so dass Weite im Brust- und Herzraum entstehen kann. **2.**

› Verweilen Sie so ruhig und tief weiter atmend, und nutzen Sie auch weiterhin den Widerstand des Bodens, um sich die Aufrichtung zu erleichtern.

› Verbinden Sie sich mit der symbolischen Bedeutung der Taube und versuchen Sie, in sich ein Gefühl von Sanftheit und Hingabe entstehen zu lassen. Lassen Sie zu, dass Ihnen – auf dem soliden Sockel von Beinen und Becken – ganz weit ums Herz wird, und schauen Sie mit den »Augen des Herzens« in die Welt.

› Wenn Sie merken, dass Sie die Haltung verlassen wollen, dann stellen Sie beide Hände wieder neben das linke Knie. Ziehen Sie das linke Bein nach vorn, und schieben Sie das rechte wieder nach hinten, bis Sie sich erneut im Vierfüßlerstand befinden.

› Wiederholen Sie die Haltung der Taube, indem Sie das linke Knie zwischen die Hände stellen und das rechte Bein nach hinten wegschieben. Dabei werden Sie merken, dass eine Seite deutlich einfacher zu üben ist (Ihre »Schokoladenseite«).

› Spüren Sie anschließend in einem aufrechten Sitz Ihrer Wahl nach. Werden Sie sich dessen bewusst, als wie stabil und geerdet Sie den Sitz erfahren, und bewahren Sie die Sanftheit und Offenheit im Herzraum.

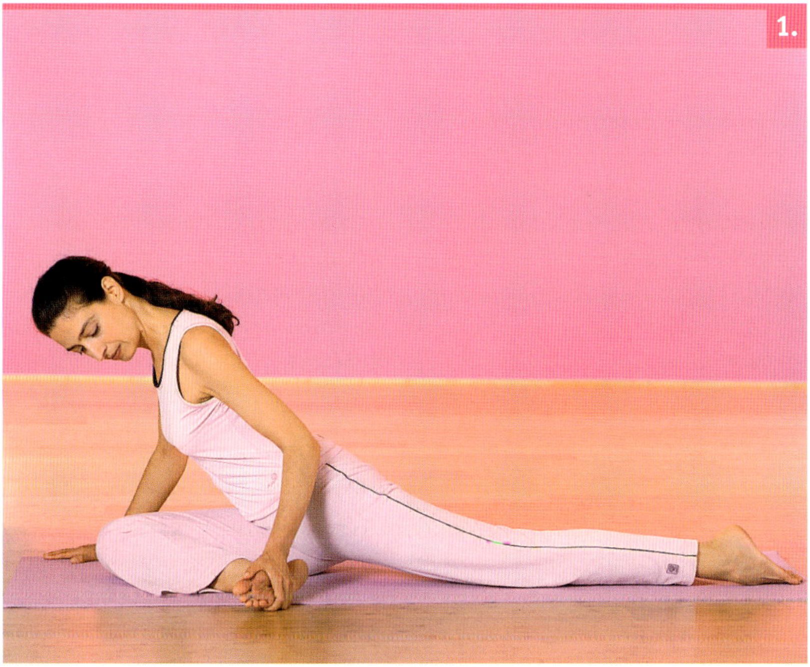
1.

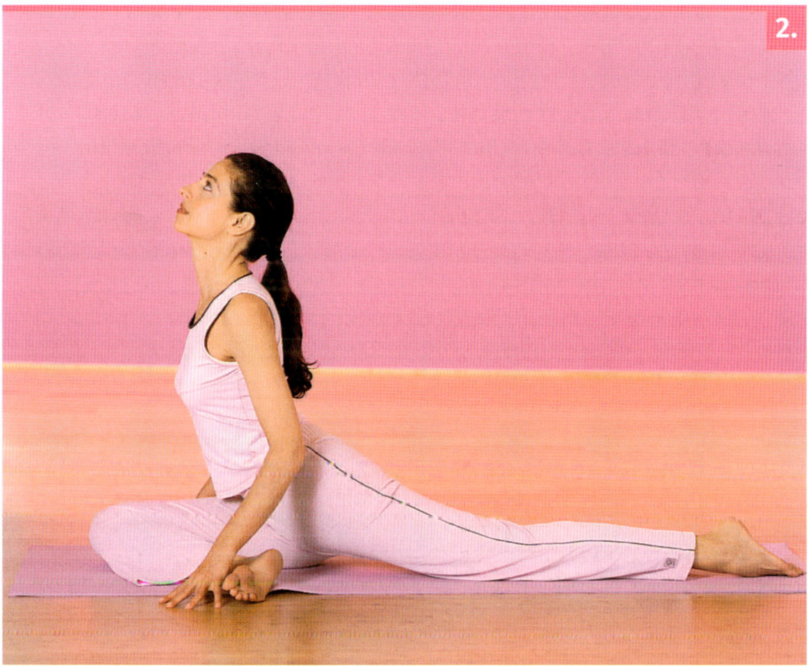
2.

Der Hund (Adho mukha shvanasana): Sich genüsslich durchdehnen

Es gibt vermutlich kaum ein Asana, das im modernen westlichen Yoga so viel geübt wird wie Adho mukha shvanasana, der »mit dem Gesicht nach unten gewandte Hund«. Einige Lehrer nennen ihn deshalb scherzhaft »des Yogis besten Freund«, womit sie allerdings auch auf die vielen wohltuenden Wirkungen dieser Umkehrhaltung auf Händen und Füßen anspielen, bei der das Gesäß weit nach hinten und oben strebt.
Tatsächlich hat die Haltung große Ähnlichkeit mit einem Hund, der sich genüsslich dehnt und dabei seinen Rücken durchbiegt, den Brustkorb zum Boden sinken lässt und den Schwanz in die Höhe streckt.
Die meisten Menschen empfindend in dem Asana eine wundervolle Entlastung der Wirbelsäule und eine angenehme Dehnung der Muskeln an der Brust und in den Achseln, bei der das Gewicht des Körpers und die Schwerkraft deutlich nachhelfen. Gleichzeitig zu diesem Loslassen braucht man jedoch beträchtliche Kraft in den Armen und in der Muskulatur, die den Schultergürtel stabilisiert und damit für eine mühelose Aufrichtung des Oberkörpers im Stand und im Sitz zuständig ist.
Damit Rücken und Achseln wirklich gedehnt werden können, müssen die Beine eventuell angebeugt oder die Fersen angehoben werden. Da sich in der Haltung des Hundes alles um den Rücken und die Schultern dreht, sollen die Beine alles das tun, was deren Flexibilität fördert. Dazu gehört auch, dass »der Hund ein Bein hebt«, und zwar nach hinten und oben. Dadurch kommt noch mehr Gewicht auf die Arme und Schultern, so dass noch viel mehr wohlige Dehnung möglich wird.
Für viele Menschen ist der Hund ein richtiges »Wohlfühl-Asana«, und ich habe schon oft im Unterricht beobachten können, dass auch Hunde zu schnurren vermögen. Dennoch gibt es für die Umkehrhaltung beziehungsweise Armstützhaltung einige Gegenanzeigen:

Wann ist Vorsicht geboten?

› … wenn Sie Umkehrhaltungen vermeiden sollten: bei sehr hohem Blutdruck, Star-Erkrankungen, Netzhautablösung und Zwerchfellbruch, aber ebenso bei akuten Entzündungen im Kopfraum – dazu gehören auch Zahnschmerzen oder Erkältungen.

› … wenn Sie entzündliche oder stark degenerative Prozesse in den Hand-, Ellenbogen- oder Schultergelenken haben. Wenn nur die unteren Gelenke betroffen sind, zum Beispiel bei einer Sehnenscheidenentzündung, können Sie in den »Hund im Unterarmstand« ausweichen.

Das können Sie in dieser Haltung lernen

- Die Muskulatur der Hände und Arme zu kräftigen. Das ist besonders hilfreich, wenn Sie immer der Meinung waren, dass Sie schwache Handgelenke und Arme hätten;
- die Muskulatur des Schultergürtels bewusst einzusetzen und dadurch die Haltung Ihrer Schultern (zum Beispiel »hängende Schultern«) zu verbessern;
- kraftvolle Weite im Brustraum entstehen zu lassen und den Atem dort In seinem ganzen Volumen zu erfahren;
- den Bauchraum zu entspannen und sich vorzustellen, dass sich alle seine Organe mal in die entgegengesetzte Richtung »aushängen« dürfen;
- das Becken oben in der Luft frei zu bewegen – wie ein Hund, der mit dem Schwanz wedelt;
- die Rückseiten Ihrer Beine – und dort insbesondere die Kniekehlen und Fersen – mehr und mehr zu dehnen, ohne dass deutliche Dehnungsschmerzen auftreten;
- die Geschmeidigkeit, Kraft und Anmut Ihres Körpers zu erfahren, indem Sie sich zum Beispiel vorstellen, in das Fell eines schönen roten Setters oder einer wohligen Katze zu schlüpfen.

Je nach Übungsdauer variieren die weiteren Wirkungen:

- Wenn der Hund lange gehalten wird, ist er eine Ruhehaltung für den Geist und sehr anregend für den Kreislauf. Er ist dann eine wunderbare Übung für Menschen, die aufgrund ihres niedrigen Blutdrucks Einschlaf- und Durchschlafprobleme haben.
- Wird der Hund dagegen in einen Bewegungsablauf eingebunden, dann stehen vor allem die anregenden und tonisierenden Wirkungen im Vordergrund. So passt er gut in eine Übungsreihe am Beginn des Tages.

Probieren Sie's aus

Tipp: Üben Sie am besten barfuß auf einer rutschfesten Matte.

Variante 1: Wechsel zwischen Vierfüßlerstand und Hund

› Kommen Sie in der Mitte der Matte in den Vierfüßlerstand. Die Knie sind hüftgelenkbreit und die Hände schultergelenkbreit von einander entfernt; Arme und Oberschenkel stehen senkrecht.
› Stellen Sie die Zehen – und zwar möglichst alle Zehen – auf. Spreizen Sie die Finger und drehen Sie Ihre Hände so, dass die Mittelfinger parallel zueinander fest an den Boden geschmiegt liegen.
› Streben Sie mit dem Becken nach hinten und oben, mit den Ohren nach vorn und oben – wie ein Hund, der die Ohren aufstellt – und biegen Sie den Rücken etwas nach unten durch.
› Drücken Sie nun kraftvoll mit den Handwurzeln in oder gegen den Boden, lösen Sie die Knie vom Boden und schieben Sie Ihr Becken langsam nach oben und hinten, bis die Arme ganz gestreckt und Ihre Achselhöhlen maximal gedehnt sind. 1.
› Kehren Sie langsam wieder zurück in den Vierfüßlerstand, ohne dabei mit Kopf und Hals zwischen die Schultern zu sinken. Versuchen Sie bei beiden Bewegungen, den Rücken unverändert etwas durchgebogen zu lassen.
› Fahren Sie damit einige Male im Rhythmus Ihres Atems fort, zum Beispiel: einatmen – Vierfüßlerstand; ausatmen – Hund. Strecken Sie die Rückseiten Ihrer Beine immer nur so weit, dass Sie die leichte Rückbeuge in der Wirbelsäule beibehalten können.
› Beenden Sie dieses Üben im Vierfüßlerstand oder fahren Sie mit der Variante 2 fort.

Variante 2: Der Hund, der sich dehnt

› Kommen Sie wie oben beschrieben in die Haltung des Hundes. Beginnen Sie nun, sich ausgiebig und wohlig zu dehnen:
› Bewegen Sie Ihr Becken in alle Richtungen;

2.

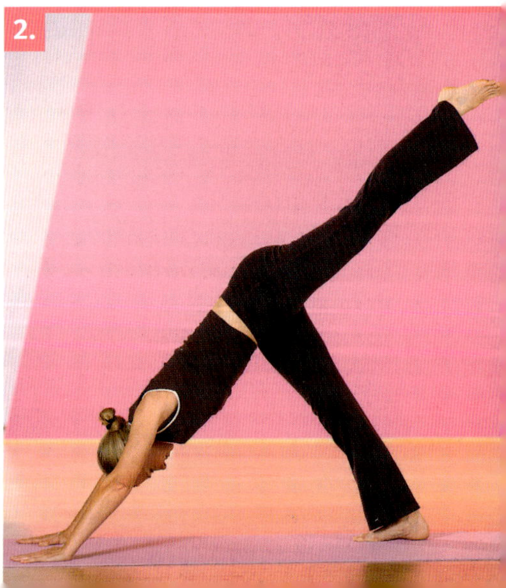

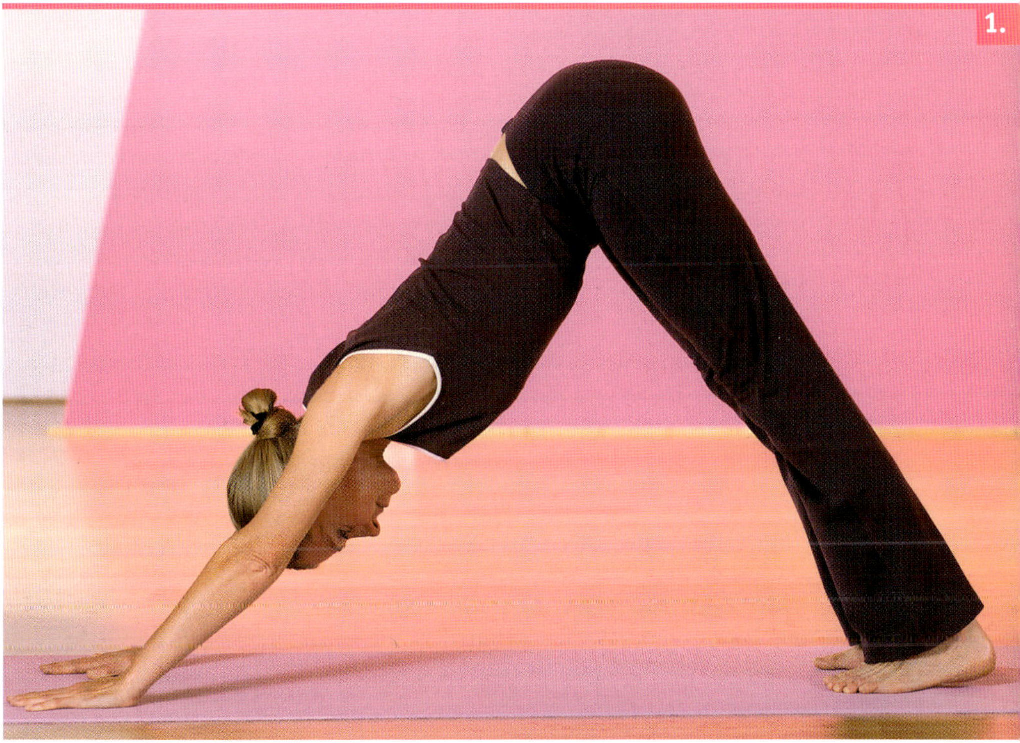

› heben und senken Sie abwechselnd die Fersen;
› heben und dehnen Sie mal das eine, mal das andere Bein nach hinten und oben; 2.
› machen Sie kleine Hüpfer mit beiden Beinen;
› drehen und räkeln Sie den Brustkorb;
› räkeln und »schütteln« Sie die Schultern;
› heben und dehnen Sie eventuell mal die eine, mal die andere »Vorderpfote« genüsslich nach vorn (ist ziemlich anstrengend!);
› bewegen und drehen Sie den Kopf.

› Wenn Sie genug davon haben, lassen Sie Ruhe einkehren. Verweilen Sie noch einige Atemzüge regungslos in der Haltung.
› Dann beugen Sie die Beine an und führen die Knie eines nach dem anderen behutsam zum Boden zurück.
› Setzen Sie sich langsam auf, und spüren Sie diesem Üben in einem aufrechten Sitz Ihrer Wahl nach. Werden Sie sich bewusst, wie Sie sich nun vor allem in der Wirbelsäule und in den Schultern wahrnehmen und wo in Ihrem Körper neue Zonen der Wohligkeit entstehen konnten.

Entspannungshaltung in der Bauchlage

Die Art und Weise, wie wir uns auf den Boden legen, vermittelt uns ganz unterschiedliche körperliche und energetische Erfahrungen.
Zum einen werden jeweils unterschiedliche Atemräume angesprochen. Liegen wir auf dem Rücken, kann der Atem eher in den Bauch und den oberen Brustkorb strömen, liegen wir auf dem Bauch, strömt er eher zur Rückseite der Taille oder bis in die Beckenschale hinunter. Da der Atem also in der Bauchlage viel tiefer geht, wird er als besonders raumgreifend, lang und tief erfahren. Er wirkt beruhigend und wird oft als stabilisierend und nährend beschrieben. Vielen Übenden wird beim Atmen in der Bauchlage zum ersten Mal richtig bewusst, dass unser Atem den unteren Rücken und das Becken »bewohnen« kann und dass es dadurch möglich wird, diese Räume an der Basis unseres Körpers wirklich zu erspüren. Diese Empfindung vermittelt Ruhe, Kraft und Erdung.
Außerdem sind die Vorder- und die Rückseite unseres Körpers unterschiedlich energetisch »gepolt«. Es heißt im Yoga, dass wir über unsere gesamte Vorderseite eher Energie abgeben, während wir sie über die Rückseite aufnehmen. Deswegen verspüren wir zum Beispiel schnell das Bedürfnis, uns zuzudecken, wenn wir in der Rückenlage sind. Tun wir es nicht, werden wir bald auskühlen, denn die Energie fließt in dieser ganz »offenen« und passiven Haltung einfach hinaus.
Liegen wir dagegen auf dem Bauch, halten und sammeln wir die Energie, die in uns ist, und nehmen zusätzlich noch über den Rücken Energie auf. Deswegen ist die Bauchlage vorzuziehen, wenn wir uns erschöpft und leer fühlen.

Das können Sie in dieser Haltung lernen

- Die ganze Tiefe Ihres Atems zu erfahren;
- zu spüren, wie der Atem Ihren unteren Rücken von innen her bewegt und belebt und damit entspannt;
- sich zu sammeln und zu regenerieren.

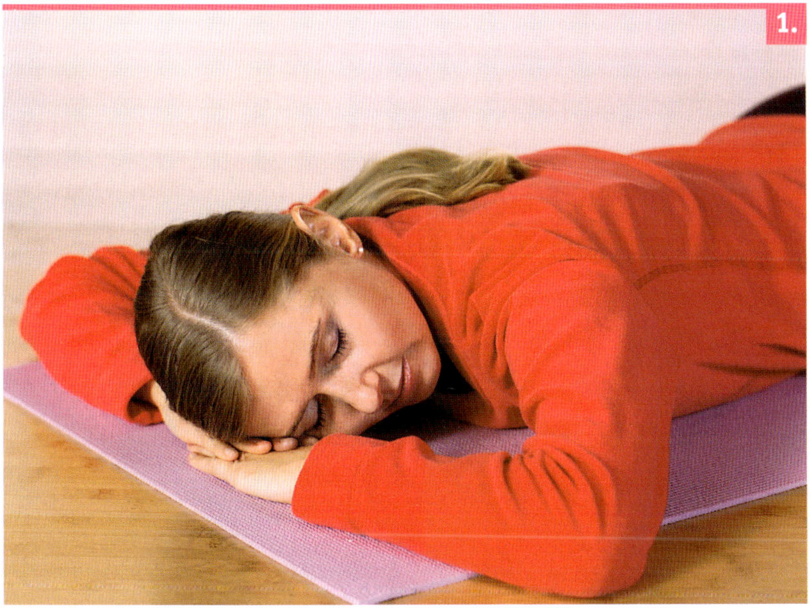

Probieren Sie's aus

Tipp: Üben Sie auf einer weichen Matte und legen Sie sich bei Bedarf ein Tuch unter den Kopf. Wenn Sie sehr empfindlich im unteren Rücken sind, dann beugen Sie in der Bauchlage ein Bein seitlich an und schieben Sie sich eventuell ein Kissen oder eine Decke unter das Knie dieses Beines.

› Kommen Sie in die Bauchlage. Grätschen Sie die Beine etwas, so dass Sie die Leisten und die Innenseiten der Oberschenkel an den Boden schmiegen können. Finden Sie eine bequeme Stellung für Ihre Füße.

› Drehen Sie den Kopf so, dass sich Ihr Nacken wohlfühlt. Wenn sich keine Seitlagerung gut anfühlt, dann legen Sie die Hände übereinander und die Stirn oder eine Schläfe auf die Handrücken. 1. Legen Sie sonst die Arme neben dem Körper ab.

› Verweilen Sie so einige Minuten, und atmen Sie ruhig und tief zur Rückseite der Taille oder in den Beckenraum.

› Beobachten Sie, wie Ihr unterer Rücken oder Ihr Becken mit jedem Atemzug mitschwingt, wie sich der Rücken etwas in die Länge dehnt oder wie sich das Becken weitet und wieder zusammenzieht.

› Um die Haltung zu verlassen, räkeln Sie sich wohlig durch und kommen dann langsam über die Seite wieder hoch in den Sitz.

Die Grußgeste »Namaste«: Mit sich sein!

In vielen Kulturen Asiens ist es noch heute üblich, sich zu grüßen, indem man die Hände vor der Brust zusammenlegt und sich mehr oder weniger weit verneigt. Europäer, die durch Asien reisen, sind zumeist fasziniert von dieser Geste, denn sie sehen beim Zuschauen und spüren beim Nachmachen, dass sie »etwas mit einem macht«. Dieses »etwas« ist ein ganz besonderer Geisteszustand, in dem man ganz bei sich ist und sein Gegenüber dadurch aus seiner eigenen Mitte heraus wahrnimmt.
Die Geste wirkt auch dann, wenn man ihre Bedeutung nicht kennt. Ist man sich ihrer aber bewusst, dann gewinnt sie sehr. Namaste oder auch Namaskar bedeutet: »Ich sehe das Göttliche/den Buddha in dir!« Man schaut auf den Menschen, der einem gegenübersteht, nicht auf sein Äußeres, sein Verhalten und so weiter, sondern man richtet die innere Wahrnehmung auf seine Wesensnatur – und die ist gemäß der Weltsicht vieler asiatischer Völker entweder göttlich oder buddhagleich. Außerdem kann ich davon ausgehen, dass mein Gegenüber genauso auf mich schauen und die eigentliche Qualität meines Seins in mir grüßen wird.

Hinter der »Persona« das wahre Wesen erkennen

Im Laufe unseres Lebens entwickeln wir eine Reihe von speziellen Verhaltensweisen, Ansichten und so weiter, die schließlich unsere Persönlichkeit ausmachen. Persönlichkeit kommt von »persona« (griech.) und bedeutet »Maske«. Das heißt, dass wir der Umwelt zumeist mit unserer Maske begegnen. Wir stellen mit ihr etwas dar, zum Beispiel Kompetenz, Selbstsicherheit, Freundlichkeit, Bescheidenheit und viele Eigenschaften mehr. »Doch wie's da drinnen aussieht, geht niemand was an!«, denken viele und versuchen, ihre Schwächen, Ängste und vor allem ihre dunklen Seiten – wie Wut, Aggressivität oder Neid – vor der Außenwelt zu verbergen. Zeigt man sich tagtäglich mit einer solchen Maske, dann verhindert man, dass andere Menschen das eigene wahre Wesen erkennen.
Man selbst allerdings wird es auch irgendwann vergessen und sich ganz mit dem identifizieren, was man als seine Persönlichkeit aufgebaut hat. Die Grußgeste bewusst auszuführen und in ihr zu verweilen, gibt Ihnen die Möglichkeit, sich immer wieder mit Ihrem innersten Sein zu verbin-

den, und hilft Ihnen, mit einem liebevollen Blick hinter die Maske der anderen Menschen zu schauen.

Mit den Augen des Herzens sehen

Durch das bewusste Einüben dieses Grußes können Sie lernen, wieder mehr mit Ihrem Herzen zu schauen: »Man sieht nur mit dem Herzen gut; das Wesentliche ist für die Augen unsichtbar«, heißt es im »Kleinen Prinz« von Antoine de Saint-Exupéry.
Das Wichtigste jedoch ist, dass Sie lernen, auf sich selbst in dieser Weise zu schauen und in sich selbst Ihre göttliche oder Buddha-Natur (an-) zu erkennen. Dann werden Sie vielleicht nach einer Weile mit diesen »Augen des Herzens« auf sich schauen, sich also liebevoller, freundlicher und nachsichtiger betrachten, als Sie es gewohnt waren! Eine solche Sichtweise seiner selbst ist wesentlich für das eigene Wohlbefinden, für die innere Zufriedenheit und für einen Zustand, in dem man mit sich selbst in Frieden ist.
Wenn Sie sich selbst so wahrnehmen, dann werden Sie bald das Bedürfnis verspüren, auch andere Menschen auf diese Weise zu betrachten. Dadurch werden Sie mehr Wohlwollen und Verständnis entwickeln – und auch Sie werden von Ihrer Umwelt anders wahrgenommen.

Das können Sie in dieser Haltung lernen

- Sich zu zentrieren und ganz zu sich zu kommen;
- sich in Ihrem Herzraum zu sammeln;
- sich mit all dem zu verbinden, was an »Wunder-vollem« in der Tiefe Ihres Herzens ruht;
- die oberen Atemräume zu erschließen und damit die Flanken- und Lungenspitzenatmung zu fördern;
- die Muskulatur des Schultergürtels zu entspannen und zu kräftigen und dadurch eine gute Haltung der Schultern einzuüben;
- den großen Brustmuskel und den Trizeps auf der Rückseite der Rückseite der Oberarme zu stärken.

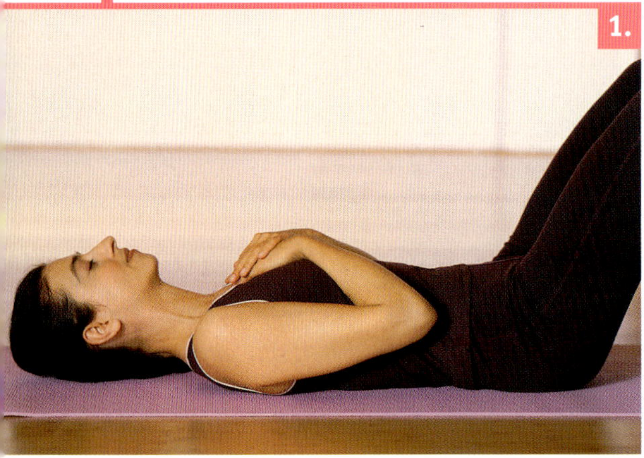

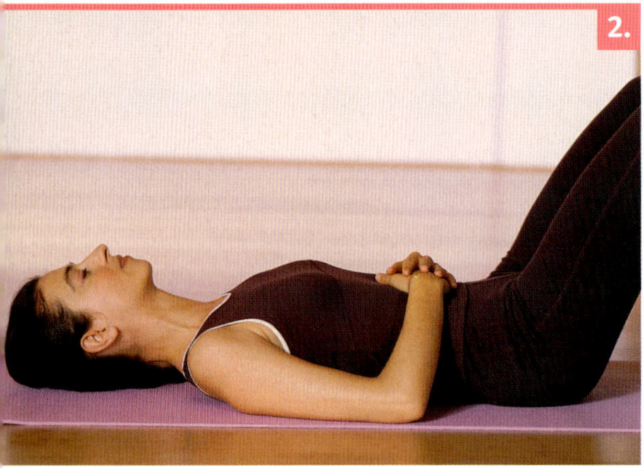

Probieren Sie's aus

Erkunden Sie die zentrierende Wirkung der Geste

› Kommen Sie in die Rückenlage und stellen Sie die Beine angebeugt auf. Legen Sie die Arme neben dem Körper ab.

› Führen Sie nun ganz bewusst und achtsam beide Hände zur Mitte und legen Sie sie über dem Brustbein übereinander. 1. Verweilen Sie so 2 bis 3 Atemzüge, dann legen Sie die Arme zurück.

› Wiederholen Sie die Bewegung, und legen Sie nun die Hände im Nabelbereich übereinander. 2. Verweilen Sie so 2 bis 3 Atemzüge, dann legen Sie die Arme zurück.

› Wiederholen Sie beide Bewegung einige Male, und werden Sie sich dessen bewusst, wie sie sich auf Ihre Befindlichkeit und Stimmung auswirken.

Sammeln Sie sich in Ihrer Kraft

› Kommen Sie in einen aufrechten, bequemen Sitz Ihrer Wahl.

› Legen Sie in einer langsamen und bewussten Bewegung die Hände vor der Brust aneinander in die Grußgeste. 3.

› Richten Sie sich so ein, dass sich die Unterarme parallel zum Boden und zum Körper befinden. Drücken Sie kraftvoll die Handwurzeln gegeneinander.

› Damit der Schultergürtel aufgerichtet bleiben kann, ziehen Sie dann etwas die Schulterblätter zueinander.

› Verweilen Sie so. Atmen Sie ruhig und tief ein und aus, entspannen Sie Ihre Schultern in die Tiefe und die Breite, und verbinden Sie sich mit der tiefen Kraft dieser Haltung.

› Wenn Sie merken, dass Sie zu ermüden beginnen, lassen Sie die

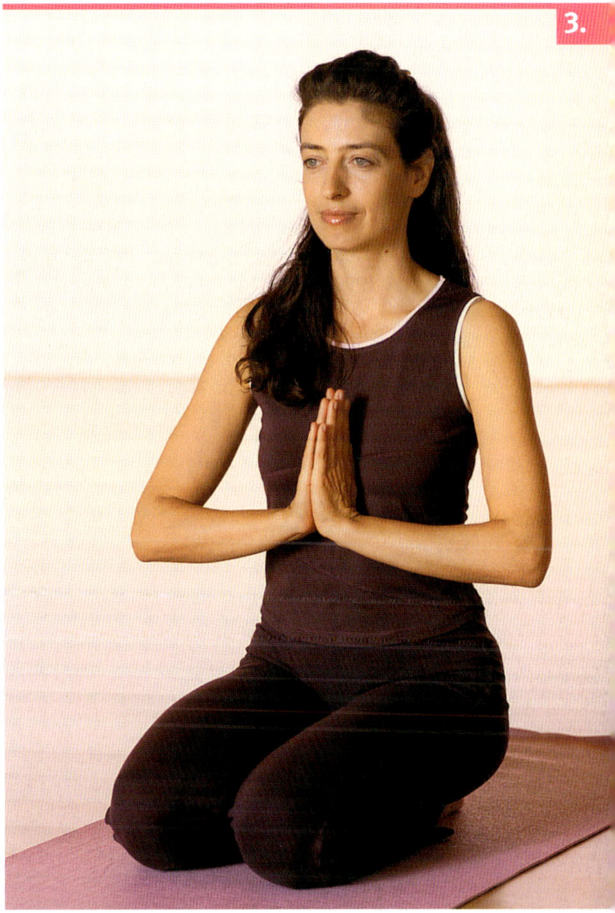

Hände sinken. Spüren Sie den Wirkungen dieser Übung auf Körper, Atem und Geist nach.

Über Namaste meditieren

› Kommen Sie in einen aufrechten, bequemen Sitz Ihrer Wahl.
› Legen Sie in einer langsamen und bewussten Bewegung die Hände vor der Brust aneinander in die Grußgeste.
› Entspannen Sie Ihren Blick und schauen Sie auf alles, was Sie umgibt, mit »den Augen des Herzens«.
› Schließen Sie nach einer Weile die Augen und versuchen Sie, in dieser ganz speziellen Stimmung zu bleiben, die durch die Geste in Ihnen entstanden ist.
› Um dieses Üben zu beenden, öffnen Sie wieder die Augen und verneigen Sie sich so weit, wie es für Sie jetzt stimmig ist.

Sich selbst mit Namaste grüßen

› Stellen oder setzen Sie sich vor einen Spiegel.
› Bringen Sie die Hände in die Grußhaltung und schauen Sie sich an. Sagen Sie sich selbst: »Ich erkenne und grüße deine göttliche/deine Buddha-Natur.«
› Betrachten Sie sich dann selbst »mit den Augen des Herzens«.
› Um dieses Üben zu beenden, verneigen Sie sich so weit, wie es für Sie jetzt stimmig ist, vor Ihrem Abbild.
› Versuchen Sie, die positiven Empfindungen, die Ihnen die Übung geschenkt hat, in Ihrem Herzen zu bewahren, damit sie Ihnen dann zu Verfügung stehen, wenn Ihnen zum Beispiel Ihr »innerer Kritiker« zusetzt oder ein anderer Mensch Ihnen gegenüber respektlos, abwertend oder ungeduldig ist.

Die tibetischen Niederwerfungen

Die tibetischen Niederwerfungen sind ein Bewegungsablauf, der uns vom Stand in die Bauchlage führt und von dort wieder aufrichtet in den Stand. Der Name bezieht sich auf das Sich-Niederwerfen, das man bei Tibetern sehen kann, wenn sie Stupas, heilige Plätze oder Berge – wie etwa den Kailash –, umrunden.

Die meisten Menschen, die beginnen, diesen Ablauf zu üben, merken schnell, dass er »etwas mit ihnen macht«. Sie berichten, dass er sie in eine friedvolle und andächtige Stimmung versetzt; etliche von ihnen sagen außerdem, dass er dem Herzen gut tut (wobei sie natürlich das symbolische Herz meinen).

In gewisser Weise spiegeln die tibetischen Niederwerfungen das Auf und Ab des Lebens wieder. Mal stehen wir aufrecht, mal müssen wir uns neigen, mal wirft es uns nieder und dann stehen wir wieder auf und alles beginnt von Neuem. Diesen Ablauf bewusst auszuführen hilft uns, jede dieser Stationen nun ganz bewusst wahrzunehmen und anzunehmen. Man steht bewusst fest und aufrecht, man neigt – und verneigt – sich bewusst, man beugt bewusst die Knie, man kommt in die Bauchlage und gibt sich völlig an den Boden ab, und man richtete sich wieder auf, dabei ganz bewusst aus der eigenen Kraft schöpfend.

Hingabe, Annahme, Loslassen ...

Die völlige Hingabe in der Bauchlage ist eine sehr symbolische Haltung. In unserer Kultur kennen wir sie von der Priester- und Nonnenweihe. Dort symbolisiert sie die völlige Aufgabe des Ego und ist eine Geste der freiwilligen Unterwerfung. In den tibetischen Niederwerfungen ist ihr Symbolgehalt ganz ähnlich.

Die Haltung kann erfüllt werden mit der Bedeutung des Annehmens, Akzeptierens und Loslassens gegenüber dem, was das Leben uns vorgibt. Jeder Lebensweg kennt Ereignisse und Begebenheiten, die den Menschen im wahrsten Sinne des Wortes niederwerfen – manchmal sogar niederschmettern. In der Regel ist es völlig sinnlos, gegen diese Kraft ankämp-

fen zu wollen, denn solche Situationen erweisen sich oft im Nachhinein als äußerst sinnvoll und heilsam.
Deswegen empfehlen die Yogameister seit je, sich der Erfahrung zu überlassen und bewusst durch das »tiefe Tal« zu gehen, um sich aber dann – zur gegebenen Zeit – auch wieder aus eigener Kraft aufzurichten und sich dem Strom des Lebens erneut anzuvertrauen. Das geschieht, indem man sich allmählich wieder erhebt und dabei bewusst jede Phase durchläuft und erlebt, bis man wieder auf seinen zwei Beinen steht.
Zum Abschluss zeichnen die Arme in einer weiten Bewegung eine Art Schutzkreis um den Körper. Die Bewegung endet in einer Geste des Zu-sich-Stehens.
Wird der Ablauf regelmäßig wiederholt, prägt sich der Symbolgehalt der Gesten tief im Nervensystem ein. So genügt nach einer Weile oft einmaliges Üben oder auch die bloße Vorstellung des Auf und Ab, um sich an die Wirkung zu erinnern. Deshalb sind die Tibetischen Niederwerfungen meiner Erfahrung nach eine besonders heilsame Übung für die Seele.
Außerdem sind sie ein Bewegungsablauf, in dem der Ausatem fünfmal so lang ist wie der Einatem. Diese Verlängerung des Ausatems bewirkt bei den meisten Menschen eine Beruhigung des Geistes und des Nervensystems. Sie wirkt reinigend, entlastend und hilft, endlich einmal im wahrsten Sinne des Wortes »Luft abzulassen«. Auch das wird oft als sehr heilsam empfunden.
Wenn Ihnen die Atemführung nicht entspricht, dann lassen Sie Ihren Atem einfach fließen.

Das können Sie in dieser Haltung lernen

- Innerlich ruhig und gesammelt zu werden;
- Sanftheit und Hingabe zu erfahren;
- sich dem Rhythmus des Ablaufs ganz zu überlassen;
- den Atem und insbesondere den Ausatem zu verlängern;
- alle an dem Ablauf beteiligten Gelenke beweglich zu halten;
- in die Erfahrung einer langen und fließenden Bewegung zu kommen.

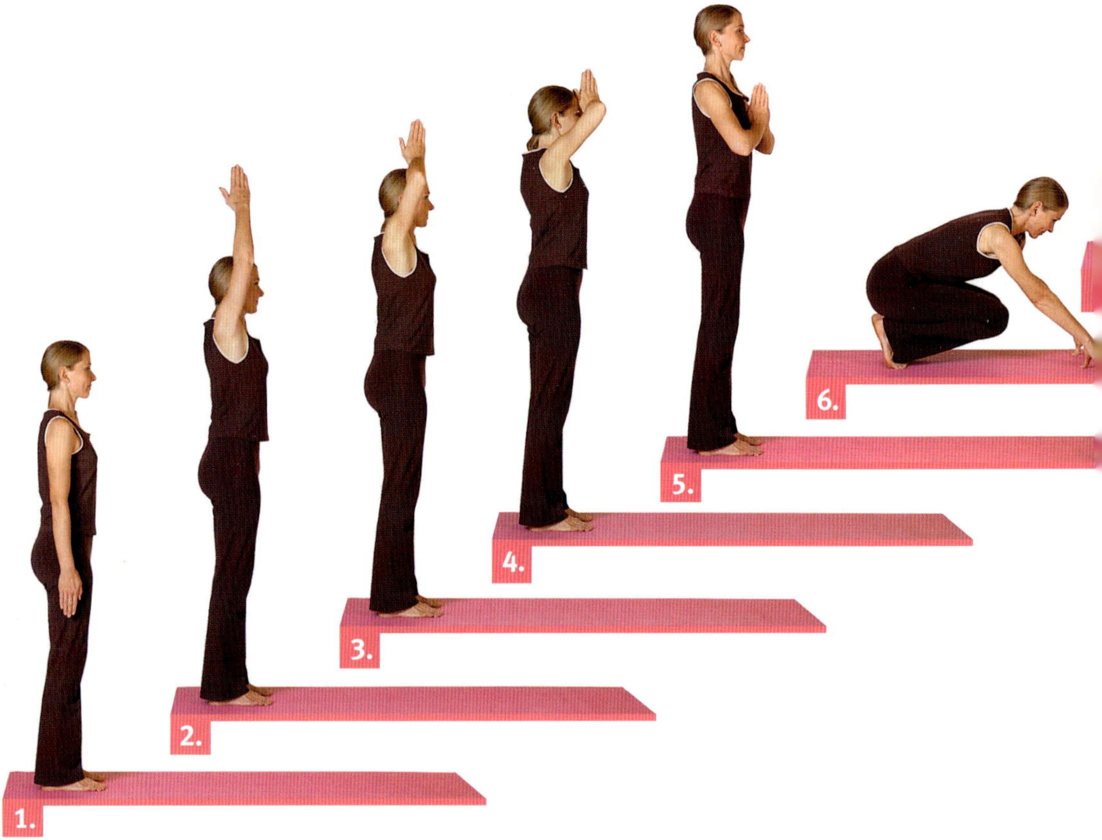

Probieren Sie's aus

› Kommen Sie in den aufrechten Stand. 1.

› Führen Sie einatmend die Arme über vorn oder über die Seiten nach oben, und legen Sie die Handflächen über dem Kopf aneinander. 2.

› Bringen Sie ausatmend die Hände erst zum Scheitelpunkt 3., dann zur Mitte der Stirn 4. und schließlich zum Brustbein. 5.

› Beugen Sie die Beine, setzen Sie die Fingerspitzen auf dem Boden auf 6. und bringen Sie schließlich die Knie und die Stirn zum Boden. 7.

› Stellen Sie die Finger seitlich neben dem Oberkörper oder den Knien auf. Heben Sie einatmend den Oberkörper, bis die Arme ge-

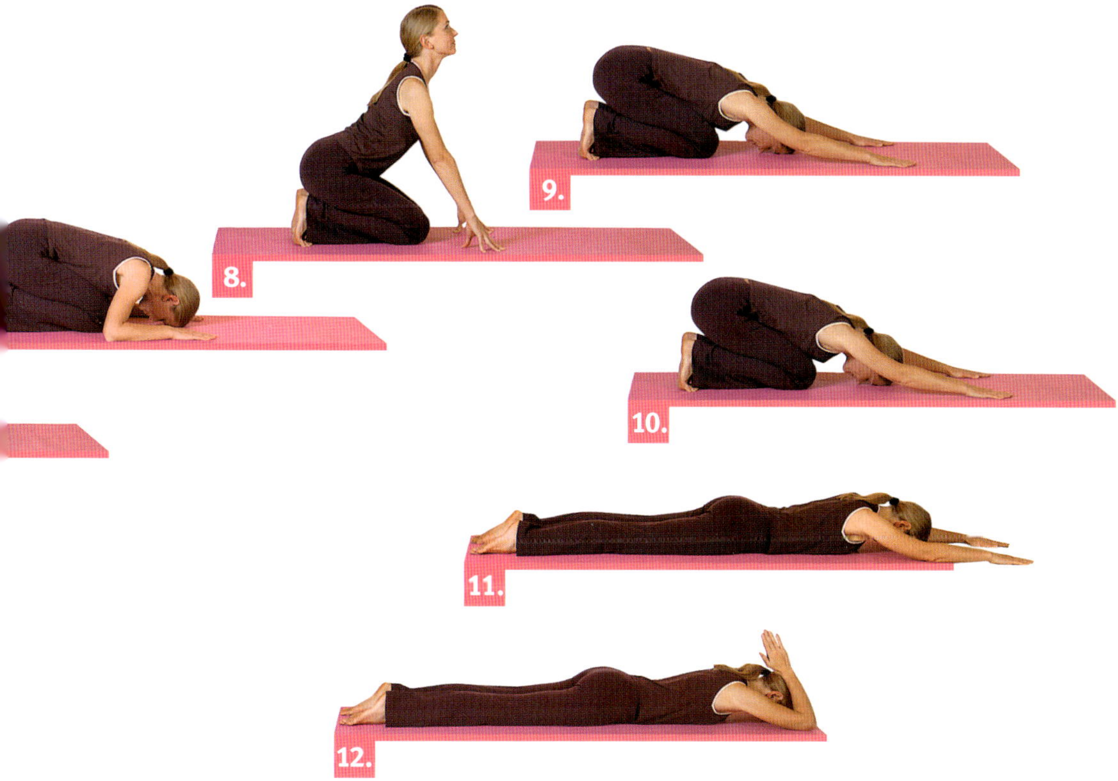

streckt sind, während die Fingerspitzen am Boden bleiben. Streben Sie mit dem Brustkorb nach vorn und oben. 8.

› Legen Sie ausatmend die Stirn wieder auf und schieben Sie die Arme nach vorn. 9.

› Die Hände bleiben aufgestützt an ihrem Platz, während Sie mit der Stirn dicht am Boden in die Bauchlage gleiten. 10.

› Lassen Sie die Stirn sinken, legen Sie die Fußrücken auf, strecken Sie die Arme nach vorn. 11.

› Legen Sie die Handflächen aneinander und heben Sie die Hände über den Hinterkopf. 12.
Verweilen Sie einige Atemzüge in dieser Geste völliger Hingabe. Spüren Sie, wie die Erde Sie trägt, und überantworten Sie sich ihr mit Ihrem ganzen Gewicht.

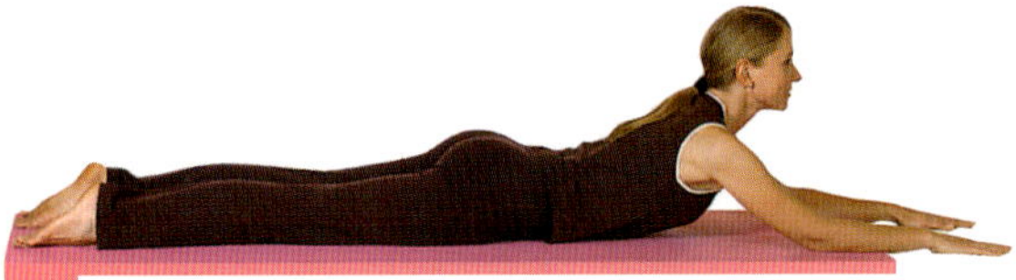

13.

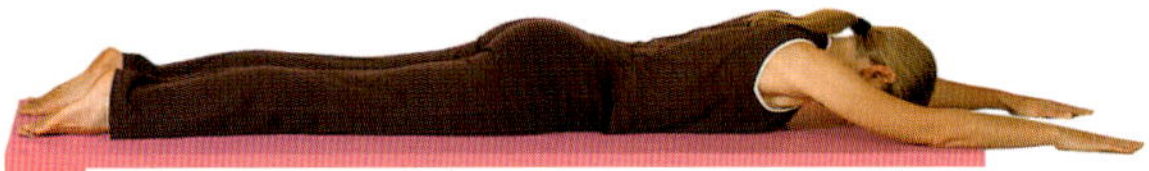

14.

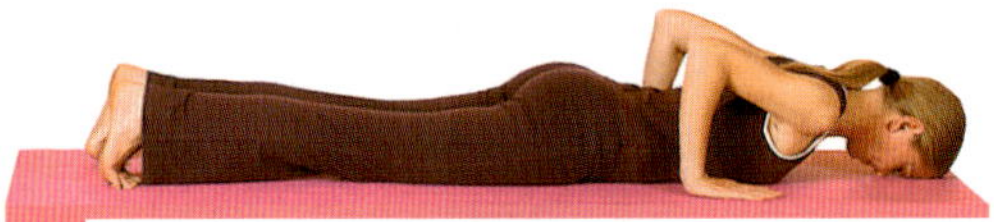

15.

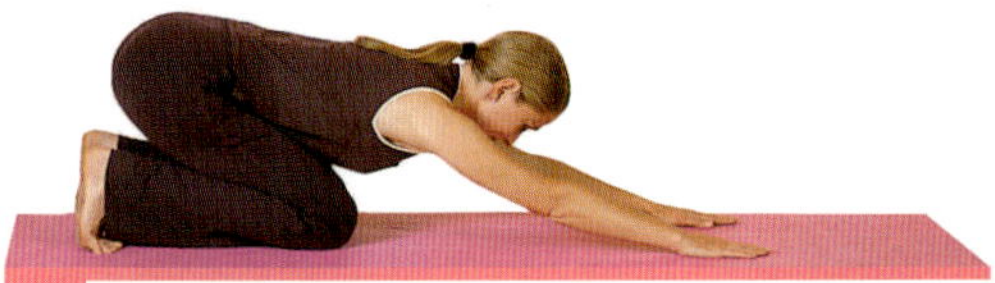

16.

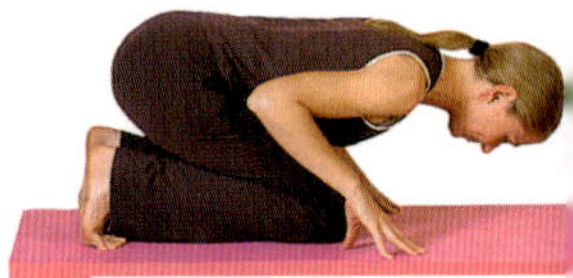

17.

› Nun beginnt der Weg zurück: Strecken Sie einatmend die Arme wieder aus, heben Sie den Kopf mit langem Nacken und den Schultergürtel, und werden Sie weit im oberen Brustkorb. Wie ein Kind, das sich das erste Mal aufrichtet, schauen Sie mit »frischem Blick« in die Welt. 13.

› Legen Sie ausatmend die Stirn auf 14., setzen Sie die Hände neben den Schultern auf, und stellen Sie die Zehen auf. 15. Schieben Sie sich nach hinten-oben 16., bis das Gesäß die Fersen berührt und die Stirn wieder am Boden liegt.

› Ziehen Sie nun die Hände zurück und stellen Sie die Fingerkuppen neben den Knien auf. 17.

› Drücken Sie sich hoch in die Hocke, Fingerkuppen am Boden, den Rumpf aufgerichtet. 18.

› Richten Sie sich einatmend auf in den Stand. Heben Sie dabei die

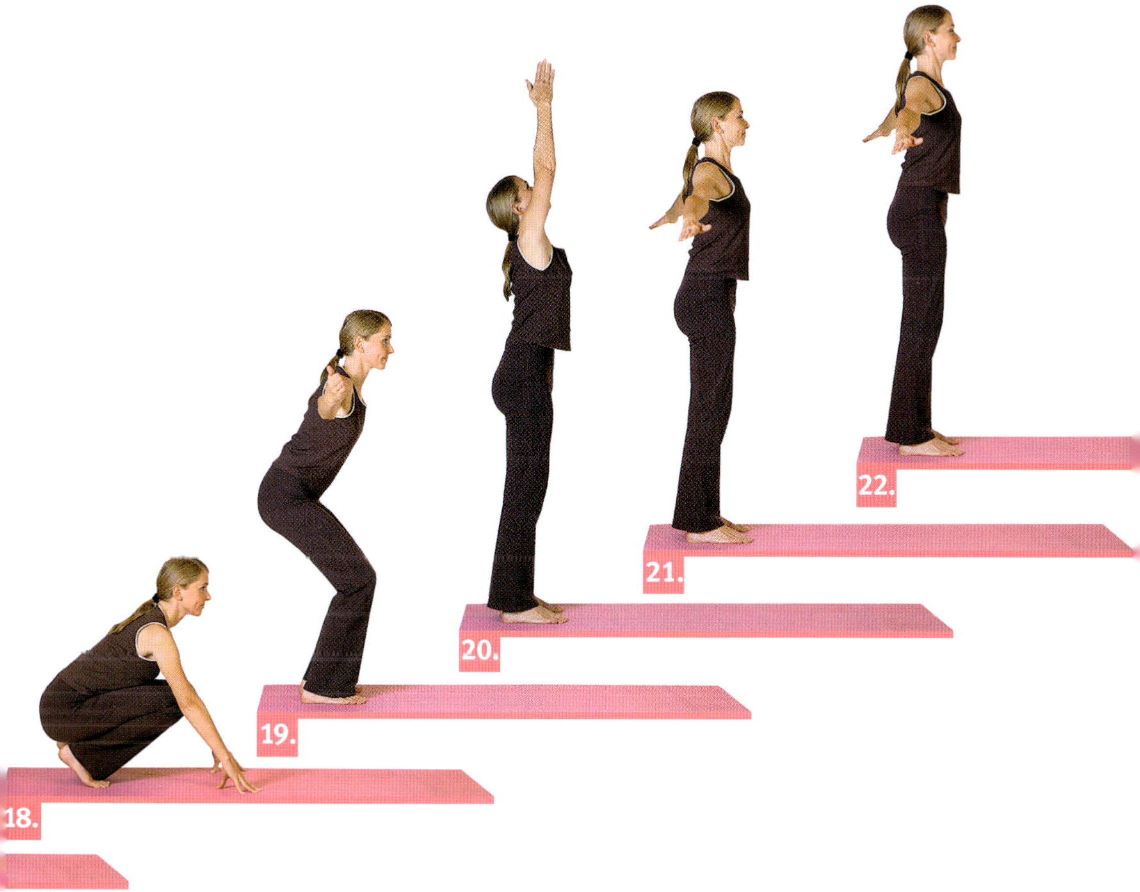

Arme über die Seiten in die Senkrechte 19. 20. und lassen Sie sie mit dem Ausatem sinken. 21.

› Werden Sie sich bewusst, wie Sie sich gerade mit Hilfe der Kraft Ihrer Arme und Ihres Rückens aufgerichtet haben, dass Sie nun wieder mit beiden Beinen im Leben stehen und Ihr Lebensweg aufs Neue vor Ihnen liegt.

› Wiederholen Sie diesen Ablauf mehrmals und lassen Sie dabei den Ausatem immer länger und feiner werden.

› Wenn Sie das Üben beenden, führen Sie beide Arme in einer weiten Geste um sich herum. Stellen Sie sich vor, dass Sie damit einen schützenden Kreis um sich herum ziehen. 22. Beenden Sie diesen Kreis, indem Sie die Handflächen bodenwärts bewegen, und sagen Sie sich dabei innerlich: »Ich stehe zu mir!«

Atem und Meditation

Der Atem ermöglicht es uns, ganz direkt auf unseren Geist einzuwirken, so dass er zu Sammlung und Ruhe finden kann. Diese gesammelte und ruhige innere Verfassung wird Ihnen helfen, wieder ganz zu sich zu kommen. So wird Meditation möglich, dieser Zustand tiefen Friedens und der Erfahrung des Einsseins.

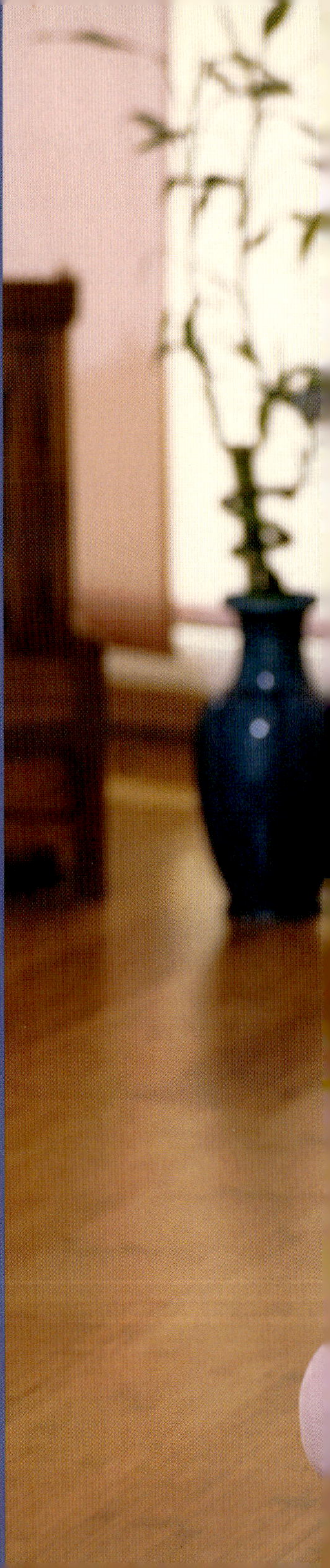

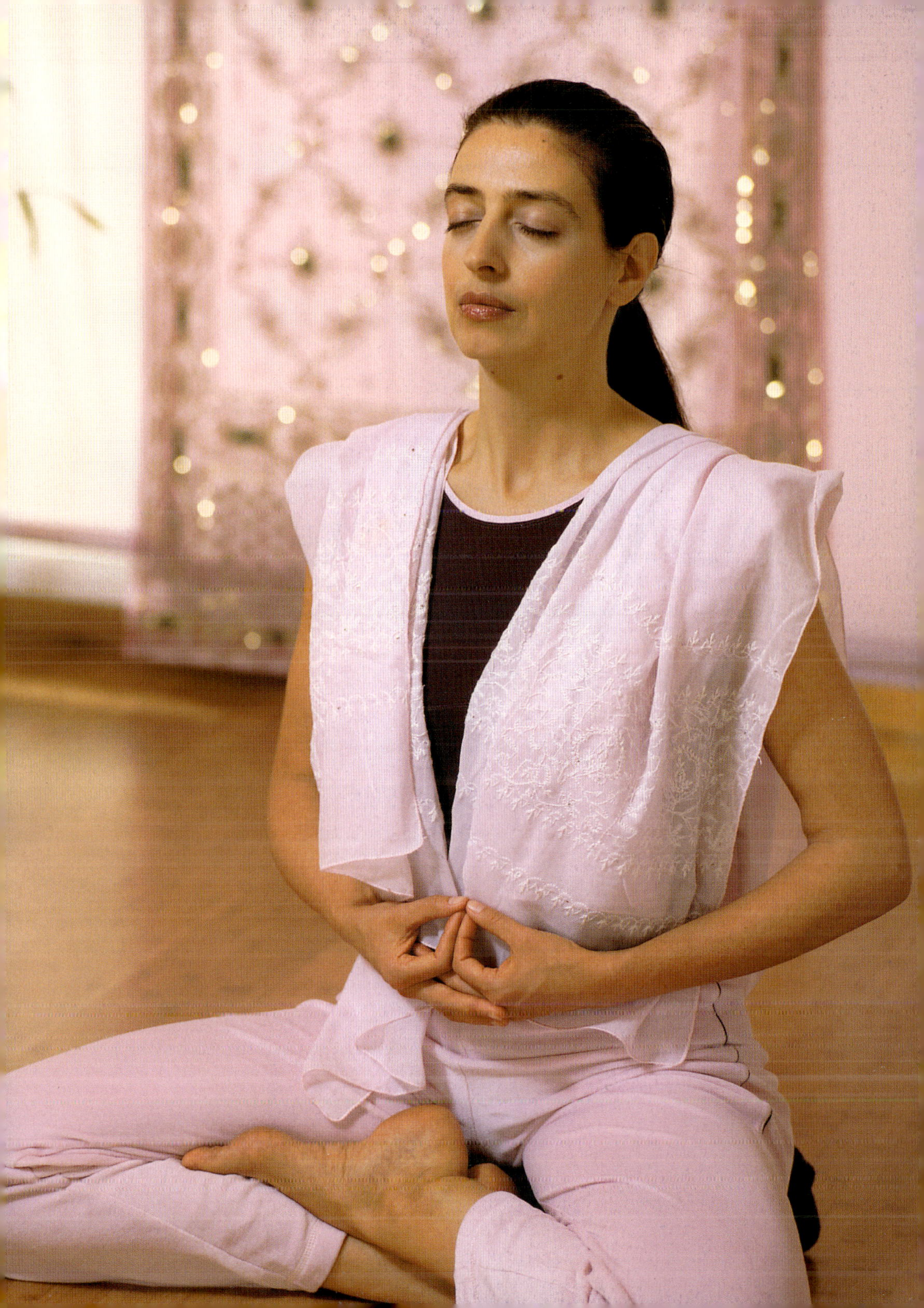

Der Atem – Erfahrung der Fülle und des Loslassens

Sicher konnten Sie schon oft bei sich beobachten, wie Ihr Atem Ihre seelische Befindlichkeit ausdrückt: Er stockt bei Aufregung und Schreck, er wird weit und tief in der Freude, er wird eng, wenn man Angst hat, wenn man traurig oder deprimiert ist. In der ersten, spontanen Reaktion nicht beeinflussbar, spiegelt der Atem wider, wie wir uns fühlen.

Da diese Reaktionen in der Regel unbewusst bleiben, können daraus Atemmuster entstehen. So kann es zum Beispiel geschehen, dass Ihr Atem im Laufe der Zeit eng geworden ist, so wie er es immer wieder wurde, wenn Sie sich niedergeschlagen fühlten. Nun hat er Mühe, wieder weit zu werden, weil er es verlernt hat – und doch wäre ein tiefes Aufatmen so befreiend!

Patañjali, dessen Beobachtungsgabe immer wieder verblüfft, beschreibt schon vor zweitausend Jahren den gestörten Atem – den er rau und unregelmäßig nennt – als den »natürlichen« Atem und weist damit darauf hin, dass bei den meisten Menschen das Irritierte zum Normalzustand geworden ist. Auch ich weiß aus meiner Unterrichtspraxis, dass die meisten Menschen überhaupt nicht mehr wissen, was ein freier, tiefer Atem ist, weil sie ihn so lange nicht mehr erfahren haben.

Eigentlich müsste man den Atem doch nur sich selbst zu überlassen, indem man seine natürlichen Funktionen unterstützt. Schauen wir uns an, wie das geht.

Unser Atemvorgang ist etwas Wunderbares. Wenn wir ihn betrachten, wird deutlich, dass wir so gut wie nie bewusst atmen. »Es« atmet uns! Dieses »Es« ist das Atemzentrum, das sich tief verborgen im ältesten Gehirnteil, dem Stammhirn, befindet. Alle dort angesiedelten Zentren regeln autonom unsere Lebensfunktionen und sind damit weitestgehend unserem Zugriff entzogen. Das ist auch gut so, denn so atmen wir auch weiter, wenn wir überhaupt nicht ans Atmen denken: wenn wir im Tiefschlaf oder in einer Narkose sind, wenn wir hochkonzentriert arbeiten oder völlig von unseren Gefühlen absorbiert werden.

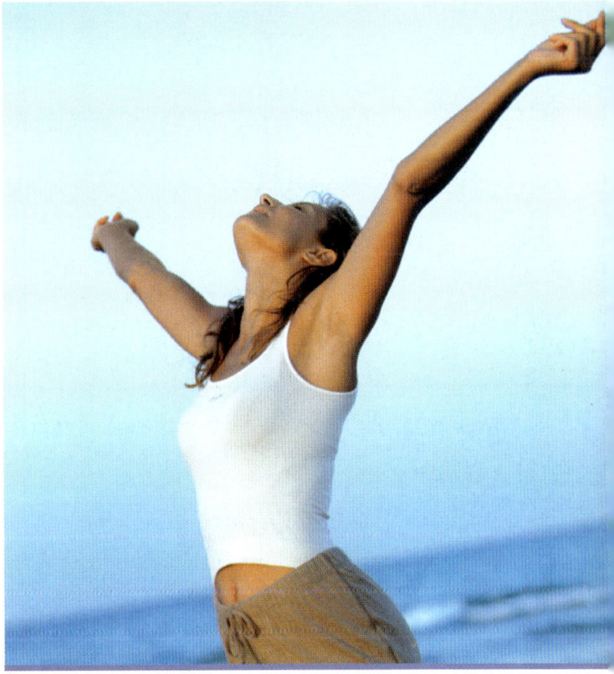

Unser Atem braucht Weite und den inneren Raum, um sich wirklich entfalten zu können.

Das Atemzentrum ist immer auf Einatmung »programmiert«, das heißt, es sorgt mit Hilfe des Nervensystems dafür, dass wir immer zu Luft kommen, uns also nicht gänzlich – etwa vor Schreck – »die Luft wegbleibt«. Das Ausatmen ist nur eine kurze Unterbrechung dieser immerwährenden Einatmung, die erst mit unserem letzten Atemzug enden wird.
Man könnte annehmen, dass die Natur unseres Atems also darin liegt, uns in die Erfahrung der Fülle zu bringen. Damit wir diese Fülle erfahren können, müssen wir jedoch erst mal Platz schaffen. Wir müssen den Atem loslassen und damit Altes, Gestautes und Verbrauchtes abgeben. Ausatmen ist Lösen, Entlassen und damit etwas, das uns wirklich schwer fällt, da es auf der Fähigkeit beruht, sich tief innerlich zu entspannen.
Der Yoga lehrt uns nun mit vielen Übungen, tief und bewusst auszuatmen und so den Atem wirklich zu entlassen, denn der Yoga ist ein »Reinigungsweg«. Ein wesentlicher Bestandteil seiner Übungspraxis und Zielsetzung besteht ja darin, den Übenden zu helfen, sich von dem zu lösen, was sie behindert, sie beschwert und ihnen Leid verursacht.
Wenn wir unseren Atem zurückhalten, dann halten wir mit ihm nicht nur Schadstoffe wie Kohlendioxid zurück und werden dadurch in unserem inneren Milieu (bezogen auf den pH-Wert des Blutes) im wahrsten Sinne des Wortes sauer, sondern wir halten auch unsere Gefühle zurück. Das ist viel gravierender, denn dadurch behindern wir die Entfaltung unserer Seele und unseres gesamten Potenzials.
Deshalb müssen wir lernen, uns wieder »zu Luft kommen« zu lassen, aufzuatmen, durchzuatmen, zu seufzen, zu stöhnen, laut zu atmen, zu gähnen, zu lachen und all die wohligen Atemgeräusche zu machen, die uns so gut tun.

Atem und Geist – untrennbar verbunden

Schon sehr früh, nämlich ungefähr vor 3000 Jahren, taucht in den Texten des Yoga der Hinweis auf, dass Atem und Geist aufeinander einwirken. Jeder Mensch, der sich selbst beobachtet, weiß, dass sich der Atem entsprechend der momentanen Gemütslage und Geistesverfassung ausrichtet. Es »bleibt einem die Luft weg«, es »verschlägt einem den Atem«, man »kommt nicht mehr zu Luft«, man spricht von »atemloser Hast«, man möchte endlich mal »wieder aufatmen« oder »tief durchatmen« oder ganz allgemein »mal wieder zu Luft kommen«. »Wenn man wieder etwas Luft hat«, dann geht das Leben hoffentlich wieder seinen gewohnten Gang.

Der Volksmund und die Umgangssprache kennen noch viel mehr Redensarten, die diesen engen Zusammenhang beschreiben. Interessanterweise wird in ihnen davon ausgegangen, dass sich erst der Geist beruhigen muss – und dann kommt das Aufatmen.

Der Yoga dagegen hat Methoden entwickelt, mit denen man auch in den Zeiten, in denen der Geist aufgewühlt, hektisch oder nervös ist, über den Atem beruhigend, entspannend und zentrierend auf ihn einwirken kann. Der Atem wird sogar als eine der wesentlichen Möglichkeiten angesehen, überhaupt auf den Geist einzuwirken. Die Atemübungen des klassischen Yoga haben nur das eine Ziel, den Geist zu beruhigen, und zwar bis zu dem Grad, in dem der Atem so still wird, dass auch die geistigen Aktivitäten zur Ruhe kommen.

Diese Techniken werden dafür eingesetzt:

- Atemverlangsamung, zum Beispiel durch die »Atmung mit dem Reibelaut« (Ujjayi),
- Tönen beziehungsweise Summen, zum Beispiel im »Bienensummen« (Bhramari) und
- Pausen setzen, zum Beispiel in der »Wechselatmung« (Nadi shodhana).

Vor allem aber wird im Yoga sehr viel mit der Betonung und Intensivierung der Ausatmung gearbeitet, denn sie gilt generell als beruhigend und reinigend für den gesamten Organismus.

Abgesehen von diesen speziellen Atemformen des Yoga hilft aber schon jedes bewusste tiefe Atmen, den Strom oder vielleicht sogar Strudel des Geschehens zu unterbrechen und wieder zu sich zu kommen.

Die fünf Aspekte der Lebensenergie (Vayus)

Die Begründer des Hatha-Yoga haben sich immer besonders für die dem Menschen innewohnende Lebensenergie interessiert, die sie Prana nennen. Prana ist für sie der Ausdruck des »göttlichen Hauchs«, vergleichbar dem Odem der christlichen Kultur.

Durch diesen Lebensatem werden wir lebendig, erfahren unser Lebendigsein, durch ihn bleiben wir dem Göttlichen immer wie durch eine Nabelschnur verbunden.
In der engen und fruchtbaren Zusammenarbeit, die der Hatha-Yoga mit dem Ayurveda – der altindischen Gesundheitslehre – einging, wurde die Lebensenergie Prana in fünf Aspekte unterteilt, die spezielle Funktionsgebiete unseres Seins repräsentieren.

Die fünf Vayus (Winde)

- **Prana vayu** steht für alles im Organismus, das aufnimmt, also für die Nahrungsaufnahme, das Einatmen, das Aufnehmen von Sinneseindrücken, das Lernen und so weiter. Er ist dem Brustraum zugeordnet.
- **Apana vayu** steht für alles im Organismus, das abgibt und ausscheidet, etwa für das Ausscheiden über Darm, Blase und Haut, für das Ausatmen, das Reden und Handeln. Er ist dem Unterkörper zugeordnet.
- **Samana vayu** steht für alles im Organismus, das verdaut. Verdauung bezieht sich nicht nur auf Nahrung, sondern auch auf die Verstoffwechselung der Atmung sowie das »Verdauen« von Sinneseindrücken und jeder Form mentaler Nahrung, die auf unsere Gedanken und Gefühle einwirken. Er ist dem Nabel zugeordnet.
- **Udana vayu** steht für Sprache und Kommunikation. Er ist dem Kehlbereich zugeordnet.
- **Vyana vayu** verteilt die Lebensenergie im Körper, und zwar in jeder Form, in der sie auftritt (Sauerstoff, Blut, Nervenimpulse und so weiter). Folglich sollte dieser Vayu überall im Körper zu finden sein.

Sowohl im Hatha-Yoga als auch im Ayurveda wird sehr darauf geachtet, dass diese fünf Vayus gut funktionieren und dass sie untereinander ausgeglichen sind. Das gilt besonders für Prana und Apana Vayu, also die Funktionen des Aufnehmens, Abgebens und Ausscheidens, die sowohl in physiologischer Hinsicht als auch im übertragenen Sinn im Gleichgewicht sein müssen. Sind sie es nicht, wird der Mensch krank, und zwar an Körper und Geist – in der psychosomatischen/somatopsychischen Sicht des Yoga und des Ayurveda sind beide untrennbar miteinander verbunden.

Den »Motor« stärken

Viele Asanas zielen darauf, den »Motor« zu stärken, der regelt, wie das, was wir aufnehmen, verarbeitet wird, so dass wir das herausziehen, was wir brauchen, und wieder abgeben, was wir nicht brauchen oder was uns sogar schaden könnte. Der »Motor« ist Samana vayu, oft auch Agni, das (Verdauungs-)Feuer genannt.

Frei von Belastungen werden

Die Yogameister wussten durch die genaue Beobachtung der Psyche, dass wir im Laufe des Lebens ganz viele prägende Eindrücke aufnehmen. Wenn wir diese nicht verarbeiten, bleiben sie frisch im Gedächtnis oder werden in unserem Unterbewusstsein gewissermaßen tiefgefroren. Bei bestimmten Anlässen kommt das nicht wirklich Verdaute wieder an die Oberfläche und fordert Beachtung. Wird es immer wieder verdrängt, dann entstehen eines Tages neurotische Störungen. Die Beschäftigung mit dem Atem, die Körperübungen und die Meditation sind die klassischen Mittel des Yoga, traumatisierende Lebenserfahrungen ins Bewusstsein zu heben, zu bearbeiten und oft auch zu erlösen. Mit Hilfe des Samana vayu – der transformierenden Kraft in uns – entsteht so nach und nach ein Gleichgewicht zwischen dem, was in uns eingedrungen ist, und dem, was wir wieder loslassen und hinter uns lassen können. Dadurch wird der Mensch frei von Belastungen und kann sich dem *Jetzt* zuwenden, diesem *Jetzt* als dem einzigen Moment, in dem wir das Leben wirklich erfahren können.

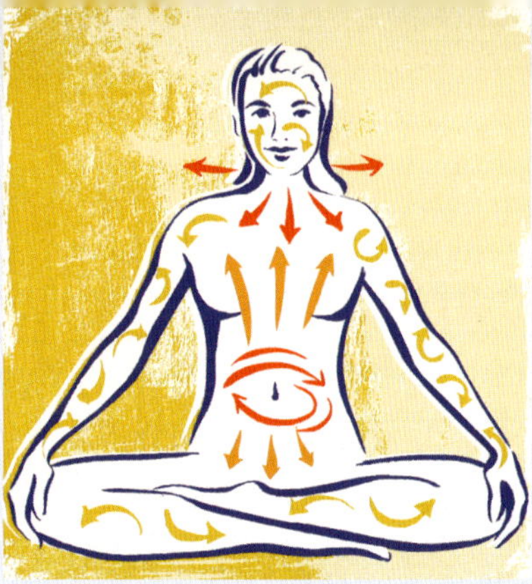

Die Lebensenergie in ihren verschiedenen Aspekten (Vayus) sorgt dafür, dass das Lebendige in uns in Bewegung bleibt und seinen angemessenen Ausdruck findet.

Die Wechselatmung (Nadi shodhana): Ausgleich und inneres Gleichgewicht

Nadi shodhana ist eine der bekanntesten Atemformen des Hatha-Yoga. Sie heißt wörtlich übersetzt »Reinigung der Nadis«. Nadis sind Energiekanäle, die den ganzen Körper durchziehen und in denen die Lebensenergie Prana zirkuliert. Man kann sie mit den Meridianen der chinesischen Medizin vergleichen, in denen das Chi – der chinesische Ausdruck für Lebensenergie – zirkuliert.
Die gebräuchlichere Bezeichnung »Wechselatmung« trifft den Sinn dieser Atemlenkung jedoch auch sehr gut, denn man schließt abwechselnd das linke und das rechte Nasenloch und atmet jeweils nur über eine Seite aus und wieder ein.

Ausgleich der Polarität von Sonne und Mond

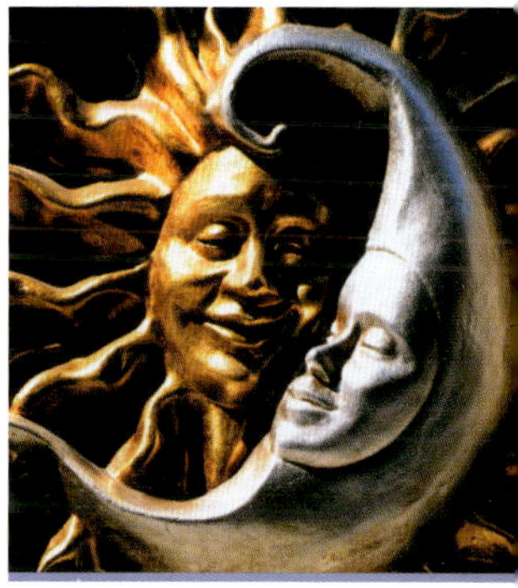

Hatha-Yoga ist der Ausgleich und die Vereinigung der Energien von Sonne (Ha) und Mond (Tha).

Im Hatha-Yoga wird jedem Nasengang eine spezielle Energiequalität zugeordnet. Der rechte Nasengang ist demnach der Sonne und der linke Nasengang dem Mond zugeordnet.
Die Sonne steht symbolisch für die aktive, männliche, nach außen gerichtete Seite des menschlichen Wesens; der Mond für die empfangende, weibliche und nach innen gerichtete Seite.
In der Sichtweise des Hatha-Yoga stellen diese beiden Seiten keine Dualität, sondern eine Polarität dar, also zwei Pole, zwischen denen wir uns im Alltag ständig hin und her bewegen. Da man aber in der Regel durch Konstitution und Erziehung mehr zu den Qualitäten der Sonne oder des Mondes neigt, also grundsätzlich zum Beispiel eher aktiv oder eher zurückhaltend ist, muss jeder Mensch aufpassen, dass sich das Gleichgewicht nicht im Laufe des Lebens immer mehr zu diesem Pol hin verschiebt. Das geschicht schnell, da zum Beispiel ein sehr aktiver Mensch am liebsten aktiv ist und gar nicht so sehr die Ruhe, den Rückzug oder das Passive schätzt.
Die alten Yogameister wussten aber durch Beobachtung und Erfahrung, dass unser Heil(-sein) und unsere körperliche wie seelische Gesundheit im Ausgleich der beiden Energien begründet liegt, denn wenn wir immer nur aktiv und extrovertiert sind, wenn immer nur die »Hitze

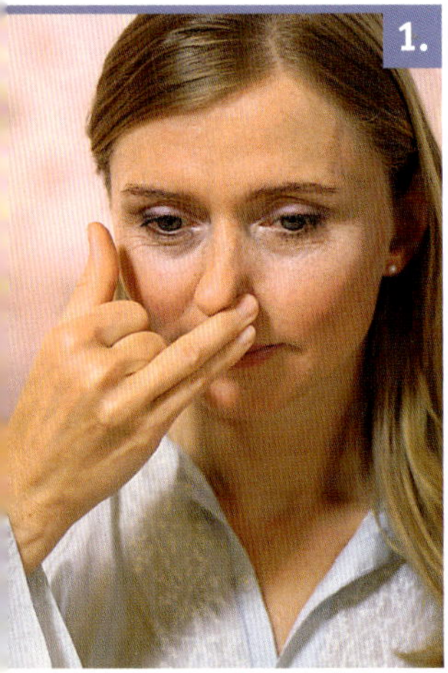
1.

der Sonne« in uns wirkt und die »Kühle des Mondes« mit seinen Ruhe spendenden, introvertierten Aspekten nicht zum Zug kommt, dann werden wir früher oder später krank. Wir sind erschöpft, und dann – wie jeder wohl aus eigener Erfahrung weiß – holt sich der Körper sein Recht, indem er uns mit einer Erkältung, einem Hexenschuss oder ähnlichem »lahmlegt«. Besser ist es also, schon vorher für Ausgleich und Gleichgewicht zu sorgen.

Die Wechselatmung gilt im Hatha-Yoga als die Übung, die hilft, diesen Ausgleich herbeizuführen. Indem man zum Beispiel über die rechte Seite einatmet, nimmt man gleichzeitig die aktive Energie auf, die den Qualitäten der »Sonnen-Seite« zugeordnet wird. Indem man sie in die linke Seite ausatmet, lässt man gleichzeitig diese »Sonnen-Qualitäten« in die passive Mond-Seite einfließen. Gleich darauf verbindet man sich einatmend mit der passiven Energie der »Mond-Seite« und lässt sie ausatmend in die aktive Sonnen-Seite einfließen.

In der Sichtweise der Yogameister wirkt diese Atemform auf unser vegetatives Nervensystem ein und hilft dort, den aktiven Sympatikus und den beruhigenden Vagus auszugleichen. Das Resultat ist ein innerer Zustand, den wir »ausgeglichen« nennen. Diese Wirkung wird noch dadurch erhöht, dass man sich übend bewusst auf das Ausgleichen und Ausbalancieren ausrichtet, indem man sich auf die Qualitäten konzentriert, die man bei sich selbst als unausgeglichen erfährt.

Das können Sie in dieser Atemübung lernen

- Den anregenden und den beruhigenden Anteil des vegetativen Nervensystems (Sympatikus und Vagus) auszugleichen;
- die beiden Körperseiten auszugleichen;
- die beiden Gehirnhemisphären zu harmonisieren;
- Ihre Atmung zu vertiefen und das Zwerchfell, den wichtigsten Atemmuskel, zu kräftigen.

Probieren Sie's aus

› Kommen Sie in einen aufrechten und bequemen Sitz (Seite 74).

› Beugen Sie den Zeige- und Mittelfinger Ihrer rechten Hand zur Handfläche, und strecken Sie den Ringfinger und den kleinen Finger aus. Der Ringfinger verschließt das linke und der Daumen das rechte Nasenloch, und zwar direkt unterhalb der knöchernen Nase, dort, wo der Nasenknorpel beginnt. Achten Sie beim Verschließen der Nase darauf, dass Ihr rechter Arm nicht am Brustkorb anliegt und dass der Kopf nicht sinkt. 1.

› Lauschen Sie zuerst während einiger Atemzüge dem ruhigen Kommen und Gehen Ihres Atems über beide Nasengänge. Ist einer der beiden durchlässiger oder leichtgängiger als der andere?

› Beginnen Sie nun die Übung, indem Sie über beide Nasengänge einatmen.

› Schließen Sie das rechte Nasenloch mit dem Daumen. Atmen Sie langsam über links aus und wieder ein. Bleiben Sie eventuell in einer kleinen Pause in der Atemfülle. 2.

› Schließen Sie das linke Nasenloch mit dem Ringfinger, und atmen Sie langsam und ruhig über das rechte aus. Verweilen Sie einen

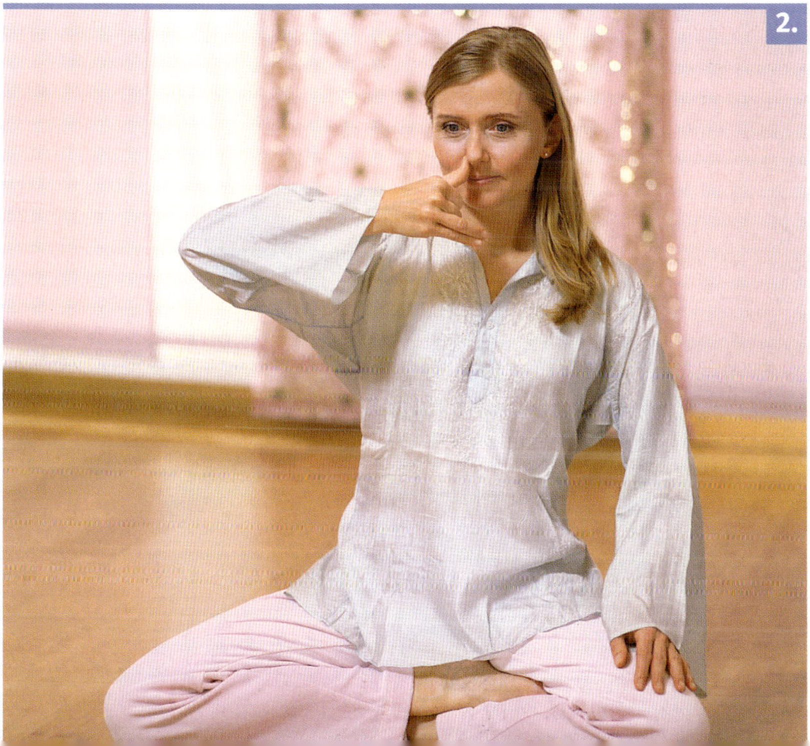
2.

Augenblick in der Stille der Atemleere, und atmen Sie über rechts ein. Halten Sie eventuell einen Moment in der Atemfülle inne.

› Atmen Sie langsam über links aus. Fahren Sie damit in Ihrem Atemrhythmus fort: auf einer Seite aus- und wieder einatmen, dann die Seite wechseln …

Sobald Ihnen diese Atemform vertraut ist, konzentrieren Sie sich auf eine Ihrer Polaritäten, die Ihnen besonders viel Unbehagen bereitet, etwa Nervosität (und Ruhe).

› Atmen Sie rechts die Unruhe und Nervosität ein, und lassen Sie sie nach links in die Ruhe und Entspanntheit fließen.

› Atmen Sie dann links Ruhe und Entspanntheit ein, und lassen Sie sie nach rechts in die Nervosität und Unruhe strömen.

› Bleiben Sie bei einem polaren Gegensatzpaar Ihrer Wahl. Fahren Sie damit fort, bis Sie merken, dass Ihr rechter Arm und/oder Ihre Aufmerksamkeit ermüden, mindestens aber 3 Minuten lang.

› Um die Übung zu beenden, atmen Sie über links ein und über beide Nasengänge aus.

› Bleiben Sie noch eine Weile in einer entspannten Wahrnehmung des ausgeglichenen Geistes- und Gemütszustandes, der sich durch die Wechselatmung einstellt.

Ujjayi-Atmung: Lernen, dem Atem zu lauschen

Ujjayi heißt »die Siegreiche«. Hier wird der Atem hörbar, indem die stimmbildenden Muskeln im Kehlkopf bewusst verengt werden. Dadurch entsteht ein Reibelaut, der deutlich werden lässt, ob der Atem fließt oder holpert, regelmäßig oder unregelmäßig ist, und der vor allem zeigt, ob der Geist konzentriert beim Atem verweilt oder immer wieder abschweift. Im Falle der Konzentration entsteht ein ruhiger, durchgehender Reibelaut; schweift der Geist jedoch auch nur etwas ab, beginnt der Ton zu schwanken und eventuell sogar zu stocken.

Indem wir mit der Ujjayi-Technik unserem Atem mühelos lauschen können, lernen wir ihn einerseits kennen und wissen, wie er auf die Wechselfälle unseres Lebens reagiert. Andererseits hilft uns diese Technik aber auch, den Atemfluss zu regulieren und zu lenken, so dass wir bewusst versuchen können, einen unregelmäßigen Atem regelmäßiger werden zu lassen und einen angespannten Atem zu entspannen.

Immer spiegelt der Atem unseren Geisteszustand wider, der normalerweise unruhig und zerstreut ist. Die Technik der Atmung mit dem Reibelaut (Ujjayi) erlaubt es uns, darüber »einen Sieg zu erlangen«.
Dazu kommt noch ein nicht zu unterschätzender Rückkopplungseffekt. Wenn wir auf unseren Atem lauschen und hören, wie unregelmäßig er ist, dann nehmen wir unbewusst war, dass unser Geist nicht gesammelt ist. Üben wir nun Ujjayi, dann hört unser Gehirn diesen ruhigen, fließenden Atemlaut – und der Geist entspannt sich! Machen wir das öfter, dann konditionieren wir uns, denn die Wirkung tritt immer schneller ein. Die Chancen stehen gut, dass wir schon bald nicht mehr die Luft anhalten, wenn wir uns körperlich oder mental anstrengen, sondern dass wir auf Ujjayi-Weise atmen – und über den langen, tiefen und strömenden Atem der Kraft des Lebens verbunden bleiben.

Das können Sie in dieser Atemübung lernen

- Ihren Geist zu beruhigen;
- sich mit Ihrem ruhig strömenden Atem zu verbinden;
- durch das Lauschen auf den Ton in der Konzentration zu bleiben;
- den Atem ruhiger, tiefer, länger und kraftvoller werden zu lassen;
- die Atemmuskeln zu stärken;
- die Atemwege zu entschleimen (räuspern Sie sich deswegen ab und zu).

Probieren Sie's aus

Tipp: Strengen Sie sich möglichst wenig an in dieser Atemform, damit sich die Muskeln im Inneren der Kehle nicht verspannen. Bleiben Sie ganz locker und entspannt im Mundraum, damit der Nacken durchlässig bleiben kann.

- Kommen Sie in einen bequemen und aufrechten Sitz Ihrer Wahl (Seite 74).
- Beobachten Sie einige Minuten Ihre Atmung, ohne einzugreifen.

Um nun die Atmung mit dem Reibelaut zu erlernen, gehen Sie folgendermaßen vor:

› Sprechen Sie einige Worte (egal was) mit Flüsterstimme.
› Noch immer flüsternd, machen Sie einige Male ausatmend »haaa«, dann ein- und ausatmend. Spüren Sie dabei, wie Ihre Stimmritze eng ist, ohne sie zu sehr anzuspannen.
› Schließend Sie den Mund, und fahren Sie fort mit dem Flüsterhauchlaut »haaa«, während Sie ganz ruhig und tief ein- und ausatmen. Hören Sie den Reibelaut der Luft (sie reibt sich an dem verengten Stimmmuskel) in der Kehle, der Brust und vielleicht auch leise im Kopf.
› Wenn Ihnen die Technik der Ujjayi-Atmung klar ist, dann lassen Sie den Reibelaut so leise werden, dass nur noch Sie selbst ihn hören. Verbinden Sie sich mit diesem Atemgeräusch und lauschen Sie ihm ganz inniglich, ohne auf es einwirken zu wollen.
› Beobachten Sie, wie es sich verändert, wenn Ihr Geist ruhiger wird oder wenn Gedanken und Gefühle im Geist auftauchen. Seien Sie mehr und mehr innerlich lauschend, und entspannen Sie Ihren Geist mehr und mehr.
› Fahren Sie damit fort, bis Sie merken, dass Sie sich muskulär oder im Geist anzustrengen beginnen. Halten Sie dann inne.
› Spüren Sie nach, als wie ruhig Sie nun Ihren Atem und Ihren Geist erfahren.

Bhramari: Der honigsüße Bienenatem schafft heitere Gelassenheit

Bhramari wird in Indien eine große Biene genannt, die bevorzugt Rosen zum Nektarsammeln anfliegt. Ihr Summen ist laut und deutlich hörbar und doch so fein und flirrend, als sei das Insekt berauscht durch den süßen Duft der Rosen, in denen sie sich ständig aufhält.
Im Bhramari-Pranayama versucht man, dieses Summen zu imitieren. Der Hatha-Yoga-Grundlagentext Hathapradipika beschreibt als Wirkung dieses Tuns, »dass im Geist eine beseligende Heiterkeit erscheint« (2.68). Dabei unterscheidet der Text noch fein die Ein- und die Ausatmung: Die Einatmung soll kraftvoll und schnell sein wie »der Ton einer männlichen Biene«, der Ausatem dagegen zart und fein wie »der Ton einer weiblichen Biene«.
Wenn man auf diese Weise atmet, nimmt man zuerst sehr viel Sauerstoff auf. Anschließend atmet man durch das leise, feine Summen sehr lang-

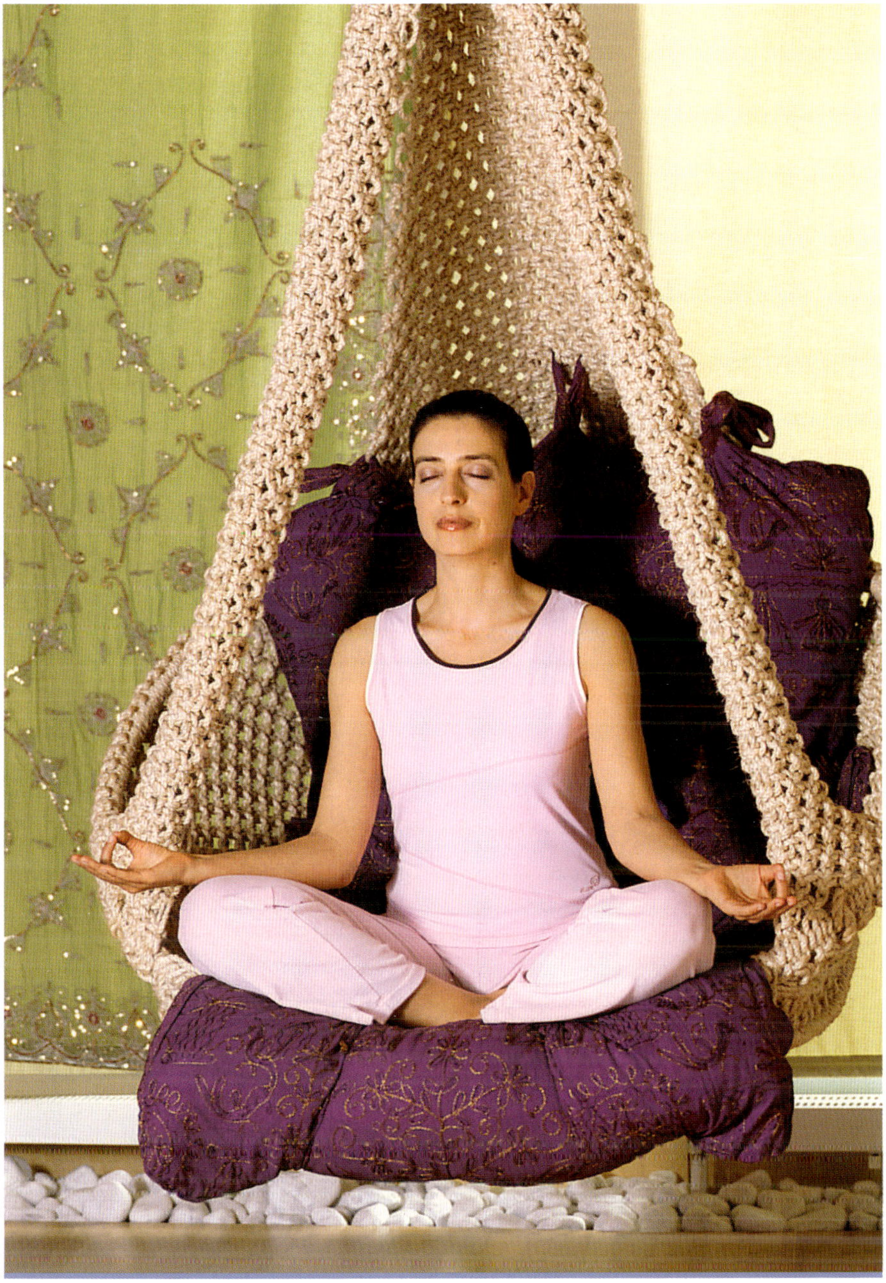

Das Pranayama Bhramari zeigt, wie wir durch eine bestimmte Art zu atmen zu Gelassenheit und sogar Heiterkeit (zurück-)finden können.

sam aus. Der Einatmen erdet, der Ausatem lenkt den Geist himmelwärts, der Weite und dem Licht entgegen.
Das Summen an sich beruhigt den Geist und versetzt den ganzen Körper – als Klangkörper – in Schwingungen. Diese Kombination aus einem Geist, der immer friedlicher wird, und einem Körper, der sich immer wohler fühlt und folglich auch wohliger anfühlt, bewirkt die Heiterkeit. Sie ist nicht laut, sondern »beseligend«, nach innen gewandt und bedarf vor allem keiner weiteren Begründungen im Äußeren.

Eine Insel im Alltag

Bhamari pranayama stellt uns damit ein »Mittel« zu Verfügung, das wir bewusst dann einsetzen können, wenn unser Geist trübsinnig, apathisch oder sorgenvoll ist. Mit Hilfe dieser Atemübung können wir uns eine Insel der heiteren Gelassenheit inmitten all der Probleme des Alltags erschaffen, auf der wir uns regenerieren können, um uns hinterher frisch und in einer veränderten Geistesverfassung wieder der Lösung eben dieser Probleme zu stellen.
Selbstverständlich kann man in alltäglichen Situationen – etwa am Arbeitsplatz – nicht dermaßen auffällig atmen wie in der ursprünglichen Übung. Wenn wir aber im stillen Kämmerlein schon ein paarmal ausprobiert haben, wie es funktioniert, und vor allem, wie es wirkt, dann reicht oft schon ein ganz leises, feines – fast unhörbares – Summen, um unseren Geist an diesen Zustand heiterer Gelassenheit zu erinnern.

Das können Sie in dieser Atemübung lernen

- Ihre Stimmung aufzuhellen;
- ein inneres Lächeln zu entwickeln;
- den Geist zu entspannen;
- Ihren Atem zu vertiefen und die Atemmuskulatur zu kräftigen;
- durch die Vibration des Tons im Kopf Ihre Nebenhöhlen frei werden zu lassen und besser zu durchbluten.

Denken Sie immer daran: So, wie unser Gehirn und Nervensystem lernt, was Schmerz und Kummer sind, und sich ein »Schmerzgedächtnis« anlegt, kann es genauso lernen, sich ein »Glücksgedächtnis« anzulegen. Beide Formen neuronaler Verknüpfung werden durch häufige Benutzung gestärkt und sind dann durch auslösende Reize – wie in diesem Fall das Summen – schneller und intensiver zu aktivieren.

Probieren Sie's aus

› Kommen Sie in einen bequemen, aufrechten Sitz Ihrer Wahl (Seite 74). Legen Sie die Hände auf die Knie oder in den Schoß.
› Lauschen Sie eine kleine Weile dem Geräusch Ihres Atems.
› Fahren Sie fort, ruhig und tief zu atmen, aber summen Sie während des Ausatmens sanft und fein wie eine Biene.
› Nach einer kleinen Weile ändern Sie die Atemform: Atmen Sie kraftvoll und hörbar durch die Nase ein (der Ton wird an ein scharfes Hochziehen erinnern) und sanft und leise summend aus.
› Wiederholen Sie das mehrere Male. Wenn nach dem Ein- oder Ausatem Pausen entstehen, lassen Sie sie zu.
› Beenden Sie die Übung, wenn Sie merken, dass Ihnen ein klei nes bisschen schwindelig wird (ein erwünschter Effekt!).
› Verweilen Sie mit geschlossenen Augen. Lauschen Sie auf den Nachklang des Summens und spüren Sie ihm in Ihrem Inneren noch etwas nach. Verbinden Sie sich den Empfindungen, die dieses »Bienensummen« in Ihnen hinterlassen hat. Verbinden Sie sich mit der Vorstellung einer heiteren Gelassenheit und nehmen Sie sie mit in Ihren Tag (oder in Ihre Nacht).

Tipp: Damit eine spürbare Vibration entstehen kann, legen Sie beim Summen die Lippen nur leicht aufeinander, und entspannen Sie Ihren gesamten Mundraum. Lassen Sie diesen inneren Raum ganz weit werden, und achten Sie darauf, dass Ihre Zunge von der Wurzel (im Kehlraum) bis zur Spitze ganz gelöst auf dem Mundboden ruht. Schon allein dadurch wird sich Ihr Atem sogleich vertiefen.

Gedanken und Meditationen, die der Seele gut tun

Meditation gelingt dann leicht, wenn sie durch das ruhige Üben der Asanas und die Atem-Achtsamkeit gut vorbereitet ist. Will sie sich mal nicht einstellen, wählen Sie eine gelenkte Meditation. Und vergessen Sie einfach, dass irgendetwas geschehen soll …

Viele Formen der Körper- und Atemarbeit sind geeignet und bewährt, um das seelische Befinden zu verbessern. So vermögen Walking oder Jogging sehr gut die Stimmung aufzuhellen – man kann seinen dunklen Gedanken im wahrsten Sinne des Wortes davonlaufen. Und mit bestimmten Atemformen lassen sich blockierte Gefühle wieder ins Fließen bringen. Aus jahrelanger Erfahrung weiß ich jedoch, dass die Wirkungen dieses Tuns immer nur relativ kurz anhalten und dass allenfalls bei denjenigen eine tiefgreifende, anhaltende Befindlichkeitsänderung stattfindet, die sich sehr beständig und konsequent einem solchen Prozess hingeben. Die Umstimmung des Nervensystems und des Hormonhaushalts braucht kontinuierliche Stimulierung, um wirklich integriert zu werden. Integriert ist das Erlernte dann, wenn Sie auch unter Stress schnell Zugriff auf das haben, was Ihr Wohlbefinden wiederherzustellen hilft.

Der geistige Yogaweg der Meditation

Der Yoga nun gehört zu den Systemen, die ursächlich im Geist ansetzen und die Beschäftigung mit dem Körper und dem Atem ergänzend und unterstützend mit hinzu nehmen. Das Wesentliche des Yogaweges besteht jedoch in dem Versuch, die Wurzeln des Übels aufzudecken und die Denkmuster, Gefühlsmuster und die daraus resultierenden Verhaltensweisen grundlegend zu verändern.

Selbstbetrachtung ohne Bewertung

Als Erstes lernt der Übende, sich selbst zu beobachten, ohne in irgendeiner Weise zu werten oder zu urteilen. Man nimmt also erst einmal

wahr, was man so tut, was man dabei denkt, wie man sich dabei fühlt, wie die eigenen Reaktionen und die der anderen aussehen. All das lässt man wie einen Film vor sich abspulen und bleibt in einer betrachtenden – einer kontemplativen – Distanz.
Das, was den Übenden langfristig heilt, ist der fortgesetzte Prozess des Sich-nicht-mehr-Identifizierens mit dem, was da ist. Es ist, wie es ist.
Wenn man seine Gefühle und Gedanken beobachtet, die als Reaktion auf das erscheinen, was man gesagt oder getan hat, lernt man, womit man sich Leid erschafft und womit nicht. So wird man mehr und mehr in die Lage versetzt, sich jenseits aller moralischen Wertungen für das zu entscheiden, was einem selbst und anderen kein Leid verursacht – einfach, weil es sich besser anfühlt.

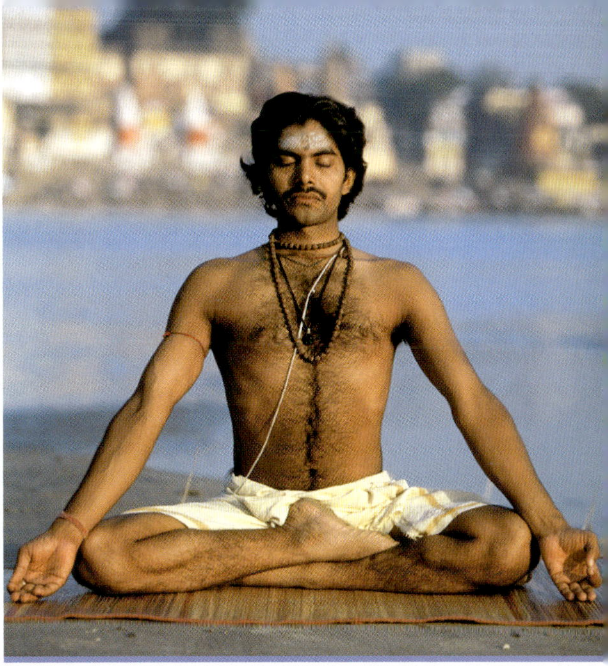

In Asien gilt es als ganz normal, wenn man sich irgendwo niederlässt, um zu meditieren. Die Meditation genießt höchstes Ansehen, denn sie gilt als das wichtigste Mittel, um Erkenntnisse über die Welt, aber vor allem über das eigene Wesen zu erlangen.

Aus reiner Wahrnehmung entsteht Einsicht

Der »springende Punkt« dabei – nämlich der, der uns wirklich über die Schwelle hilft, unser Verhalten zu verändern – ist die Meditation. Meditation bedeutet, dass sich der Geist vollständig dem öffnet, was der Gegenstand seiner Betrachtung ist, also zum Beispiel unser Verhalten und die inneren und äußeren Reaktionen darauf. Alle Eindrücke dieses Geschehens strömen durch die Wahrnehmung hindurch, nichts wird selektiert, ausgeblendet oder verdrängt. Der Geist registriert mit äußerster Achtsamkeit das Geschehen und seine Folgen, ohne dass sich eine innere Stimme verfälschend einmischt. So entsteht Einsicht – wahre Einsicht. Aus ihr resultiert eine Achtsamkeit, die sich auf zukünftige Situationen richtet. Das heißt, irgendwann beginnt man, bevor alles schief läuft, eine bewusste Entscheidung zu treffen und dies auch wirklich aus tiefstem Herzen zu wollen: Wenn man zum Beispiel wieder mal das letzte Wort haben muss, entscheidet man, jetzt nichts mehr zu sagen und die Situation dadurch für alle Seiten zu entschärfen.

Eine uralte Tradition

Achtsamkeits- oder Vipassana-Meditation ist als Form im Buddhismus Sri Lankas ausgearbeitet worden, findet sich aber als Wegweisung schon in Patañjalis Yoga-Sutras, die ihrerseits aus weit älteren Quellen schöpfen. Diese Meditation über das eigene Verhalten, das Einüben einer wertfreien Selbstbetrachtung, ist ein bewährter Weg zu mehr Selbstbestimmung, innerer Freiheit und seelischem Wohlbefinden.

Über positive innere Bilder meditieren

Um dem zu begegnen, was uns eng, unfrei und unglücklich macht, können wir auch all das als Meditationsgegenstand auswählen, was dem Negativen entgegenwirkt. Wenn man sich eng fühlt, meditiert man über etwas, das einen innerlich wieder weit werden lässt. Wenn man zu düsteren Gedanken und Sorgen neigt, wählt man etwas, das den Geist aufhellt. Wenn man traurig, deprimiert oder melancholisch ist, wählt man einen Meditationsgegenstand, der Trost spendet, die Stimmung aufhellt oder das Leidbringende positiv umdeutet.

Diese bewusste Wahl positiver Meditationsbilder – im Yoga Bhavana genannt – hat nichts mit dem sogenannten positiven Denken zu tun, dass heute so modern ist. Es hat vielmehr damit etwas zu tun, dass es dort, wo Dunkelheit ist, auch Licht geben muss – sonst würde man das Dunkle nicht als solches erkennen können. Man kann das Dunkle nur in Bezug auf das Helle identifizieren, das man erfahren hat und somit auch kennt. Eben weil man um das Vorhandensein des Lichten weiß, sehnt man sich unwillkürlich in der Dunkelheit nach dem Licht.

Bei Meditationen über ein positives inneres Bild entscheidet man sich, seinen inneren Fokus auf ein Thema zu lenken, das unterstützt, aufbaut und motiviert, kurz: ein Thema, das einem hilft, wieder »Luft unter die Flügel« zu bekommen. Einige solcher Themen werden im Folgenden vorgestellt. Achten Sie bei der Auswahl eines Bhavana darauf, dass das Bild Sie wirklich innerlich anspricht und Sie fühlen, dass Sie sich darauf ohne Vorbehalte einlassen möchten.

Über liebende Güte und Mitgefühl meditieren

Eine weitere Meditationsform des klassischen Yoga wendet sich an die Menschen, die immer wieder von unangenehmen Gefühlen wie Neid, Eifersucht, innere Unzufriedenheit, dem Gefühl, nicht gesehen und geliebt zu werden, geplagt werden. In solchen Fällen empfiehlt Patañjali liebende Güte und Mitgefühl (Maitri) als Meditationsobjekt.
In der Maitri-Meditation versucht man, sich ganz tief in sich selbst oder einen anderen Menschen einzufühlen und so viel Verständnis und Mitgefühl zu entwickeln, bis man endlich an den Punkt kommt, aufzuhören, ständig zu werten und zu (ver-)urteilen. Vielmehr lernt man, eine innere Haltung zu entwickeln, die dem eigenen Verhalten und dem der anderen erst einmal mit der Einstellung gegenübertritt, dass kein Mensch grundsätzlich böse ist und dass jemand, der sich und anderen Leid zufügt, im Grunde genommen Verständnis und Hilfe braucht.
Bestes Beispiel für gelebtes Maitri ist der Dalai Lama. Er schafft es seit der Besetzung Tibets durch die Chinesen, unermüdlich darauf hinzuweisen, dass Verurteilen, Hass und Kampf die Welt nur immer tiefer ins spirituelle, geistige und nicht zuletzt auch materielle Elend stürzen, dass also diese negativen Emotionen weder dem, der sie hat, gut tun, noch dem, gegen den sie gerichtet sind.
Wichtig bei der Maitri-Meditation ist, dass sie immer bei einem selbst beginnt. Zuallererst muss man lernen, sich selbst Verständnis, Geduld, Nachsicht und Güte zu schenken – und dies auch anzunehmen.
»Liebe dich selbst wie auch deinen Nächsten«, heißt es ursprünglich in der Bibel, wohl wissend, dass man seinen Nächsten niemals lieben kann, wenn man nicht in der Lage ist, sich selbst anzunehmen und zu lieben.
Maitri-Meditationen sind sehr geeignet, in gestörten und sogar zerstörten Beziehungen wieder einen Seelenfrieden zu erschaffen, und zwar unabhängig davon, ob derjenige, dem man seine »liebende Güte« schenkt, davon weiß und damit einverstanden ist oder nicht.

Shambavi mudra: Seien Sie einfach mal nicht ganz von dieser Welt

Mudras sind im Hatha-Yoga Körperhaltungen und Konzentrationsübungen, mittels derer man einer inneren Haltung Ausdruck verleiht – und die umgekehrt auch dabei helfen können, diese innere Ausrichtung herbeizuführen oder zu verstärken. Ein gutes Beispiel für diese Wechselwirkung ist Yoga mudra (Seite 84).
Die Bezeichnung Shambavi bezieht sich auf den Gott Shiva, der auch mit dem Beinamen Shambu (= der Friedvolle) angerufen wird. Shambu meint den Aspekt des Göttlichen, der friedvoll in sich ruht und so tief zu meditieren vermag, dass die Welt um ihn herum mit all ihren Problemen völlig versinkt. Das Besondere dabei ist jedoch, dass im Gegensatz zu anderen Yoga-Meditationen in Shambavi mudra die Augen ganz oder wenigstens halb geöffnet bleiben. Dadurch drückt man aus, sehr wohl noch zu wissen, dass die äußere Welt da ist, dass man sich aber bewusst mit seinen Sinnen und seinem Geist von ihr zurückzieht.

Von Bildern überflutet

Es heißt zu Recht, dass unsere westliche Gesellschaft eine visuelle Kultur sei. Vom Kleinkindalter an prägen uns Bilder im Fernsehen, in den Medien und in der Werbung. Wir sind gewohnt, ununterbrochen über die Augen Bilder aufzunehmen und uns an ihnen zu orientieren. Piktogramme helfen uns, komplexe Abläufe wie den Straßenverkehr zu organisieren: Kleine grüne oder rote Männchen sagen uns, wann wir eine Straße überqueren können und wann wir besser stehen bleiben sollten, um nicht Gesundheit und Leben zu riskieren.
Die meisten dieser Bilder und Bildsymbole gelangen gar nicht mehr in unsere bewusste Wahrnehmung, sondern werden halb bewusst oder sogar unbewusst verarbeitet. So können sie uns also auch prägen, ohne dass wir uns dessen bewusst werden.
Vor allem aber wird durch die ständige Bilderflut unser Gehirn unablässig beschäftigt, und wir ermüden, ohne so recht zu wissen, warum. Das können Sie gut beobachten, wenn Sie das nächste Mal in der Stadt unterwegs sind. Auf dem Weg durch die Stadt – egal ob mit öffentlichen Verkehrsmitteln oder mit dem Auto – begegnen Ihnen ununterbrochen an-

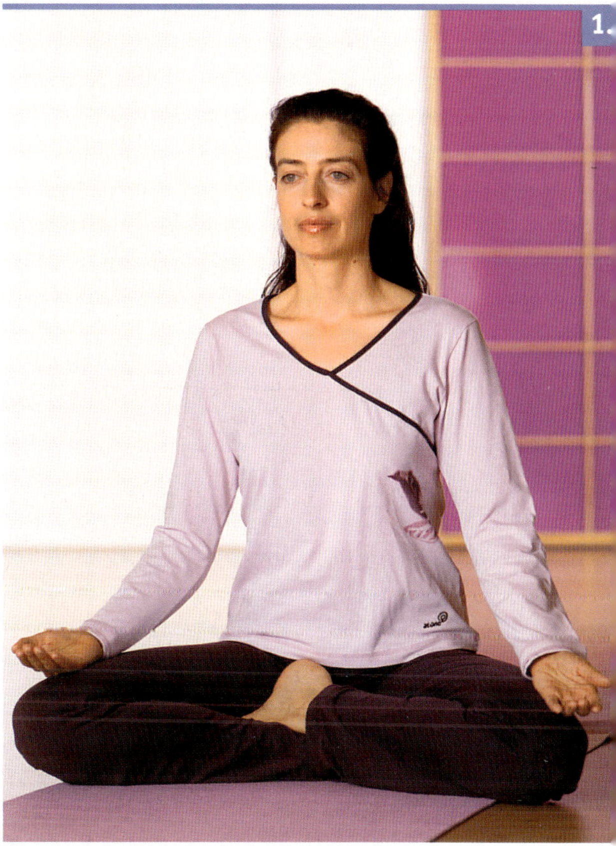

dere Menschen. Gesichter fluten an Ihnen vorbei, manche ferner, manche näher. Jedes Gesicht hinterlässt einen Eindruck: sympathisch/unsympathisch, vertraut/fremd, der/die erinnert mich an … und so weiter. Wenn Sie am Abend nach Hause kommen, werden Sie merken, dass Sie im wahrsten Sinne des Wortes »abgefüllt« sind und dass Ruhe und Rückzug Ihnen gut tun.

Sich mit offenen Augen zurückziehen

Nun ist es leider so, dass sich viele Menschen diesem »Bad in der Menge« jeden Tag aussetzen müssen, weil sie jeden Werktag lange mit Bahn oder Bus zur Arbeit fahren müssen oder ihr Beruf zu vielen Kontakten führt. Für solche Menschen wäre es sehr hilfreich, wenn sie sich auch innerhalb des Getriebes der Welt zurückziehen und abschalten könnten.

Genau das können Sie mit Hilfe der Shambavi mudra lernen. Sie können lernen, sich mit offenen Augen ganz in sich zurückzuziehen und wieder ganz zu sich zu kommen.

Sehr hilfreich ist diese Strategie des Rückzugs auch in Situationen, in denen wir uns unbehaglich oder in irgendeiner Weise belästigt oder angegriffen fühlen. Wenn wir uns mittels der Shambavi mudra ganz in uns zurückziehen, kann das, was von außen an uns oder sogar in uns dringen möchte, einfach abperlen.

Wenn wir gelernt haben, uns bei Bedarf wirklich zurückzunehmen, dann werden wir mehr und mehr feststellen, dass vieles, was uns sonst immer so aufgeregt hat, uns im wahrsten Sinne des Wortes nichts angeht. So kann diese Technik helfen, mehr Gelassenheit zu entwickeln, vor allem aber, uns besser vor schädlichen Eindrücken zu schützen. Sich dieser Technik zu bedienen, heißt keineswegs, immer weg zuschauen, oder gar, sich von der Welt abzuwenden. Es heißt vielmehr, dass wir beginnen zu wählen, ob wir immer alle Eindrücke auf uns einwirken lassen wollen oder nicht. So lernen wir, unsere Aufmerksamkeit bewusst auszurichten, und hören auf, Opfer der Flut von Eindrücken zu sein.

Das können Sie in dieser Meditation lernen

- Völlig abzuschalten und innerlich Abstand zu gewinnen;
- sich aus anstrengenden Situationen unauffällig zurückzuziehen;
- den Geist zu beruhigen und zu entspannen;
- die Augen zu entspannen und zu regenerieren;
- wie sich durch die Entspannung der Augen auch Gesicht, Mund und Nacken entspannen.

Probieren Sie's aus

› Kommen Sie in einen aufrechten, bequemen Sitz Ihrer Wahl.

› Schließen Sie die Augen. Entspannen Sie Ihren Blick hinter den geschlossenen Lidern, indem Sie alle Anspannung in den Muskeln, die die Augen ausrichten, lösen.

› Spüren Sie in Ihren inneren Raum hinein und finden Sie einen Ort, an dem Sie die Aufmerksamkeit fixieren. Wählen Sie dazu den Wurzel- oder den Herzraum.

› Sobald Ihre Wahrnehmung dort stabil geworden ist, öffnen Sie die Augen halb. Lassen Sie die Augen weiterhin ganz entspannt, so dass der Blick diffus bleibt, während Sie nach außen schauen, ohne zu sehen. **1.** (Seite 161)

› Verweilen Sie so, ohne zu blinzeln. Versuchen Sie, die innere Wahrnehmung stabil und dennoch entspannt zu halten, während Sie den großen Sinneskanal des Sehens nach außen geöffnet halten. Lernen Sie so, mehr und mehr »in dieser Welt und doch nicht von dieser Welt« zu sein.

› Wenn es für Sie an der Zeit ist, dann schließen Sie die Augen wieder und verweilen äußerst gelöst in der Wahrnehmung der Empfindungen Ihres inneren Raumes und Ihres Stirnraumes.

Ursprungspunkt: Sich ganz in sich zurückziehen

Es gibt verschiedene Räume in unserem Körper, in die wir uns bewusst und aktiv zurückziehen können. Jeder dieser inneren Räume ist einer anderen Energie verbunden. Er fühlt sich anders an, wenn wir in ihn hineinspüren: Der *Beckenraum* verbindet uns mit unserer Basis und der Erde, der *Bauchraum* vermittelt die Erfahrung einer aktiven, kraftvollen Ruhe, der *Herzraum* Sympathie und Sanftheit und der Stirnraum ermöglicht es uns wahrzunehmen, was uns innerlich beschäftigt und bewegt. Jeder dieser Räume ist als Ort des Rückzugs geeignet und bietet seine Art von Ausgleich, wenn es uns in der Außenwelt zu viel wird. *Becken- und Bauchraum* sind immer dann ideal als Rückzugsbereiche, wenn uns »der Kopf schwirrt«, und der *Herzraum* dann, wenn wir gefühlsmäßig aufgewühlt sind oder merken, dass wir beginnen, uns zu verhärten und zu panzern.

Ein weiterer Ort des Rückzugs ist ein kleiner Raum in der Mitte des Schädels (siehe Foto). Wenn wir uns in ihn zurückziehen, dann ist es so wie bei einer Schildkröte, die ihren Kopf und ihre Glieder einzieht. Dieser Raum, der auch der *Ursprungspunkt* genannt wird, ist der beste Ort, um den Geist ganz zurückzuziehen und ihn zur Ruhe zu bringen. Dabei kann man sich vorstellen, dass sich alle geistigen Aktivitäten einfalten oder zusammenrollen – oder in einen Punkt zusammenziehen oder was einem sonst als inneres Bild geeignet scheint. Mit dem Geist zieht man auch alle seine Sinne mit nach innen und lässt sie ruhen.

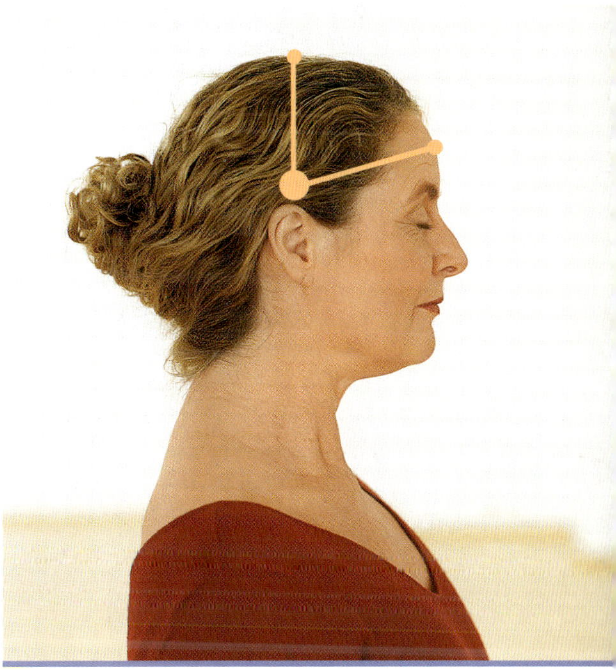

Diese Zeichnung ist nur als Orientierungshilfe gedacht. Der Ursprungspunkt, der Raum in der Mitte des Schädels, ist genau dort, wo Sie ihn spüren.

Wenn Sie regelmäßig üben, sich in Ihren Ursprungspunkt zurückzuziehen, dann wird er Ihnen nach einer gewissen Weile als Ort der Zuflucht verlässlich zur Verfügung stehen. Sie werden lernen, den Ursprungspunkt mehr und mehr zu entspannen, und werden sich dann automatisch mit Ruhe und Sammlung verbinden, wenn Sie sich in Ihren Ursprungspunkt begeben. Das können Sie tun, wenn Sie nachts wach werden und alle möglichen Gedanken Ihren Geist zu überfluten drohen oder wenn Sie merken, dass Sie sich grübelnd in etwas »verbeißen«. Sie können Ihren Ursprungspunkt aufsuchen, wenn Sie das Gefühl haben, außer sich zu sein oder »den Kopf zu verlieren«. Sie können ihn auch einfach dann aufsuchen, wenn Sie Ihren Geist beruhigen wollen, damit er sich erholt und erfrischt.

Das können Sie in dieser Meditation lernen

- Sich zu sammeln, zu sich zu kommen und bei sich zu bleiben;
- den Geist zu regenerieren und zu erfrischen;
- die rastlosen Aktivitäten des Geistes zu beruhigen.

Probieren Sie's aus

› Kommen Sie in einen bequemen Sitz oder legen Sie sich hin. Entspannen Sie den Stirnraum in seiner ganzen Breite, Höhe, Tiefe.

› Gehen Sie mit der Aufmerksamkeit zur Mitte der Stirn. Von dort aus ziehen Sie sich nach innen und etwas nach unten in die Mitte Ihres Schädels zurück. Wenn Sie den Bereich oder Punkt gefunden haben, der Ihnen »antwortet«, verweilen Sie dort.

› Entspannen Sie Ihren Geist in diesem Bereich, indem Sie ihn sich zurücklehnen, sich einrollen, einfalten oder auf eine andere Art zu sich kommen lassen.
Bleiben Sie in der Wahrnehmung, ganz bei sich zu sein, und lassen Sie Ihren Geist in sich ruhen.

› Wenn Sie die Übung beenden wollen, dann gehen Sie mit der Aufmerksamkeit in den Bauchraum. Atmen Sie einige Male tief durch und öffnen Sie wieder die Augen.

Achtsamkeits-Meditation (Vipassana)

Achtsamkeits-Meditation oder Vipassana ist eine Meditationsform, die man für sich oder in einem Kurs einübt, um sie dann jederzeit – vor allem im Alltag – anzuwenden. Man lernt in ihr die Kunst der reinen Beobachtung der eigenen Befindlichkeit, der eigenen Gedanken und Gefühle und des eigenen Verhaltens.

Beobachten, benennen, die Identifikation lösen

Egal, was einem begegnet: Man kommentiert, wertet oder beurteilt es nicht. Das, was man wahrnimmt – das Phänomen – wird einfach nur benannt. Wenn man zum Beispiel wahrnimmt, dass einem der Rücken vom Sitzen wehtut, sagt man: »Da ist Schmerz im Rücken.« So ist der Schmerz das Objekt der Beobachtung. Dadurch beginnt man, die Identifikation mit dem Wahrgenommenen zu lösen. Der Rückenschmerz ist nicht mehr »*mein* Rückenschmerz«, sondern nur noch ganz schlicht Rückenschmerz.
Auf dieselbe Weise werden Gedanken und Gefühle benannt. »Da ist ein Gedanke an meinen Chef, die Kollegin XY, meinen Sohn, meine Mutter … Ebenso geht es mit Gefühlen: »Da ist Angst/Wut/Traurigkeit/Langeweile/Neid …« Wenn da Angst ist, dann bin ich nicht diese Angst. Ich bin ich und da ist Angst. Fertig! Die Angst kann Angst sein – ich muss deshalb noch lange nichts mit ihr zu tun haben. Die Angst muss nicht unbedingt weggehen, aber sie wird sich nicht mehr so willkommen und zu Hause bei mir fühlen, wenn ich ihr so wenig Beachtung schenke, mich

Das können Sie in dieser Meditation lernen

- Den inneren Zustand des Beobachters zu entwickeln;
- sich nicht mehr so stark zu identifizieren und immer alles so persönlich zu nehmen;
- Akzeptanz für sich und andere zu entwickeln.

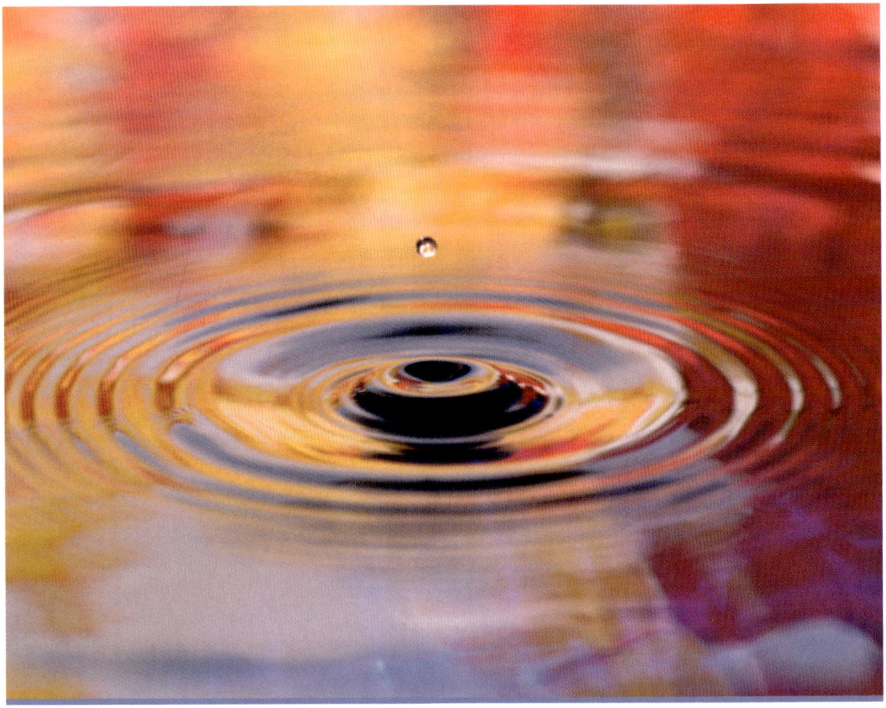

Wenn kein Eindruck mehr auf unseren Geist einwirkt, dann wird seine Oberfläche still und glatt und die Trübungen legen sich – wie in einem stillen Teich …

nicht mehr um sie kümmere und sie auch nicht mehr zu »meiner Angst/ich habe Angst« mache. Die Angst muss jetzt sehen, wie sie ohne diese emotionale Unterstützung klarkommt. Nichts nährt sie mehr, und sie darf schon gar nicht mehr etwas in mir beherrschen.

Gelassenheit und Ruhe gewinnen

Mithilfe der Achtsamkeits-Meditation wird uns all das bewusst, was in uns lebt und wirkt. Wir lernen zu unterscheiden, was davon förderlich und wohltuend und was behindernd oder sogar schädlich ist.
Sie brauchen nicht zu fürchten, dass das Üben der Achtsamkeits-Meditation Sie distanziert werden lässt oder dass es Sie völlig von Ihren Gefüh-

len abschneidet. Es wird Ihnen nur die Möglichkeit geben, zuerst einmal einen neutralen Blick auf all das zu werfen, was aus dem eigenen Inneren aufsteigt, und dann zu entscheiden, ob Sie diesen Gedanken/dieses Gefühl zum Beispiel weiterverfolgen wollen, ob Sie wirklich in einer bestimmten Weise handeln oder reagieren wollen, und vor allem, ob Sie gewillt sind, sich ganz auf das, was da im Moment als Phänomen aufscheint, einzulassen, indem Sie sich damit identifizieren. Alles bleibt eigentlich äußerlich so, wie es schon immer war, nur dass Sie nun nicht mehr nur reagieren, sondern viel häufiger kurz innehalten, beobachten, sich entscheiden (all das in Sekundenschnelle) und dann bewusst und gezielt handeln. Sie werden lediglich etwas weniger impulsiv und spontan sein, dafür aber Gelassenheit und innere Ruhe gewinnen.

Probieren Sie's aus

- Kommen Sie in einen aufrechten, bequemen Sitz Ihrer Wahl.
- Sobald Sie eine angenehme Sitzhaltung gefunden haben, schließen Sie die Augen. Ziehen Sie dadurch Ihre Aufmerksamkeit von der Außenwelt ab, und len-ken Sie sie auf all das, was in Ihnen geschieht.
- Werden Sie sich Ihrer Gedanken, Empfindungen und Gefühle bewusst, und benennen Sie das, was Sie jeweils wahrnehmen, ohne es zu bewerten.
- Fahren Sie damit eine ganze Weile – mindestens aber 5 Minuten – fort.
- Beobachten Sie gleichzeitig, wie es Ihnen mit dieser Übung geht. Wenn Zweifel oder Unmut auftreten, dann benennen Sie ganz konsequent auch diese Gefühle. Wenn Sie etwas juckt, sagen Sie sich, »da ist Jucken«; wenn Sie unruhig oder nervös werden, sagen Sie sich, »da ist Unruhe/Nervosität«.
- Achten Sie zu Beginn darauf, sich durch nichts beirren zu lassen, denn der Geist ist vielschichtig und trickreich – es gibt einen Teil in ihm, der dieses Spiel, das seine Macht untergräbt, gar nicht schätzt.
- Üben Sie die Achtsamkeits-Meditation mindestens sechs Wochen lang, nach Möglichkeit täglich. Versuchen Sie so, diese achtsame Sichtweise in Ihr Leben zu integrieren, bis es beginnt, auch im Alltag zu funktionieren. Beobachten Sie, was sich dadurch in Ihrem Leben und in Ihrer Beziehung zu den Menschen um Sie herum verändert.

Maitri-Meditation: Den Panzer abwerfen und die innere Qualität der Güte entwickeln

»Wenn es uns gelingt, ein liebevolles Gefühl den Menschen gegenüber zu hegen, die glücklicher sind als wir, Mitgefühl mit denjenigen zu haben, die unglücklich sind, uns zusammen mit denen zu freuen, die etwas Wertvolles tun, und uns nicht durch die Irrtümer anderer Menschen aus dem Gleichgewicht bringen zu lassen, wird in unserem Geist Ruhe einkehren.« (Yoga-Sutra, 1.33)

In diesem Vers der Yoga-Sutras spricht der Weise Patañjali menschliches Verhalten an, dem ein großes Potenzial innewohnt, uns immer wieder Leid zu erschaffen. Es sind Gefühle von Neid, Missgunst, Konkurrenzdenken und Verurteilung sowie Gleichgültigkeit gegenüber dem Leid anderer. Menschen, die diese Gefühle nicht unter Kontrolle bekommen und nicht lernen, mit sich und anderen liebevoll umzugehen, werden im Laufe der Jahre wahrscheinlich ihr Herz immer mehr verhärten und sich immer weiter schützen und panzern. Jeder von uns hat schon mal so einen Menschen getroffen, der einerseits verbittert und streng ist, andererseits aber durch strenges Befolgen gesellschaftlicher Konventionen und Perfektionsdrang alles, was zart und berührbar in ihm ist, verschüttet. Wir sind alle gefährdet, da das Leben nun einmal hart ist, hohe Anforderungen an uns stellt und unsere Kultur uns lehrt, immer und unter allen Umständen unsere Pflicht zu tun.

Die Härte und Kälte beginnt also im Umgang mit sich selbst und damit, was man sich selbst abverlangt – und man dann, so meint man, auch von anderen erwarten kann. So entsteht ein inneres Wesen, das natürlich wie jeder Mensch Liebe und Anerkennung sucht, aber unbewusst der Ansicht ist, sich diese Liebe und diese Anerkennung verdienen zu müssen.

Güte ist bedingungslose Annahme und Wohlwollen

Hier hakt der Gedanke von Güte (Maitri) ein. Güte ist ein Gefühl, das es uns ermöglicht, uns selbst und andere Menschen so anzunehmen, wie sie sind! Güte erlaubt Schwäche und Unvollkommenheit! Innere Güte zu entwickeln hilft, den Panzer schmelzen zu lassen, mit dem wir uns zu schützen meinten, denn ein gütiger Mensch braucht einen solchen

Schutz gar nicht. Ein gütiger Mensch greift sich selbst und andere nicht an und provoziert deshalb auch keine Angriffe. Mit gütigen Menschen ist man einfach gerne zusammen, denn sie sind eine Wohltat für die Seele.
Für sich selbst ein Gefühl von Akzeptanz, Geduld, Wohlwollen und Güte zu entwickeln, ist vielleicht die einzig wirklich hilfreiche Therapie gegen die zersetzenden Kräfte des Perfektionsdrangs – in dessen Schlepptau unweigerlich eine niemals endende Unzufriedenheit und innere Anspannung sind, weil man einfach niemals perfekt sein kann. Wer es wirklich wissen will, wird immer, immer ein Haar finden: gnadenlos! Es gibt in einer solchen Welt keine Chance, jemals seinen eigenen Ansprüchen zu genügen. Das gilt auch für die, die man für perfekt hält. Interviews haben zutage gefördert, dass viele der Models, die in den Medien als »schönste Frau der Welt« gehandelt werden, sich selbst in der Regel unvollkommen und teilweise sogar hässlich finden. Es ist ein Klischee, aber eines, an dem viel dran ist, dass viele der Menschen, die reich mit materiellen Gütern gesegnet sind, oft außerordentlich unzufrieden sind, und dass ihr Reichtum sie oft regelrecht belastet.
Der Blick nach außen, das Sich-Vergleichen und In-Konkurrenz-Treten macht also bei genauerer Betrachtung nur wenig Sinn.
Güte für sich zu entwickeln heißt, sich mit dem zufrieden zu geben, was man jetzt gerade kann oder darstellt. Das meint nicht, zu resignieren und sich gehen zu lassen. Gemeint ist vielmehr, dass man endlich aufhört, ständig an sich herumzuzerren und zu nörgeln, denn dieses Genörgel macht einen selbst und alle Menschen der Umgebung nur unglücklich.

Das können Sie in dieser Meditation lernen

- Güte und Mitgefühl für sich und andere zu entwickeln;
- geduldiger und nachsichtiger mit sich und anderen umzugehen;
- Freundlichkeit im Umgang mit sich und anderen zu entwickeln;
- sich weniger aufzuregen;
- alle stressabhängigen Organsysteme zu entlasten;
- tatsächlich innerlich weniger sauer zu sein, das heißt der pH-Wert Ihres Körpers wird sich allmählich zum Basischen hin verschieben.

Probieren Sie's aus

› Kommen Sie in eine bequeme Sitzhaltung (Seite 74) und schließen Sie die Augen.

› Entspannen Sie Ihren inneren Raum und Ihren mentalen Raum, den Stirnraum. Werden Sie sich dabei bewusst, wo Ihr Körper unter Spannung steht und in welchen Maße Ihr Geist angespannt ist.

› Werden Sie sich bewusst, wo Sie in Ihren Leben und in Ihren Beziehungen das Gefühl haben, sich schützen, sich anstrengen, sich behaupten zu müssen, und wo Sie meinen, kämpfen zu müssen.

› Beobachten Sie die Reaktionen Ihres Körpers und Ihres Geistes auf diese Vorstellung: Wo werden Sie eng? Wo werden Sie hart? Was geschieht mit Ihrem Atem? Lassen Sie diese Gefühle in aller Deutlichkeit in Ihre Wahrnehmung treten.

› Betrachten Sie sich mit Ihren inneren Augen und machen Sie sich bewusst, wie sehr Sie sich ständig anstrengen, alles zur Befriedigung Ihrer selbst und anderer Menschen zu machen; wie sehr Sie sich abstrampeln und wie es doch nie wirklich genug ist.

› Spüren Sie die Aussichtslosigkeit dieser inneren Anstrengung, bis Sie merken, dass sich in Ihnen Mitgefühl zu regen beginnt. Geben Sie diesem Mitgefühl mehr und mehr Raum und legen Sie es wie eine warme Decke um sich.

› Entfalten Sie immer mehr Gefühle wie Nachsicht, Verständnis, Geduld und Freundlichkeit für sich selbst. Versuchen Sie, alles Strenge, Harte und Bewertende in diesen freundlichen und wohlwollenden Gefühlen aufzulösen. Gewähren Sie sich das innere Entspannen, das Loslassen all dessen, was Ihnen innerlich Druck macht.

› Schauen Sie auf sich selbst mit Güte und tiefem Wohlwollen. Auch wenn Ihre innere Kritikerin/ Ihr innerer Kritiker aufstöhnt und immer noch etwas zu bemängeln findet, setzen Sie Ihre ganze Energie darein, nicht wieder auf diese abwertende und zerstörerische Stimme zu hören. Entwickeln Sie eher noch mehr Verständnis und Güte, wenn Sie merken, wie Sie sich von dieser inneren Stimme klein machen lassen. Hüllen Sie sich ein in Güte und Wohlwollen.

› Sagen Sie sich, dass alles gut ist, so, wie es jetzt ist. Werden Sie sich dessen bewusst, dass Sie sowieso immer Ihr Bestes geben und dass das, was Sie geben, ausreichend ist.

› Schauen Sie mit Güte auf all Ihr Bemühen. Machen Sie sich bewusst, dass dahinter das Bedürfnis steht, gesehen, anerkannt und geliebt zu werden. Befriedigen Sie es, indem Sie zuallererst sich selbst sehen, anerkennen – und in liebender Güte annehmen.

› Üben Sie das immer wieder, bis Sie die liebende Güte für sich wirklich fühlen und Ihr Verstand nicht mehr dazwischenredet.

Eine Vorübung

Wenn Sie merken, dass Sie auf große innere Widerstände treffen, sich selbst liebende Güte zu schenken, dann richten Sie Ihre Gefühle zuerst auf einen Menschen oder ein Wesen – zum Beispiel Ihr Haustier –, für das Sie mühelos Geduld, Verständnis und Wohlwollen empfinden.

› Üben Sie auf diese Weise ein, überhaupt erst mal wieder bewusst mit solchen gewährenden Gefühlen in Verbindung zu treten und sie im wahrsten Sinne des Wortes wirklich zu fühlen.

› Werden Sie sich bewusst, wie weit Sie innerlich werden und wie Sie entspannen und loslassen können, ja, wie Sie vielleicht sogar schmelzen, wenn Sie auf das geliebte Wesen schauen.

› Üben Sie als nächsten Schritt ein, genau diese Empfindungen auf sich selbst zu übertragen. Sie sind es wert! Sie verdienen es!

› Wenn Trauer aufsteigt, weil Sie merken, dass Sie mit sich selbst lieblos und unfreundlich umgegangen sind, lassen Sie sie zu.

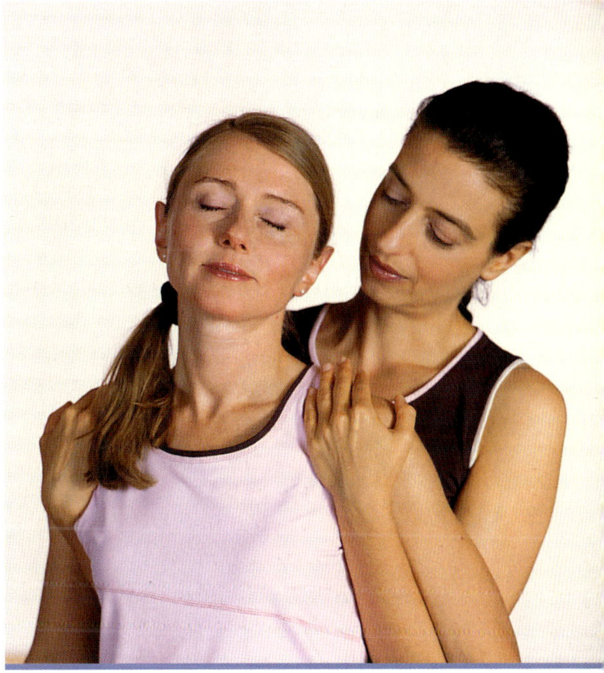

Sich einem anderen Menschen in Güte zuzuwenden, bereichert auch das eigene Leben.

Und so können Sie weiter üben

› Wenden Sie diese Übung des bewussten Wahrnehmens, Verstehens, Akzeptierens und Annehmens auch auf andere Menschen an. Zuerst auf Menschen, die Ihnen sympathisch sind. Dann auf Menschen, zu denen Sie eher ein neutrales Verhältnis haben. Und schließlich auf die Menschen, die Sie nicht mögen oder mit denen Sie Schwierigkeiten haben.

› Beobachten Sie, was alles sich in Ihrem Leben verändert, wenn Sie mehr und mehr liebende Güte (Maitri) in sich entfalten.

In der Meditation auf die Weite des Himmels lassen Sie Ihren inneren Blick ganz tief in das endlose Blau des Himmels eintauchen … und Gedanken lassen Sie wie Wolken vorüberziehen.

Meditieren mit einem positiven inneren Bild

Ein positives inneres Bild, im Yoga Bhavana genannt, basiert in der Regel auf einer Vorstellung oder einer Erinnerung. Jeder von uns bedient sich von Zeit zu Zeit solcher angenehmen Vorstellungen, indem wir uns etwas ausmalen, einem Tagtraum nachhängen. Jeder weiß, dass diese Vorstellung letztlich eine Illusion ist – aber diese Illusion tut gut, sie ist mit angenehmen Empfindungen verbunden und kann uns sogar mit Freude oder Entzücken erfüllen.

Angenehme und positiv besetzte innere Bilder helfen uns, den Geist zu entspannen. Sie können ein Gegengewicht bilden, wenn der Alltag mal wieder anstrengend und eintönig ist, wenn uns der Mut sinkt und sich ein Gefühl innerer Enge einstellt.

Die inneren Bilder, derer wir uns in einer solchen Situation bedienen, stellen sich in der Regel automatisch ein: Wir träumen zum Beispiel davon, wie wir uns endlich abends in unserem Bett ausstrecken werden, oder freuen uns innerlich schon lange vorher auf unseren Urlaub, den wir uns dann in den schönsten Farben ausmalen.

Der Yoga findet ein solches Vorgehen äußerst sinnvoll, da es hilft, unsere Stimmung aufzuhellen und uns Zufriedenheit zu schenken.

Finden Sie Ihr inneres Wohlfühlbild

Sicher haben Sie beobachten können, dass sich in den letzten Jahren in Deutschland eine richtige Postkartenkultur entwickelt hat, und vielleicht haben Sie ja auch einige dieser schönen Karten erworben. Sie haben sie vermutlich ausgewählt, weil die Motive Sie innerlich berührt und Ihnen gut getan haben. In den Motiven dieser Postkarten, aber auch aller anderen Bilder, mit denen Sie sich gerne umgeben, finden Sie den Schatz Ihrer positiven inneren Bilder.

› Suchen Sie zuerst einmal alles zusammen, was diesen Schatz darstellt: alle Karten, Fotos, Bilder, Zeitungsausschnitte, die Sie in Ihrer Wohnung dekoriert oder die Sie in irgendwelchen Schachteln gesammelt haben. Breiten Sie sie um sich herum aus und lassen Sie sie auf sich wirken. Beobachten Sie, welche Bilder wirklich positive Gefühle in Ihnen auslösen, zum Beispiel innere Weite, Frieden, Einklang, oder welche Ihnen ein Lächeln auf die Lippen zaubern.
Verlassen Sie sich in der Auswahl ganz auf Ihren Geschmack und ignorieren Sie alles, was Ihr/e innere/r Kritiker/in dazu sagen möchte, etwa dass das Bild kitschig sei oder zu kindlich. Hören Sie nur auf die Stimme Ihres Herzens. Ihr Herz weiß, was es braucht und was Ihrem Gemüt wirklich wohl tut. Ihr Verstand hat dagegen nur wenig Ahnung davon.

› Wählen Sie ein Motiv aus und verfahren Sie damit wie in den folgenden Beispielen. Wenn Sie keine geeigneten Bilder haben, können Sie sich auch gleich auf die hier vorgeschlagenen Themen konzentrieren.

Das können Sie in dieser Meditation lernen

› Sich selbst positiv zu beeinflussen;
› sich auf Ihre Potenziale – statt auf Ihre Defizite – zu konzentrieren;
› sich mehr auf die Lösungen statt auf die Probleme auszurichten.

Meditation auf die Weite des Himmels

› Kommen Sie in einen bequemen Sitz Ihrer Wahl (Seite 74) und schließen Sie die Augen.
› Entspannen Sie die Muskeln Ihres Gesichts und des Mundraums, bis sich das Gesicht ganz weich, der Mundraum geräumig anfühlt.
› Entspannen Sie den Stirnraum, also den gesamten Raum oberhalb Ihrer Augenbrauen.
› Stellen Sie sich dann vor, mit Ihren inneren Augen in den Himmel zu schauen. Spontan wird Ihnen der Himmel zur Tages- oder Nachtzeit erscheinen; nehmen Sie das, was sich Ihnen zeigt.
› Lassen Sie Ihren inneren Blick ganz tief in das endlose Blau des Himmels eintauchen, bis sich Ihr Blick in der Weite und Formlosigkeit aufzulösen beginnt.
› Verbinden Sie sich dann mit dem Gefühl der Weite, der Luftigkeit und Leichtigkeit, die dem Himmelsraum zu eigen sind. Entspannen Sie Ihren Geist, Ihren Stirnraum und nach und nach den ganzen Körper in diese Weite.
› Wenn Sie die Meditation beenden wollen, legen Sie beide Hände auf den Bauch. Sobald Sie mit Ihrer Bauchatmung verbunden sind, vertiefen Sie diese, bis Sie sich bereit fühlen, die Augen zu öffnen.
› Nehmen Sie die Erfahrung der Weite mit in Ihren Tag.

Meditation auf das Licht in uns

»*Um Stabilität und Ausrichtung in unserem Geist zu erlangen, können wir uns dem Licht in unserem Herzen zuwenden, das vom Leid unberührt ist.*« (Yoga-Sutra, 1.35–36)

› Kommen Sie in einen bequemen Sitz Ihrer Wahl (Seite 74) und schließen Sie die Augen.
› Entspannen Sie die Muskeln Ihres Gesichts und des Mundraums, bis sich das Gesicht ganz weich und der Mundraum geräumig anfühlen.
› Entspannen Sie den Stirnraum, also den gesamten Raum oberhalb Ihrer Augenbrauen.
› Denken Sie nun an den Bereich in sich, den Sie an ehesten mit Licht verbinden. Vielleicht ist es Ihr Herz, vielleicht ist es eine bestimmte Eigenschaft, die Sie auszeichnet, vielleicht ist es Ihr Glaube. Finden Sie etwas, das beständig und unbeeindruckt vom Auf und Ab des Alltags in Ihnen lebt. Oder stellen Sie sich vor, dass es in Ihrem Herzraum ein Licht gibt, das immer und unter allen Umständen vom Leid unberührt bleibt.

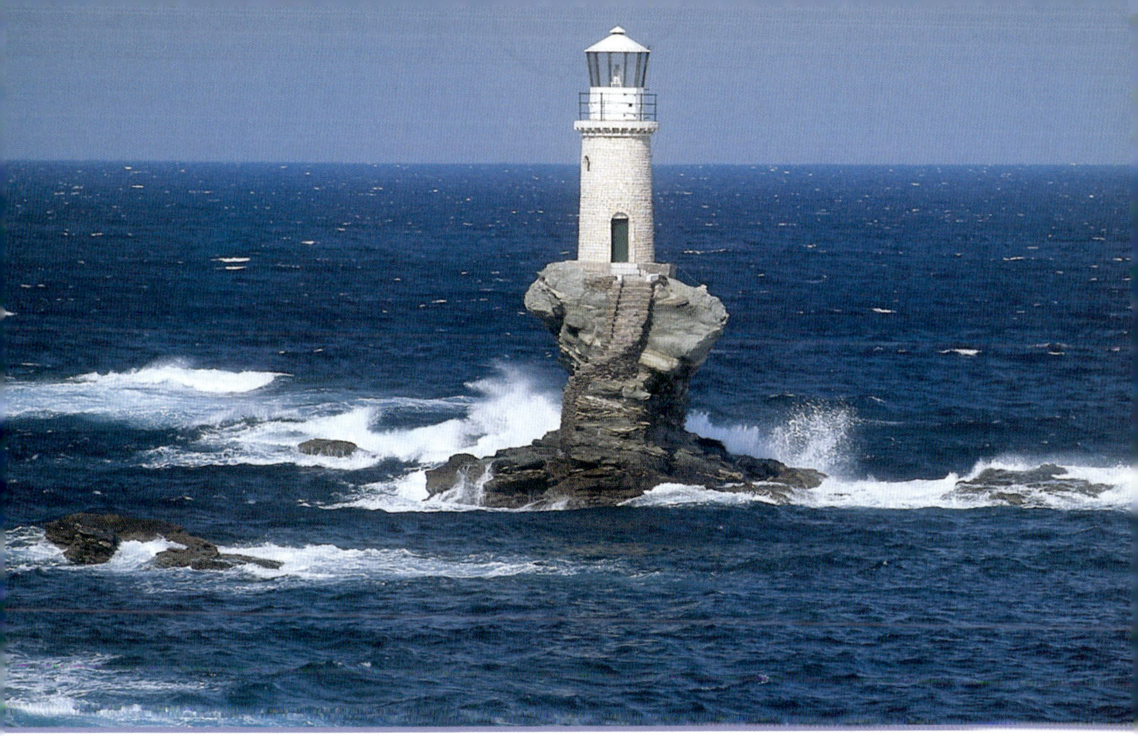

Wenn wir unser inneres Licht gefunden haben und uns immer wieder mit ihm verbinden, dann gelingt es uns viel leichter, wie ein Fels den Stürmen des Lebens standzuhalten.

› Verbinden Sie sich mit dieser inneren Kraft. Stellen Sie sich vor, dass Sie jederzeit dort Zuflucht nehmen können und dass das Licht oder die lichtvolle, wärmende Energie Ihnen Zuversicht und innere Ruhe schenkt.

› Üben Sie diese Meditation über einen längeren Zeitraum, bis Sie die positiven Wirkungen in sich deutlich zu spuren vermögen. Stärken Sie so ganz bewusst und aktiv Ihre positiven innerenKräfte, bis sich das Gefühl in Ihnen entwickelt hat, dass sie Ihnen wirklich jederzeit verlässlich zur Verfügung stehen.

Ein schönes und wirksames inneres Bild, um diesen Zustand auszudrücken, ist: »Ich stehe wie ein Fels in der Brandung!«

Tipp: Will Ihnen Ihr Geist manchmal einreden, dass Sie sich das alles nur einbilden? Dann machen Sie sich klar, dass Sie nur sich selbst sabotieren, wenn Sie dieser Stimme nachgeben, die Sie klein machen will. Lassen Sie diese Versuche der Selbstsabotage wie Wolken am Himmel vorüberziehen – kurz: Nehmen Sie sie als ein inneres Verhaltensmuster zur Kenntnis und ignorieren Sie sie!

Richten Sie sich an einem positiven Beispiel aus

»Der Kontakt zu Menschen, die Hürden im Leben gemeistert haben, die uns noch unüberwindlich erscheinen, kann eine große Hilfe sein.« (Yoga-Sutra, 1.37)

Patañjali, der Autor der Yoga-Sutras, war ein ausgezeichneter Beobachter der menschlichen Psyche. So stellte er unter anderem fest, dass der Kontakt mit Menschen, die gerade Schwierigkeiten gemeistert haben, eine große Hilfe sein kann für jemanden, der sich noch an diesen Hürden abmüht.Dabei hat Patañjali vermutlich überhaupt nicht im Sinn, dass ein Mensch einem anderen mit »Patentrezepten« helfen kann. Schließlich reagiert jeder anders auf Stress und muss deswegen auch seine ganz individuellen Lösungsmöglichkeiten finden. Doch während man seine eigenen Wege sucht, ist es tröstlich zu wissen, dass es Menschen gibt – oft sogar im eigenen Bekanntenkreis –, die zuerst meinten, vor unüberwindlichen Hindernissen zu stehen, und die dann doch Mittel und Wege fanden, sie zu überwinden.

- Vielleicht konnten wir beobachten, dass so einem Menschen plötzlich ungeahnte Kräfte zuwuchsen, da er das Hindernis wie eine Herausforderung des Schicksals annahm.
- Vielleicht konnten wir beobachten, dass ihm die Kraft des Vertrauens oder ein fest gegründeter Glaube half.
- Vielleicht konnten wir beobachten, dass das Annehmen einer schwierigen Situation – zum Beispiel einer Trennung – diesem Menschen half, besser damit fertig zu werden.
- Vielleicht konnten wir beobachten, dass dieser Mensch in der schwierigen Situation auf eine gute Weise seine Freunde zu mobilisieren verstand, um materielle und emotionale Unterstützung zu bekommen.
- Vielleicht konnten wir beobachten, dass dieser Mensch Hindernissen ihren Schrecken nahm, indem er sich überlegte, wie er sie Schritt für Schritt bewältigen könnte.

Machen Sie sich bewusst, welcher Mensch in Ihrer Umgebung Sie inspiriert, und lernen Sie aus seinem Beispiel!

Herzmeditation mit OM: Im Herzen die Quelle der eigenen Kraft finden

Die Nahrung, die wir Menschen brauchen, um überleben zu können, ist vielfältiger Natur. Selbstverständlich brauchen wir etwas »zwischen die Zähne«, brauchen Wasser und Luft. Aber all das ist nicht genug, denn wir verkümmern, wenn wir etwas ganz Besonderes nicht regelmäßig bekommen, und das ist Zuwendung. Zuwendung kann in unterschiedlichster Form daherkommen: als Freundlichkeit, Sympathie, Wohlwollen, Fürsorge, als Freundschaft oder Liebe. Unsere Lebensqualität hängt entscheidend davon ab, ob wir von all dem genug bekommen, aber auch, ob wir genug davon mit anderen teilen können. Hier ist Nehmen und Geben gleichermaßen wichtig für unser inneres Gleichgewicht.
Es gibt Menschen, die ein freundliches und wohlwollendes Naturell haben. Die Ausstrahlung von Zuwendung umgibt solche Menschen wie eine Aura, und wenn wir uns dieser Aura nähern, fühlen wir uns angenommen und wohl. In ihrer Gegenwart erfahren wir Freundlichkeit und Akzeptanz, ohne dass wir etwas Besonderes dafür tun müssen. Stress und Leistungsdruck lassen nach, und man kann endlich wieder durchatmen. Unbewusst nähren wir uns in der Gegenwart solcher Menschen mit diesen positiven Gefühlen und merken dann vielleicht, dass es uns selbst leichter fällt, uns mit ihnen zu verbinden.

Wohlwollend und freundlich werden

Leider haben wir aber – in der Regel – nicht ständig Kontakt mit Menschen, die uns auf diese Weise nähren. Das ist auch gut so, denn es geht auf unserem Lebensweg darum, selbstständiger und selbstbestimmter zu werden, Abhängigkeiten zu überwinden – und die Quelle solch angenehmer Gefühle in uns selbst freizulegen. Wir können also lernen, ein Quell des Wohlwollens und der Freundlichkeit zu werden. Diese Qualitäten mehr leben zu können, wird viel in uns heilen, und diese heilsame, wohltuende Energie wird uns auch spürbar umgeben. Plötzlich sind wir dann die Menschen, in deren Gegenwart andere sich angenommen und aufgehoben fühlen! Plötzlich scheint das ganze Leben freundlicher zu sein. Die Quelle solcher Gefühle sitzt in unserem Herzen. Das Herz gilt im Yoga als der Ort, der die Gegensätze aufhebt, denn das Herz polarisiert,

wertet und urteilt nicht (im Gegensatz zum Verstand). Wenn wir – wieder – lernen, die Welt »mit den Augen des Herzens« zu betrachten, dann sind wir natürlicherweise wohlwollend und liebevoll.
Nun ist nicht jedes Herz sofort in der Lage, seine Quelle frei sprudeln zu lassen, denn es ist vielleicht schon oft im Leben verletzt oder »gebrochen« worden. Wenn man sich aber entscheidet, es nicht weiter zu verhärten, sondern vielmehr »herzlicher« (!) zu werden, dann kann man lernen, das Herz nach und nach wieder weit werden zu lassen, bis man eines Tages wieder ein »Herzensmensch« wird. Das braucht einigen Mut, aber wenn man seine Herzensqualitäten wirklich zu entwickeln lernt, dann wird man feststellen, dass man erstens gar nicht mehr so verletzlich ist und dass zweitens kaum jemand die Absicht verspürt, einen freundlichen und wohlwollenden Menschen überhaupt zu verletzen.
Der Laut OM in dieser Übung hilft, unser Empfinden hörbar zu machen. Der Ton und der Klang sind die Brücke in die Welt. Durch die Schwingung des OM werden wir wahrnehmbar und erfahren uns selbst.
Achten Sie deshalb unbedingt darauf, so zu tönen, wie es im Moment entsteht. Versuchen Sie bitte nicht, schön zu klingen, besonders tief, hoch, laut, leise ... Lassen Sie einfach nur Ihren »Herzton« schwingen.

Das können Sie in dieser Meditation lernen

› Ihren Herzraum zu entspannen;
› zu spüren, dass Ihr Herz eine Quelle von Wohlwollen und Güte ist ...
› ... und dies den anderen mitzuteilen / mit den anderen zu teilen.

Probieren Sie's aus

› Kommen Sie in einen aufrechten, bequemen Sitz Ihrer Wahl.
› Legen Sie beide Hände über Kreuz auf die Mitte der Brust und entspannen Sie Ihren Herzraum.
› Lassen Sie in sich ein Gefühl von Wohlwollen und Sympathie entstehen. Zuallererst für sich selbst, aber auch für die Menschen, die Ihnen nahe stehen.
› Wenn es sich nicht gleich einstellen will, denken Sie an einen

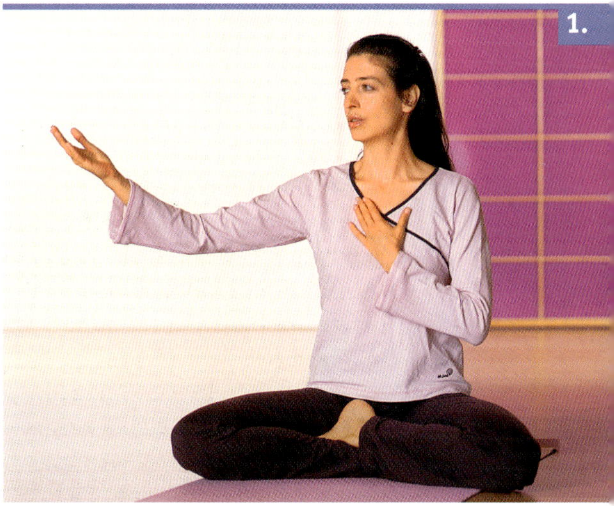

Menschen oder ein Tier, den oder das Sie sehr gerne haben oder lieben, also ein Wesen, dass Ihnen Ihr »Herz öffnet«. Lassen Sie sich dadurch ein Gefühl entwickeln, das wirklich Ihre innersten Empfindungen ausdrückt. Bleiben Sie mit diesem Gefühl ganz nach innen gewandt und nähren Sie es so.

Diese Empfindung werden Sie im Folgenden um sich herum ausbreiten – mit Hilfe des Lautes »OM«, den Sie in Ihrer Lautstärke und Tonlage tönen. Jeder Einatem soll Sie wieder zur Quelle der Sympathie und des Wohlwollens zurückführen: in Ihr eigenes Herz.

› Sammeln Sie sich nun einatmend im Herzraum, und verströmen Sie all das Wohlwollen und die Sympathie mit dem Laut »OMmm« in den Raum, der vor Ihnen liegt. Führen Sie dabei Ihre rechte Hand nach vorn.

› Holen Sie sie einatmend zum Herzraum zurück und sammeln Sie sich dort.

› Verströmen Sie mit den folgenden Ausatmungen diese Gefühle mit dem »OM« nach rechts 1., nach hinten, nach links, nach oben und unten – und machen Sie mit einer oder beiden Händen die entsprechenden Gesten dazu.

› Stellen Sie sich schließlich vor, dass Sie Wohlwollen und Sympathie durch das »OM« wie eine schützende Hülle um sich legen – und beschreiben Sie dazu mit beiden Armen einen weiten Kreis um sich herum.

› Wiederholen Sie diesen Ablauf insgesamt dreimal.

Wenn Ihnen eine andere Reihenfolge angenehmer ist, können Sie sie gerne ändern.

› Verweilen Sie anschließend noch eine Weile in der Wahrnehmung Ihres Herzraumes und des Raumes, der Sie umgibt. Alles ist jetzt erfüllt von den positiven Schwingungen, die Sie ausgesandt haben. Beobachten Sie, wie friedlich und wohl Sie sich in diesem energetischen Raum empfinden, den Sie mit Ihrer Meditation erschaffen haben.

› Zum Abschluss legen Sie beide Handflachen vor der Brust aneinander und verneigen sich.

Ein Wort zum Schluss

Seit über 30 Jahren begleitet mich meine Yogapraxis durch die Höhen und Tiefen meines Lebens. Oft wurde sie der verlässliche Anker in meinem Alltag, wenn die Wellen mal wieder hochschlugen, wenn Beziehungsprobleme, Existenzängste oder Sinnkrisen oder einfach nur starker Termindruck den Himmel verdunkelten.
Ich lernte im Laufe der Jahre, dass es mir nach meiner Übungspraxis immer besser geht, egal ob ich sie müde, traurig, besorgt oder erschöpft begonnen hatte. Das ergab sich schon dadurch, dass ich das Gefühl bekam, selber etwas für mich bewirken zu können – in dem Sinne, dass ich mich immer wieder am eigenen Schopf aus der schwierigen Stimmung herausziehen konnte, um dann Mut zu fassen und nach Lösungen Ausschau zu halten.
Der Yoga ist kein Wundermittel, aber er bietet so viele hilfreiche Übungen und Reflexionen, dass das Üben oft Wunder bewirkt.
Es ist das Üben, das Immer-wieder-Üben, das stoische »Sich-einfach-auf-die-Matte-Begeben – komme, was da wolle«, was hilft.
Ähnliche Wirkungen konnte ich auch bei den Teilnehmerinnen und Teilnehmern meiner Yogakurse beobachten.
In den Diskussionen mit meinen Kollegen und Kolleginnen herrscht absolute Einigkeit darüber, dass Yoga wirklich eine hervorragende Verhaltenstherapie ist, und wir sind immer wieder hingerissen davon, wie genau und gut seine Methoden ausgedacht und durchdacht sind.

Mögen sie auch bei Ihnen, meine liebe Leserin, mein lieber Leser, so gut wirken! Das einzige, was Sie dazu beitragen müssen, sind Ihre kontinuierliche Übungspraxis und das Vertrauen darauf, dass der Yoga als Jahrtausende alte »Wissenschaft vom Menschen« auch zum verlässlichen Anker in Ihrem Leben werden kann.

Dank

Ich möchte ganz besonders meiner Freundin Gisela Arkenberg danken, die mir in unschätzbarer Weise ihr Wissen als Fachärztin für Neurologie und Psychiatrie zu Verfügung stellte. Da sie seit vielen Jahren Yoga praktiziert und meinen Unterricht schon lange kennt, war sie prädestiniert dafür, eine Einschätzung abzugeben, wie gut der Yoga als begleitende Therapie bei den vielfältigsten psychischen Befindlichkeitsstörungen eingesetzt werden kann. So konnte ich alle meine Fragen mit ihr diskutieren und klären.

Ich danke Claudia Weishaupt und Beate Glet, die sich für die Fotoproduktion als Modelle zur Verfügung gestellt haben. Ihre Gesichter und Körper spiegeln wunderbar wider, wie gut Yoga tut! Es war eine Freude, mit ihnen zusammenzuarbeiten.
Danke auch an Bryan und Patricia vom »Spirit Yoga« in Berlin, die uns ihr Studio als so einen fabelhaften Hintergrund für die Fotoproduktion zur Verfügung stellten.

Mein Leben als Autorin wird sehr erleichtert und bereichert durch die bewährte Zusammenarbeit mit meiner Redakteurin Ilona Daiker und meiner Lektorin Felicitas Holdau. Als Team sind wir auf Lösungen programmiert und sind sehr glücklich, immer wieder zusammen so schöne Bücher produzieren zu dürfen.

Und schließlich danke ich meinem lieben Mann, dessen Fürsorge und Verständnis mir beim Schreiben die Kraft für Körper und Seele geben.

Übungsabläufe

Das vollständige CD-Programm

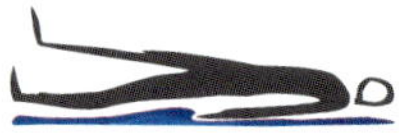

Body-Scan
(CD Track 2)

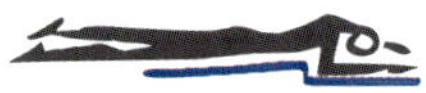

Ausgangshaltung
Schwalbe

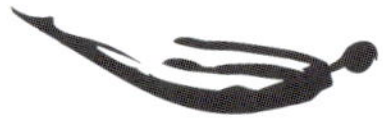

Schwalbe
(Seite 98)

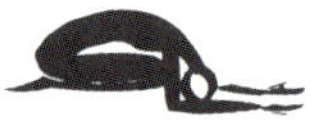

Zusammengerolltes
Blatt (Seite 84)

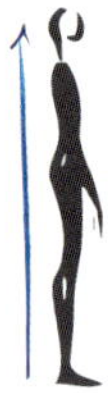

Berghaltung
(Seite 78)

Bewegungs-
ablauf:

Tibetische
Niederwerfungen
(Seite 134)

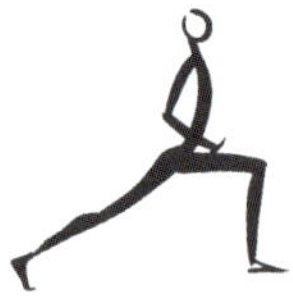

Ausstellschritt
(Seite 108)

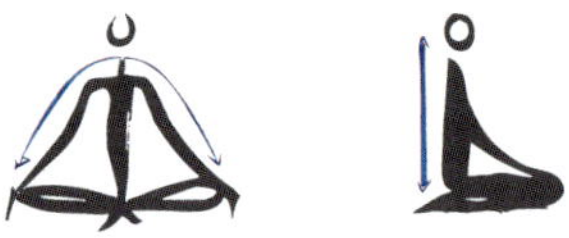

Sitzhaltung (Seite 74)
Sitz mit gekreuzten Beinen oder *Fersensitz*

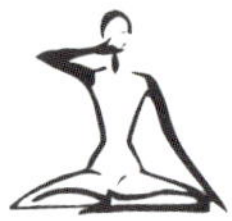

Wechselatmung
(Seite 147)

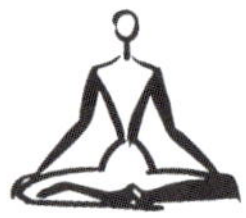

Achtsamkeits-Meditation
(Seite 165)

Kleine Übungssequenzen

Zu sich kommen

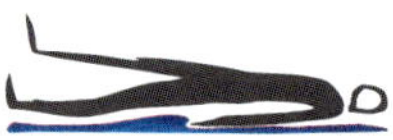

Body-Scan
(CD Track 2)

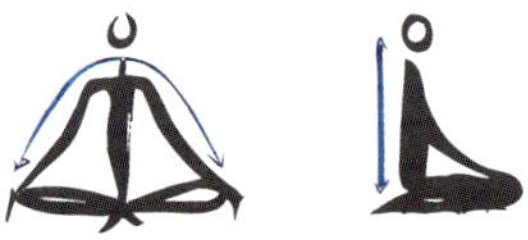

Sitzhaltung (Seite 74)
Sitz mit gekreuzten Beinen oder *Fersensitz*

und/oder

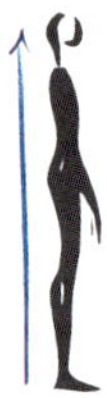

Berghaltung
(Seite 78)

Sich wieder mit der eigenen Kraft verbinden

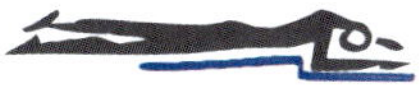

Ausgangshaltung

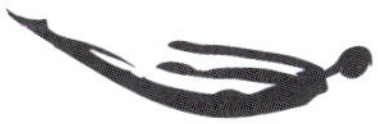

Schwalbe (Seite 98)

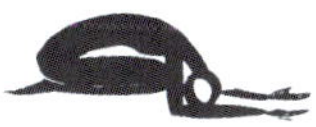

Zusammengerolltes Blatt (Seite 84)

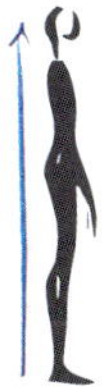

Berghaltung (Seite 78)

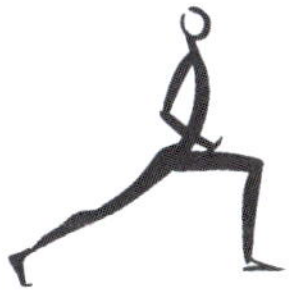

Ausstellschritt (Seite 108)

Innere Ruhe finden

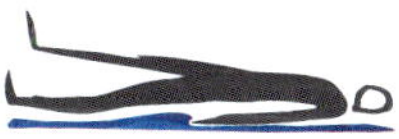

Body-Scan (CD Track 2)

und/oder

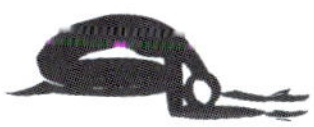

Zusammengerolltes Blatt (Seite 84)

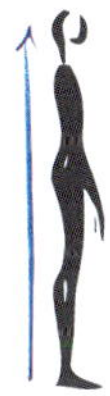

Berghaltung (Seite 78)

Bewegungsablauf:

Tibetische Niederwerfungen (Seite 134)

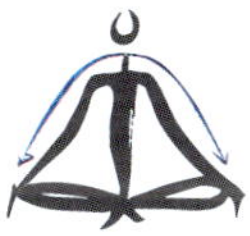

Sitzhaltung (Seite 74)

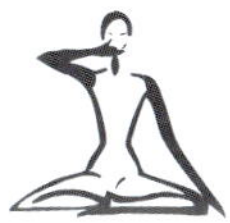

Wechselatmung (Seite 147)

Sich selbst begegnen

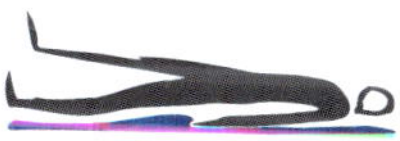

Body-Scan (CD Track 2)

und/oder

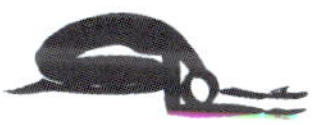

Zusammengerolltes Blatt (Seite 84)

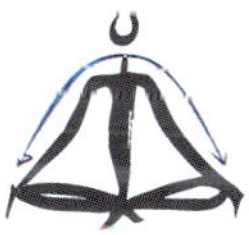

Sitzhaltung (Seite 74)

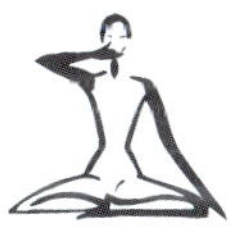

Wechselatmung (Seite 147)

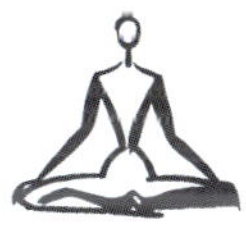

Achtsamkeits-Meditation (Seite 165)

Zum Nachschlagen

Glossar

Abhinivesha: Angst in jeder Form, vor allem die existenzielle Angst vor dem Tod

Abhyasa: das stetige Bemühen, das Dranbleiben

Adho mukha shvanasana: »Haltung des Hundes, der mit dem Gesicht nach unten schaut«

Agni: das Verdauungsfeuer; die Kraft der Verdauung

Ahimsa: Gewaltlosigkeit und Rücksicht, ein → Yama

Apana vayu: das, was in uns für die Abgabe zuständig ist; Aspekt der Lebensenergie → Prana

Aparigraha: nicht ständig immer mehr haben wollen, ein → Yama

Asana: die Körperübungspraxis im Yoga; Körperhaltung

Asmita: das Konzept vom Ego, von Charakter und Persönlichkeit

Ashtanga-Yoga: der achtgliedrige Yogaweg, wie er in den → Yoga-Sutras beschrieben wird

Asteya: nicht horten, ein → Yama

Avidya: das falsche Wissen, das, was bewirkt, dass wir fälschlich etwas als objektiv und wahr einschätzen

Bhagavadgita: Teil des Epos »Mahabharata«, Heldengesang – das heiligste Buch Indiens

Bhavana: Ausrichtung auf ein positives inneres Bild, Meditation mit einem solchen Bild

Bhramari: das »Bienensummen«, ein → Pranayama

Bhujangasana: »Kobra«, Asana aus der Bauchlage

Brahmacharya: Bewahren der inneren Reinheit und Unschuld, ein → Yama

Dhanurasana: »Bogen«, Asana aus der Bauchlage

Dharana: Konzentration

Dharma: die kosmische Ordnung

Dhyana: Meditation

Duhkha: Leid; ein enger und dunkler Raum; das, was uns beengt und behindert

Dvesha: Vermeidenwollen, Abneigung, Ablehnung

Dvipada pithamasana: »Tisch mit zwei Beinen«, eine andere Bezeichnung für die »Schulterbrücke«

Eka pada kapotasana: »Taube, die ein Bein nach hinten streckt«, Sitzhaltung mit Leistendehnung

Hatha-Yoga: der jüngste der großen Yogawege; entstand ab dem 8. Jh. n. Chr. auf der Grundlage des → Tantrismus und bezieht die Körperübungspraxis ganz stark mit ein

Ishvara pranidhana: Vertrauen (in den Yogaweg), Gottvertrauen, innerer Glauben

Klesha: die Hindernisse auf dem Yoga- und dem Lebensweg

Kriya-Yoga: Yogapraxis, das aktive Voranschreiten mit den Mitteln der Yogaschule

Maitri: Wohlwollen und liebende Güte für sich und alle Mitmenschen

Mudra: Yogahaltung (auch Fingerhaltung), die einen inneren Zustand widerspiegelt

Muktasana: »Sitzhaltung mit gekreuzten Beinen«

Nadi shodhana: »Wechselatmung«, ein → Pranayama

Namaste: indische Grußgeste, bei der die Handflächen vor der Brust aneinander gelegt werden

Niyama: Weisungen zum Umgang mit uns selbst, zweiter Schritt auf dem Yogaweg

OM: die heilige Silbe des Yoga, in der alles, was die Schöpfung seit Anbeginn umfasst, enthalten ist

Patañjali: Autor der → Yoga-Sutras; lebte in Indien um die Zeitenwende

Prana: die Lebensenergie, das, was uns am Leben erhält; die Schöpfungskraft, die in uns wirkt

Prana vayu: das, was in uns für die Aufnahme zuständig ist, Aspekt der Lebensenergie → Prana

Pranayama: die Atemtechniken des Yoga; der feine, fließende Atem

Pratyahara: Zurückziehen der äußeren Sinne und Entwickeln der inneren Sinne

Raga: Habenwollen, Gier

Samadhi: Zustand der Einheit und des Einsseins, Ziel der Yogapraxis

Samana vayu: die Kraft, die unsere Fähigkeit steuert, alles, was wir aufnehmen, auch zu verdauen; Aspekt der Lebensenergie → Prana

Santosha: innere Zufriedenheit, ein → Niyama

Sat-chit-ananda: »Seins-Bewusstseins-Seligkeit«, die Freude und Glückseligkeit des reinen Seins

Satya: Wahrhaftigkeit, ein → Yama

Shalabhasana: »Heuschrecke«, Asana zur Kräftigung des Rückens, hier »Schwalbe« genannt

Shambavi mudra: Meditation mit offenen Augen

Shauca: Reinheit, Reinlichkeit, ein → Niyama

Shiva: einer der drei Hochgötter Indiens; Begründer des Hatha-Yoga. Als Zerstörer vernichtet er alles in uns, was überlebt und abgestorben ist

Sukhasana: Sitzhaltung mit gekreuzten Beinen

Svadhyaya: das Studium der eigenen Person, Selbsterfahrung; Studium von Weisheitstexten

Tadasana: »Berghaltung«, der aufrechte Stand

Tapas: das klärende reinigende Feuer; Begeisterung, inneres Feuer

Udana vayu: das in uns, was uns zur Kommunikation befähigt; Aspekt der Lebensenergie → Prana

Ujjayi: Atmung mit dem Reibelaut, ein → Pranayama

Upanishaden: Weisheitstexte der altindischen Literatur

Vairagya: das Loslassen und Hinter-sich-Lassen von Hinderlichem und Überflüssigem

Vajrasana: Sitzhaltung auf den Fersen, Fersensitz

Vayus: Aspekte der Lebensenergie Prana

Viparita karani mudra: »Haltung der Umkehr«, in der Regel Schulterstand, manchmal auch Kopfstand

Vipassana: Achtsamkeits-Meditation

Virabhadrasana: »Heldenhaltung«, kraftvolle Aufrichtung im Ausstellschritt

Vrikshasana: »Baumhaltung«, Standhaltung auf einem Bein

Vyana vayu: das in uns, was die Energie zu jeder Zelle befördert und die Schlacken abtransportiert

Yama: Weisungen zum Umgang mit unserer Umgebung; erster Schritt auf dem Yogaweg

Yoga mudra: »Siegel des Yoga«, zusammengekauerte Haltung im Fersensitz

Yoga-Sutra: der wichtigste Grundlagentext des Yoga; wird → Patañjali zugeschrieben

Sachregister

Die Übungen von A bis Z

Bücher, die weiterhelfen

Dalmann, Imogen/Soder, Martin: **Warum Yoga. Über Praxis, Konzepte und Hintergründe.** Viveka Verlag, Berlin 2004

Desikachar, T. K. V.: **Über Freiheit und Meditation. Das Yoga Sûtra des Patañjali.** Verlag Via Nova, Fulda 1997

Devi, Nischala Joy: **Der heilende Weg des Yoga.** Windpferd Verlag, Aitrang 2001

Ebert, Dietrich: **Physiologische Aspekte des Yoga und der Meditation.** Gustav Fischer Verlag, Stuttgart 1986

Farhi, Donna: **Bringing Yoga to Life.** Harper, San Francisco 2004

Klein, Stefan: **Die Glücksformel oder Wie die guten Gefühle entstehen.** Rowohlt TB Verlag, Hamburg 2003

Kowalski, Reinhard: **Yoga der Gefühle.** Windpferd Verlag, Aitrang 2004

Kraftsow, Gary: **Yoga for Transformation.** Penguin Compass, New York 2002

Sriram, Anjali und R.: **Yoga und Gefühle – Mit allen Sinnen leben.** Theseus Verlag, Berlin 2004

Trökes, Anna: **Yogameditation.** Theseus Verlag, Berlin 2004

Trökes, Anna: **Yogameditation – Ein Hörbuch.** Theseus Verlag, Berlin 2004

Trökes, Anna: **Klassische Yogameditation – Ein Hörbuch.** Theseus Verlag, Berlin 2005

Whitwell, Mark: **The Yoga of Heart.** Lantern Books, New York 2004

Bücher von Anna Trökes im Gräfe und Unzer Verlag

Das große Yogabuch. München 1999

Yoga für Rücken, Nacken und Schultern. München 2006

Power durch Yoga. München 1999

Die Yogabox. München 2003

Yoga – mehr Energie und Ruhe. München 2002

Yoga ab 40. München 2004

Yoga zum Entspannen. München 2006

Adressen, die weiterhelfen

Anna Trökes
E-Mail:
troekesyoga@snafu.de
Internet:
www.troekesyoga.de

Hier erfahren Sie, wo Sie in Ihrer Nähe qualifizierte Yogalehrer/-innen finden:

BDY – Berufsverband der Yogalehrenden in Deutschland e.V.
Jüdenstraße 37
D–37073 Göttingen
E-Mail: info@yoga.de
oder info@bdy.de.
Internet: www.yoga.de
oder www.bdy.de

Berufsverband der B.K.S. IYENGAR® Yoga Vereinigung Deutschland e.V.
Pappelallee 24
D–10437 Berlin
E-Mail: info@iyengar-yoga-deutschland.de
Internet: www.iyengar-yoga-deutschland.de

Schweizer Yoga-Gesellschaft
Sekretariat SYG
Aarbergergasse 21
CH–3011 Bern
sekretariat@syg.ch

Bezugsquellen

Matten, Sitzbänkchen und Blöcke können Sie bei folgenden Adressen bestellen:

Bausinger GmbH
Hauptstraße 12
D–72479 Straßberg-Kaiseringen
E-Mail: info@bausinger.de
Internet: www.bausinger.de

Yogishop
Tel.: 08370/92173-0
www.yogishop.com

Die schönen Hosen und Shirts wurden freundlicherweise zur Verfügung gestellt von:

at.one
Ein Unternehmen der
Maier Sports GmbH
Tel.: 07024-80 00 0
www.at-one.de